癌診療指針のための
病理診断プラクティス
婦人科腫瘍

総編集 **青笹克之**
大阪大学名誉教授

専門編集 **本山悌一**
がん研究会がん研究所病理部

中山書店

刊行にあたって

　腫瘍および類縁疾患の診断において，病理診断はつねに中心的な位置を占める．近年の病理診断技法の進歩と専門的な知識の集積はめざましい．一方，画像医学の進歩は病態の精緻な把握を可能としてきた．加えて分子レベルでの腫瘍の特性解析は個々の患者への適切な治療法の選択へと道を拓きつつある．このような状況において，腫瘍医療に携わる臨床医の最低限知るべき病理診断に関する知識と病理医が知るべき最先端治療の情報は飛躍的に増加してきている．

　昨今，腫瘍の病理形態，画像所見，分子レベルでの異常などを総合した治療方針の決定が強く求められており，もちろん現場サイドにおいても診断から治療への有機的な連携への期待が高まっている．このため病理医，臨床医ともに診断・治療の流れのなかでの両者の役割を相互に理解することが必要となる．いいかえれば，診断と治療の最新の進歩と限界を臨床医と病理医の双方が熟知していることが求められているのである．

　今般の企画は，癌の診断・治療の第一線にある病理医・臨床医にむけて腫瘍の病理診断の実際的かつスタンダードな知識を提供することを目的としている．このため，本シリーズでは各臓器ごとに「病理診断の流れとポイント」を概説した後に，診断に際して必要とされる「基本的知識」を簡明かつ総説的に示した．個々の疾患の診断についてのセッションでは写真とシェーマを豊富に用いて治療方針の決定に役立つ「診断のポイント」と「鑑別診断のフローチャート」を示した．また，日常業務の現場での使いやすさを考え，説明の文章は箇条書きとして簡明にした．編集は各臓器癌の病理診断の第一線で活躍している病理医にお願いし，執筆は病理医と腫瘍臨床の現場で実績のある外科，内科，放射線科医に加わって頂き，腫瘍の病理診断から治療までの一連の流れが理解できるように努めた．

　本書が腫瘍医療に携わる臨床医と病理医を中心とした関係者に広く活用されることを期待している．

2010 年 11 月
大阪大学大学院医学系研究科
病態病理学教室教授
青笹克之

■■ 序 ■■

　婦人科腫瘍はきわめて種類が多く，加えて婦人科病理診断学独特の考え方やそれに基づいた命名法があるため，必要以上に難しく思う人も少なくない．とはいえ，婦人科検体は一般的総合病院では消化管検体に次ぐ数を占めるところが多く，婦人科腫瘍の病理診断については病理医誰しも一定以上の理解が求められる．

　本シリーズは，癌診療の指針として役立つ病理診断ということを念頭に置いた実践書たることを目的として企画，刊行されてきた．専門編集者の任に着くに際してまず調べたことは，これまでに刊行された本シリーズの支持者の支持理由についてであった．その結果，最大の支持理由が「病理診断の現場で役に立つ」ということがわかったので，『婦人科腫瘍』編においても「病理診断の現場で役に立つ」それも「比較的初学者にとって役に立つ」ということを目的の第一とすることを再確認した．初学者に理解されやすいものになれば，一般病理医，婦人科臨床医，細胞検査士などの方々にも理解されやすいものになるはずだからである．しかしそのため，執筆者の方々には内容や書き方について多くの注文を出すことになった．こちらの意図を理解し協力してくださった執筆者の方々には心より御礼申し上げたい．

　また，例えば本来ならば抗原名と抗体名を厳密に区別すべきは当然のことであるが，病理診断の現場で慣行的に抗原名の代わりに抗体名を用いていることが圧倒的に多い例では，あえてそのような表現を許容した．親しみやすい実践書にしたいという願いから現場での慣行を重んじた表現が他にもあると思うが御容認いただきたい．初学者の余計な混乱を避けるため，病理学的術語や略語は本書内ではできるだけ統一を図ったことも御了承いただきたい．前述したように本シリーズは癌診療のためのものである．当然のことながら，内容は癌を主とし，鑑別診断として必要な場合に良性腫瘍についても言及してもらっている．

　2014年春に婦人科腫瘍に関するWHO分類が改訂された．単に呼称が変わっただけの腫瘍もあれば，新しく疾患概念が確立された腫瘍もあり，さらに定義が変わった腫瘍あるいは腫瘍群もある．現在，わが国においても婦人科腫瘍に関する取扱い規約が改訂作業中である．これまでの歴史を考えると，新取扱い規約における組織学的分類はWHO分類2014にほとんど則したものになると考えられる．そこで，WHO分類2003に基づい

ている現行の各種婦人科腫瘍取扱い規約の分類からWHO分類2014および遅くとも2016年中には示されるであろう新取扱い規約分類への移行が容易に行われるよう，できるだけ項目名においては現行の分類名と新分類名とを併記し，内容においては新分類に沿って記述していただくようにした．この先取りともいえる編集にもし何らかの齟齬が生じるとしたら，その責任の一切は専門編集者にある．もしこの本によって新分類への移行が容易にできたという感想をもたれる読者がいたら，それはひとえに難しい注文を聞いてくださった執筆者のお蔭である．紙面は限られているが，変更の背景への理解も円滑に進むよう執筆者の方々は心を砕いている．実践書を旨とはしているが，科学的な面も決しておろそかにはしていないはずである．

　本書が婦人科腫瘍医療に携わる病理医，臨床医，細胞検査士に広く活用されることを期待している．

　本書もシリーズ全体を企画された大阪大学名誉教授 青笹克之先生の信念ある御指導と中山書店編集部の方々の役にたつ良い本を作りたいという熱意によってできた．心より感謝申し上げます．

2015年10月

がん研究会がん研究所
山形大学名誉教授
本山悌一

癌診療指針のための
病理診断プラクティス
婦人科腫瘍

Contents

1章 病理診断の流れとポイント

婦人科腫瘍の診断 　　　　　　　　　　　　　　　　　　　　　本山悌一　2

2章 診断のための基本知識

画像診断 　　　　　　　　　　　　　　　今岡いずみ，福井秀行，村上卓道　10
細胞診断 　　　　　　　　　　　　　　　　　　　　　　　　　杉山裕子　19
免疫組織化学的マーカー 　　　　　　　　　　　　　　　　　　安田政実　28
子宮頸癌の病理診断と治療 　　　　　　　　　　　　　西野幸治，榎本隆之　36
子宮体癌の病理診断と治療 　　　　　　　齋藤文誉，田代浩徳，片渕秀隆　43
卵巣癌の病理診断と治療 　　　　　　　　　　　　　　小島淳美，杉山　徹　52

3章 子宮腫瘍の概要と鑑別診断

子宮頸部扁平上皮癌と関連病変 　　　　　　　　　　　　　　　柳井広之　64
子宮頸部腺癌と関連病変 　　　　　　　　　　　　　　　　　　森谷鈴子　81
子宮頸部腺扁平上皮癌，腺様基底細胞癌および腺様嚢胞癌 　　　大石善丈　105
子宮頸部神経内分泌腫瘍 　　　　　　　　　　　　　　　　　　大石善丈　112
子宮内膜癌と関連病変 　　　　　　　　　　　　　　　　　　　清川貴子　118
子宮内膜間質肉腫と関連病変 　　　　　　　　　　　　　　　　高澤　豊　135
平滑筋肉腫と関連病変 　　　　　　　　　　　　　　　　　　　本山悌一　144
悪性上皮性・間葉性混合腫瘍と関連病変 　　　　　　　　　　　若狹朋子　156
絨毛性疾患 　　　　　　　　　　　　　　　　　　　　　　　　福永真治　167
その他の原発性子宮腫瘍と転移性子宮腫瘍 　　　　　　　　　　渡邊麗子　181

4章 卵巣腫瘍の概要と鑑別診断

上皮性腫瘍（表層上皮性間質性腫瘍）
　漿液性癌と関連病変 　　　　　　　　　　　　　　　　　　　三上芳喜　194
　粘液性癌と関連病変 　　　　　　　　　　　　　　　　　　　長坂徹郎　207
　類内膜癌と関連病変 　　　　　　　　　　　　　　　　　　　和仁洋治　219
　明細胞癌と関連病変 　　　　　　　　　　　　　　　　　　　棟方　哲　230
　悪性ブレンナー腫瘍と関連病変 　　　　　　　名方保夫，吉安加奈子，村越　誉　238

胚細胞腫瘍	加藤哲子	245
性索間質性腫瘍	前田大地，木藤正彦	265
その他の原発性卵巣腫瘍と転移性卵巣腫瘍	佐藤勇一郎	291

5章 卵管・広間膜腫瘍の概要と鑑別診断

卵管・広間膜腫瘍	笹島ゆう子	308

6章 腟・外陰腫瘍の概要と鑑別診断

腟・外陰腫瘍	寺本典弘	318

7章 病理検体の取り扱い

子宮検体	清川貴子	332
卵巣・卵管，外陰，腟検体	三上芳喜	341

8章 症例の実際

症例1 子宮頸部に主座を置く類上皮性トロホブラスト腫瘍　　　　　刑部光正　348

症例2 ホルモン活性を示した子宮内膜小細胞型神経内分泌癌
　　　　　　　　　　　　　　　　　　　　　梶原　博，佐藤温洋，平澤　猛　354

症例3 非浸潤性インプラントを繰り返す卵巣漿液性境界悪性腫瘍
　　　　　　　　　　　　　　　　　　　　　　　　　　手島伸一，岸　宏久　358

症例4 平滑筋腫瘍との鑑別を要した子宮の血管周囲性類上皮細胞腫
　　　　　　　　　　　　　　　　　　　　　古屋充子，加藤生真，新野　史　364

症例5 多彩な上皮の増殖からなる卵巣の混合性上皮性腫瘍
　　　　　　　　　　　　　　　　　　　　　浦野　誠，北川　諭，黒田　誠　369

参考文献 …………………… 372
索引 ……………………… 384

※参考文献は巻末にまとめました．

執筆者一覧
(執筆順)

本山　悌一	がん研究会がん研究所病理部
今岡いずみ	近畿大学医学部放射線診断学教室
福井　秀行	近畿大学医学部放射線診断学教室
村上　卓道	近畿大学医学部放射線診断学教室
杉山　裕子	がん研究会有明病院臨床病理センター細胞診断部
安田　政実	埼玉医科大学国際医療センター病理診断科
西野　幸治	新潟大学医歯学総合病院産婦人科
榎本　隆之	新潟大学大学院医歯学総合研究科分子細胞医学専攻遺伝子制御講座生殖器官制御分野（産科婦人科）
齋藤　文誉	熊本大学医学部附属病院産科婦人科学
田代　浩徳	熊本大学大学院保健学教育部医学部保健学科看護学専攻母子看護学分野
片渕　秀隆	熊本大学大学院生命科学研究部先端生命医療科学部門成育再建・移植医学講座産科婦人科学分野
小島　淳美	岩手医科大学産婦人科学講座
杉山　徹	岩手医科大学産婦人科学講座
柳井　広之	岡山大学病院病理診断科
森谷　鈴子	滋賀医科大学附属病院病理部
大石　善丈	九州大学大学院医学研究院形態機能病理学
清川　貴子	東京慈恵会医科大学病理学講座
高澤　豊	がん研究会がん研究所病理部
若狭　朋子	近畿大学医学部奈良病院臨床検査部
福永　真治	東京慈恵会医科大学第三病院病院病理部
渡邊　麗子	国立がん研究センター中央病院病理・臨床検査科
三上　芳喜	熊本大学医学部附属病院病理部
長坂　徹郎	名古屋大学大学院医学系研究科医療技術学専攻病態解析学講座
和仁　洋治	姫路赤十字病院病理診断科
棟方　哲	堺市立総合医療センター病理診断科
名方　保夫	千船病院診療部病理診断科
吉安加奈子	千船病院診療部病理診断科
村越　誉	千船病院診療部産科婦人科
加藤　哲子	弘前大学大学院医学研究科病理診断学講座
前田　大地	秋田大学大学院医学系研究科器官病態学
木藤　正彦	秋田大学医学部産婦人科
佐藤勇一郎	宮崎大学医学部附属病院病理診断科・病理部
笹島ゆう子	帝京大学医学部病理学講座
寺本　典弘	四国がんセンター病理科
刑部　光正	山形県立中央病院病理診断科
梶原　博	東海大学医学部基盤診療学系病理診断学
佐藤　温洋	神奈川歯科大学大学院歯学研究科口腔科学講座内科学
平澤　猛	東海大学医学部専門診療学系産婦人科学
手島　伸一	湘南鎌倉総合病院病理診断部
岸　宏久	湘南鎌倉総合病院愛記念病院研究検査科
古屋　充子	横浜市立大学医学部分子病理学講座
加藤　生真	横浜市立大学医学部分子病理学講座
新野　史	国立病院機構横浜医療センター臨床検査科
浦野　誠	藤田保健衛生大学医学部病理診断科
北川　諭	トヨタ記念病院臨床検査科病理
黒田　誠	藤田保健衛生大学医学部病理診断科

1章 病理診断の流れとポイント

婦人科腫瘍の診断

病理診断の目的と意義

　細胞診，生検組織，手術検体，病理解剖などの病理学的検査 表1 は，それぞれ主たる目的と診断の性格は異なるが，いずれも臨床医の正当な求めに応じ，治療方針の決定に寄与するものでなければならない．そのためには，その時点で最もコンセンサスが得られている病理組織分類の何に該当するかということを決める作業と，取扱い規約や治療ガイドラインが求める進行期分類，リスク分類の判定に必要な所見を精確にとらえる作業とが行われることになる．

的確な臨床情報の把握

　病理診断は，肉眼所見と顕微鏡所見の病理学的所見に加えて，臨床所見や検査値を参考に病像を総合的に把握することにより，速く的確な診断に至ることができる．臨床所見や検査値と照らし合わせてみようとする姿勢は，病理診断の不足や誤りを未然に防ぐ大きな効果がある．把握すべき臨床情報を 表2 に示すが，加えて，検体提出の時点で婦人科医的に最も考えられる臨床診断（疑診でかまわない），検体の採取部位，採取方法の記載が必要であることはいうまでもない．

表1　婦人科領域における各種病理学的検査の役割

役割	病理学的検査の種類
スクリーニング	細胞診
疾患の確診	生検，手術検体（時に細胞診）
治療方針の決定	生検，手術検体（時に細胞診）
予後の推測	手術検体
治療効果判定	生検，手術検体，病理解剖

表2　把握しておくべき臨床情報

- 症状
- 局所所見
- 年齢
- 月経周期との関係
- 妊娠・分娩の有無，性交経験の有無
- ホルモン剤（避妊薬を含む）使用の有無
- 産婦人科的既往疾患とその治療法
- 他臓器疾患・全身性疾患の有無
- 家族的集積腫瘍の有無
- 異常検査値の有無

婦人科的臨床症状の特徴

- 婦人科腫瘍による症状には，不正出血，帯下，下腹部痛，下腹部腫瘤感などがあるが，自覚症状がないながら検診による異常細胞診あるいは触診，経腟超音波による卵巣や子宮腫瘍の疑いで医療施設を訪れる女性も多い．
- 代表的症状である不正出血に関して出血源を子宮に限ってみても，腫瘍など器質的変化による器質性出血のほかに，間脳-下垂体-卵巣系の異常によって生じる機能性出血，妊娠に由来する出血など，さまざまな原因があり 表3 ，それぞれの発生頻度は年齢層や未婚か既婚かによっても異なる．年齢や婚姻状態の情報は重要である．
- 婦人科腫瘍には好発年齢のみられるものが少なくない．若年型顆粒膜細胞腫のように亜型名に「若年型」と付されているものはまれで，高カルシウム血症型小細胞癌など，好発年齢がかなりはっきりしていても年齢に関わる修飾がないもののほうがはるかに多い．
- 性ホルモン標的臓器である女性生殖器，なかでも子宮は内因性，外因性を問わず，性ホルモンの影響を大きく受けやすい．このため月経周期との関係，妊娠との関係，ホルモン剤使用の有無に関する情報は必須である．病理医は，それらによってどのような変化が起こるかについて知っておかねばならない．

家族歴・既往歴への注意

- 婦人科腫瘍で家族性に発生するもの，すなわち遺伝性婦人科腫瘍は，おそらく従来考えられていたよりもはるかに多い．主な遺伝性婦人科腫瘍を 表4 に示す．
- 遺伝性腫瘍の可能性が考えられる例では，罹患候補臓器に対しては細心の注意を払うべきである．例えば，遺伝性乳癌・卵巣癌症候群における卵巣漿液性癌の発生部位は多くは卵管采と考えられてきている．したがって，卵管采を含む卵管に対しては十分な検索が必要である．
- 遺伝性腫瘍の可能性を考えることは，早期の腫瘍病変を見落とさず，さらには予防にもつながる．
- 遺伝子の検索については，病院内で遺伝性疾患を扱う専門の部署で，必ず患者側

表3　子宮を出血源とする不正出血

出血の分類	主な原因
妊娠に起因する出血	流産 頸管妊娠 胞状奇胎 前置胎盤
機能性出血	排卵性機能出血 無排卵性機能出血
器質性出血	子宮腫瘍および腫瘍様病変 子宮の炎症
婦人科以外の疾患に伴う性器出血	血液疾患など

の希望と同意のもとに進められるべきである．

> 腫瘍マーカー

- 腫瘍マーカーは，腫瘍細胞が産生する物質で，血中あるいは尿中の濃度により腫瘍診断の目安とされるものと定義される．婦人科領域で用いられることの多い腫瘍マーカーを 表5 に示す．しかし，婦人科腫瘍においても特異度，感度とも十分なものが少ないため，早期診断にはあまり役立たないが，陽性症例に対する治療効果の判定や再発のモニタリングには役立っている．病理診断に際しては，腫瘍マーカーの上昇が病理診断候補となる組織型名で説明できるかどうかを検討することにより，より正確な診断に至ることができる．
- SCC抗原は扁平上皮癌のマーカーとして使われるが，性器以外の臓器の扁平上皮癌でも血清値は上昇する．正常な扁平上皮にも存在しているため良性皮膚疾患でも上昇することがある．
- CA125は，Müller管型上皮（漿液性，漿液粘液性，類内膜，明細胞）の卵巣癌

表4 遺伝性婦人科腫瘍

症候群（主要他臓器疾患）	原因遺伝子	婦人科腫瘍
遺伝性乳癌・卵巣癌症候群（乳癌）	BRCA1, BRCA2	卵巣癌，卵管癌，特に漿液性癌
Lynch症候群（大腸癌）	ミスマッチ修復遺伝子（hMLH1, hMSH2, hMSH6, PMS2 など）	子宮体癌，特に類内膜癌
Peutz-Jeghers症候群（消化管ポリポーシス）	STK11/LKB1	子宮頸部最小偏倚腺癌，卵巣SCTAT
Cowden症候群（消化管ポリポーシス）	PTEN	子宮体癌，特に類内膜癌，若年発症子宮平滑筋腫

SCTAT：sex cord tumor with annular tubules

表5 婦人科領域で用いられることの多い腫瘍マーカー

	腫瘍マーカー	代表的な産生腫瘍
癌関連物質	SCC抗原	子宮頸部扁平上皮癌
	CA125	卵巣悪性上皮性腫瘍（特に漿液性癌）
	CA19-9	卵巣粘液性癌，消化器癌からの転移性
	CA546	卵巣粘液性癌
癌胎児性蛋白	AFP	卵黄嚢腫瘍，未熟奇形腫，肝様癌
	CEA	卵巣粘液性癌，消化器癌からの転移性
癌胎盤性蛋白	hCG（hCG-β）	絨毛癌
酵素アイソザイム	ALP	ディスジャーミノーマ
	LDH	各種悪性腫瘍
ホルモン	estrogen	顆粒膜細胞腫，莢膜細胞腫
	androgen	セルトリ・ライディッヒ細胞腫

AFP：α-fetoprotein, CEA：carcionembryonic antigen, hCG：human chorionic gonadotropin, ALP：alkaline phosphatase, LDH：lactic dehydrogenase

でしばしば血中高値を示すほか，子宮体癌，子宮内膜症や腺筋症，各種癌の腹膜転移でも上昇する．ただし，著しい上昇は漿液性癌であることが多い．
- CA19-9は，卵巣粘液性癌ではⅠ期でも約70％の例で血清値は上昇している．一方，胆嚢癌や膵癌，消化管癌，炎症性胆道疾患でも上昇する．機序は不明であるが，成熟奇形腫で上昇することもある．他方，日本人には約10％の割合で存在すると推測されているLewis式血液型陰性者では，癌化によっても上昇せず偽陰性となる．
- エストロゲンやアンドロゲンは，卵巣において腫瘍細胞そのものから産生分泌される場合のほかに，間質が機能化することにより，間質細胞から産生分泌される場合もある（機能性間質を伴う卵巣腫瘍）．
- 性ホルモンの状態は，子宮頸部細胞診に反映される．

病理診断に必要な基本姿勢と病理診断報告書記載事項

- 生検組織診断においては，まず採取された検体が診断のために適切なものであるかどうかを調べることである．狙ったところから必ずしも採取されているとは限らず，不適切な部位からの検体では診断名をつけても真に診断したことにはならない．手術検体においては，切り出し時に手で触れ，眼でよく観察し，肉眼的な診断をしながら適切な部位を切り出していくことが的確な病理診断をするための基本である．肉眼的診断をないがしろにした手術検体に対する病理診断はあり得ない．
- 病理診断報告書は，受け取る側の婦人科医が理解できてこそ意味がある．婦人科医は婦人科腫瘍の専門家であっても，原則として病理診断を専門にしている者ではないという認識のもとに報告書を作成しなければならない．
- 詳細は各論や取り扱いの項に譲るが，診断作業と報告書作成において念頭に置くべきことを以下に述べる．

子宮頸部生検組織診断

■ 検体の適否の確認
- 移行帯を含んでいるか：特に扁平上皮系の腫瘍性病変は大部分が移行帯より発生する．検体が外頸部扁平上皮域のみ，あるいは内頸部腺領域のみという場合は，狙ったところからはずれた部位を採取してきた可能性が高い．細胞診などで腺系の腫瘍性病変が疑われているときに外頸部扁平上皮域のみからの採取という場合も同様である．

■ 病理診断報告書記載事項
- 検体の適否，病理組織診断（組織型など）など．検体の適否に関しては，その都度「不適正検体の可能性がある」との記載をする必要はなく，「移行帯を含んでいない」という記載が何を意味するか依頼者側に徹底させておけばよい．

子宮頸部円錐切除検体組織診断

■ 検体の適否の確認
- 病変部が切除検体に十分含まれているか：生検と同様の注意が必要であるとともに，上皮の剝脱についての注意が必要である．円錐切除検体では上皮の表層あるいは全層が広範囲に剝脱している検体も少なくない．そのようなときには，その旨を明記しておく必要がある．剝脱の原因は，婦人科医側にある場合もあれば病理医側にある場合もあり，両者のこともある．手術技術と検体の取り扱いに関する問題である．

■ 病理診断報告書記載事項
- 検体の性状，病理組織診断（組織型など），浸潤の程度，脈管侵襲の有無，切除縁（体部側，腟側，深部）の状態など．

頸癌の外科的摘出子宮検体組織診断

■ いかなる術式で摘出された検体かを肉眼的に確認
- 子宮頸癌に対する子宮摘出の基本術式は広汎子宮全摘術であるが，単純子宮全摘術，準広汎子宮全摘術などが行われることもある．予定された術式どおりに実際の手術が必ずしも完全に行われてこないこともあるので，個々の例においての確認が必要である．
- 子宮頸癌の基本術式である広汎子宮全摘術では，子宮および子宮傍組織と腟壁および腟傍組織の一部が摘出される．したがって，広汎子宮全摘術（準広汎子宮全摘術を含む）による検体の場合には，病理診断においても子宮傍組織と腟壁に対して細心の注意が求められる．

■ 病理診断報告書記載事項
- 検体の種類（手術術式），肉眼形態（占拠部位，大きさなど），病理組織診断（組織型など），浸潤の程度，脈管侵襲の有無，子宮傍組織浸潤の有無，腟壁浸潤の有無，腟切除断端における腫瘍性病変の有無など．

子宮内膜生検組織診断

■ 検体の適否の確認
- 診断できるだけの量の内膜が含まれているか：子宮内膜の生検検体は，多くの場合，盲目的な搔爬によって採取される．体部内膜全体から採取したつもりであっても，峡部内膜だけのこともあれば内頸部内膜だけのこともある．診断できるだけの量の体部内膜が含まれているかどうかの確認がまず必要である．

■ 病理診断報告書記載事項
- 体部内膜の量，病理組織診断（組織型など），Grade など．

体癌の外科的摘出子宮検体組織診断

■ いかなる術式で摘出された検体かを肉眼的に確認
- 子宮体癌の基本術式は単純子宮全摘術であるが，臨床的に子宮頸部間質浸潤が疑われる場合には，広汎子宮全摘術あるいは準広汎子宮全摘術が行われることがあ

る．その場合，子宮傍組織と腟切除断端に注意を払うのは子宮頸癌の場合と同じである．

■ 病理診断報告書記載事項
- 検体の種類（手術術式），肉眼形態（占拠部位，大きさなど），病理組織診断（組織型など），脈管侵襲の有無，浸潤の深さ，頸部進展の有無など．
- 広汎子宮全摘術例や準広汎子宮全摘術例では，子宮傍組織浸潤の有無，腟切除断端における腫瘍性病変の有無も必要である．

卵巣腫瘍の外科的摘出卵巣検体組織診断

■ 肉眼観察
- 腫瘍の大きさ，一側性か両側性か，被膜浸潤・破綻が疑われる部位があるか，卵管に異常が疑われる部位がないか，を確認する．
- 腫瘍の大きさは，少なくとも長径と短径については実測しておかねばならない．特に最終診断が境界悪性腫瘍の場合は，十分な数の切り出しブロックで調べられたかどうかの判断材料となる．
- 転移性卵巣腫瘍は両側性であることが多いが，両側とも明らかな腫大を示すとは限らない．たとえ正常大であっても対側卵巣にも十分な注意が必要である．
- 被膜への浸潤や破綻があるかどうかということは，肉眼的に疑わしい場所を絞り込むという作業が必須となる．

■ 病理診断報告書記載事項
- 肉眼形態（大きさ，囊胞性か充実性かなど），病理組織診断（組織型など），脈管侵襲，被膜浸潤・破綻，浸潤・転移部位，腹腔細胞診，同時に切除された他の臓器の状態など．

（本山悌一）

2章 診断のための基本知識

画像診断

　今日の婦人科腫瘍の診療において，画像診断の位置づけは大きなものとなっている．なかでも圧倒的な第1選択として超音波検査がある．超音波検査により情報が不十分と判断された場合，婦人科領域では次に MRI が選択される．次いで用途に応じて CT，PET が用いられる．

　わが国において経腟超音波検査は，婦人科診察時，内診に引き続いて行われることが多い．放射線被曝がなく，簡便にリアルタイムな画像を得られ，ドプラー法を用いれば血流評価を行うこともできる．ただし経腟法は小児や性交経験のない女性には行いがたい．このような場合は経腹法あるいは MRI を選択することが多い．

　本稿では，MRI，CT，PET の総論と，主な婦人科疾患について各論を述べる．

画像診断総論

MRI

　MRI は水素原子による核磁気共鳴現象を利用している．強い磁場内で，電磁波（ラジオ波）を照射することで画像が得られる．磁場の強度は tesla（T）で表され，悪性腫瘍の評価を行う際には 1.5T や 3T 装置を用いることが望ましい．T1 強調像，T2 強調像といったいくつかの撮影方法があり，信号の組み合わせから病変の組成を類推できる．人体内における水素原子は大半が水分子内に存在するので，大まかに T2 強調像において高信号＝水，低信号＝水に乏しい，とすると MR 画像に馴染みやすい．この好例としてミカンの輪切り図を示す 図1．一方，T1 強調像では高信号＝脂肪，古い出血（メトヘモグロビン相当）を表す．したがって，婦人科領域においては脂肪成分を含む腫瘍＝成熟嚢胞性奇形腫，古い出血を含む腫瘤

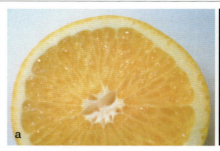 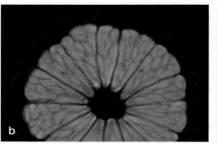

図1　ミカンの MRI 像
a：実物　b：MRI T2 強調像
ミカンの実の部分は，T2 強調像にて高信号を示す．袋の部分や中心部，皮は低信号である．絞ったときにジュースになる部分が高信号，カスとして残る部分が低信号で，大雑把に水分量の多寡を反映している．

＝チョコレート囊胞や腫瘍内出血，といった方向性でまず考える．

　最近ではT1強調像，T2強調像に加えて拡散強調像が撮影されることが多い．これは細胞内での水分子のBrown運動を反映しており，自由な水分子の運動が阻害されるような状態，例えば脳梗塞における細胞性浮腫などで，拡散制限のある病変部分を高信号に描出する．細胞密度が高い組織においても高信号を示すことが多いため，腫瘍の評価に役立つ．半定量的に測定できるADC（apparent diffusion coefficient）値を計算することができ，拡散制限のある病変や，細胞密度の高い部位ではADC値は低くなる傾向にある．

　また，コントラスト分解能に優れているのがMRIの特徴である．これを生かして，卵巣腫瘍の鑑別診断，子宮頸癌や子宮体癌の局所進展の評価に用いられることが多い．臨床的に用いられる汎用機では一度に撮影できる範囲は40cm程度と広範囲撮影には向かないため，骨盤内の精査に用いられる．経静脈性の造影剤としてGd（ガドリニウム）製剤がある．造影剤は投与後速やかに血管内から組織間隙へ分布するが，これは非特異的な現象であり，造影剤による増強効果＝造影剤を運ぶ血管が存在する，造影剤の分布できる組織間隙が存在する，といった意味合いとなる．

　MRIでは放射線被曝がない一方，非常に強い磁場を有するため，体内にある金属デバイスの種類によっては禁忌が存在する（例：心臓ペースメーカー，除細動装置，神経刺激装置，人工内耳，眼球内金属異物など）．

CT

　X線を用いたコンピュータ断層撮影である．最近では多列検出器を備えたマルチスライスCTと呼ばれる機器が主流で，短時間に広範囲の撮影が可能である．例えば64列の検出器をもつ装置で，鎖骨上窩から骨盤底までを撮影するのに要する時間は10秒程度である．高い空間分解能を有することから，横断像を撮影したデータからさまざまな断面を再構成することが可能である．このような特徴から，造影CTは多くの悪性腫瘍の原発巣，リンパ節転移，遠隔転移の評価に用いられる．経静脈性の造影剤としてI（ヨード）製剤が用いられる．造影剤は投与後速やかに血管内から組織間隙へ分布するが，これは非特異的な現象であり，造影剤による増強効果＝造影剤を運ぶ血管が存在する，造影剤の分布できる組織間隙が存在することを意味する．

　X線被曝を伴う検査であるので，あくまでも患者利益が被曝リスクを上回るという判断の下に撮影するべきである．特に若年者や生殖可能年齢の被検者においては慎重な判断が求められる．

FDG-PET

　放射性核種であるFDG（18F-fluorodeoxyglucose）を経静脈的に投与し，放出される消滅放射線を検出して画像化している．体内のグルコース代謝の亢進部位にFDGが集積することを利用しており，グルコース代謝という機能を可視化していることになる．悪性腫瘍では一般的にグルコース代謝が亢進しているためFDG集積亢進部位として示される．SUV（standardized uptake value）値を定量化する

ことができ，2.5〜3以上が悪性の指標となる．しかしながら生理的に集積が亢進する部位があり，婦人科領域でいえば性成熟期の子宮内膜や卵巣に高頻度に認められる．FDG集積亢進すなわち悪性腫瘍，ではないことに注意が必要である．

位置・形態情報を付加するため，PET装置とCT装置を組み合わせたものがPET-CTである．全身を撮影することで，原発不明癌の評価，悪性腫瘍の広範な転移・再発の評価，治療後の腫瘍活性の評価に有用であることが多い．しかし，保険適用は他の画像診断により病期診断や転移・再発診断ができない場合に限られる．

画像診断各論

リンパ節転移

リンパ節転移については，画像上の計測で最大短径が1cmを超えるものを陽性と判断する．これは婦人科悪性腫瘍全般およびそのほか多くの悪性腫瘍で用いられる基準であるが，サイズのみに頼っているので，当然のように偽陽性（反応性腫大など），偽陰性（転移しているが1cm未満）が多く，リンパ節転移の診断能は満足いくものではない．MRIの信号，MRIやCTにおける増強効果なども決め手に欠ける．MRI拡散強調像は，正常リンパ節であっても高信号に描出されることがしばしばあり，特異的ではない．機能の情報が加味されたFDG-PET/CTはMRIやCTよりも診断能が高いが，感度は60〜70%台に留まり，サイズの小さなものには検出限界がある．

卵巣癌

■ 鑑別診断

卵巣腫瘍の良悪性鑑別診断法の第1選択は，経腟超音波検査（ドプラー法を含む）であり，これ以上の精査をすべきか否かのスクリーニングとなる．精査する場合はMRIが推奨され，その利点を大別すると，以下のようになる．①生殖器へのX線被曝がない．②頻度の高い良性病変である子宮内膜症性嚢胞と嚢胞性奇形腫の診断が容易であり，正診率も90%以上である．MRIは出血と脂肪成分を特異的に診断できる一方，CTは脂肪成分を特異的に診断できるが，出血に関しては新鮮出血の時期に限定される．③良悪性の鑑別について90%以上の正診率を有する．悪性腫瘍は嚢胞成分と充実成分の混在する像が典型的であり，造影剤の投与により充実成分が増強される．このため，悪性腫瘍を疑う場合には造影剤の投与が勧められる．拡散強調像では充実成分が高信号となり，ADC値の低下を示す．

頻度の高い漿液性癌は，嚢胞成分と充実成分がさまざまな程度に混在した像を示す．充実成分はT2強調像で，筋組織よりも淡く高い信号を示すことが多い．このような信号は悪性腫瘍一般に広く認められるため，組織型の同定には用いがたい．表在型では特徴的な形態をとるものがあり，嚢胞成分の外側表面に充実成分が乳頭状に増殖するような場合は，本腫瘍を強く示唆する．漿液性癌は発見時にStage Ⅲ以上と進行癌の状態であることが多く，しばしば広範な播種を認める 図2 ．

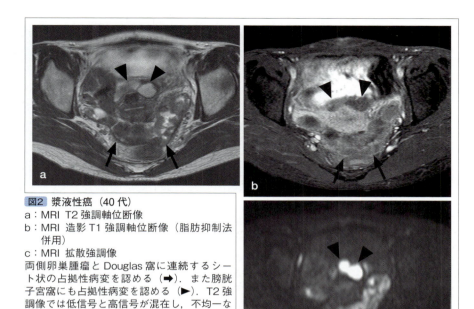

図2 漿液性癌（40代）
a：MRI T2強調軸位断像
b：MRI 造影T1強調軸位断像（脂肪抑制法併用）
c：MRI 拡散強調像

両側卵巣腫瘍とDouglas窩に連続するシート状の占拠性病変を認める（➡）．また膀胱子宮窩にも占拠性病変を認める（▶）．T2強調像では低信号と高信号が混在し，不均一な造影効果を示す．拡散強調像にては高信号を示す（⇨）．組織学的に両側卵巣の漿液性癌と播種であった．

　粘液性癌は，多房性囊胞性腫瘍の像を示す．粘液性腫瘍は全般に多房性囊胞性腫瘍の像を示すが，良性に比して悪性のほうが房の数が多く，細かいものが多数分布する傾向にある．囊胞内の液体は，蛋白濃度や粘性によりさまざまなMR信号を呈することから，ステンドグラス腫瘍と称される．充実成分は混在することもあれば，全く指摘できないこともある．原発性の粘液性癌と，消化器癌などからの粘液性の転移性癌とは画像上鑑別困難である．

　明細胞癌や類内膜癌は，子宮内膜症性囊胞からの発生が知られている．わが国のコホート研究では子宮内膜症患者の0.7％（46/6,398）に発生すると報告されている．癌化した場合，子宮内膜症性囊胞としての特徴を示す腫瘍の内部に充実性隆起がみられる 図3 ．子宮内膜症性囊胞は内部に貯留した赤血球のメトヘモグロビンを反映してT1強調像で高信号を示し，T2強調像では低信号～高信号まで多彩である．この内部に充実性隆起が出現し，造影剤を投与すると増強される．拡散強調像では充実成分が高信号となり，ADC値の低下を示す．

■ 進行期診断

　『卵巣癌取扱い規約（第2版）』では通常，国際産婦人科連合（international federation of gynecology and obstetrics：FIGO）の手術進行期分類を用いるとしている．画像診断の役割は，卵巣腫瘍の良悪性の鑑別診断を行い，悪性を疑った場合には播種，転移検索を行うことにある．原発巣を含めた骨盤内の評価にはMRIが，上腹部や胸部，鎖骨上窩を含めた転移検索にはCTが適している．

　播種は腸間膜や腹腔内脂肪織の混濁や結節性病変，腹膜肥厚といった所見を示す．大網 図4 やDouglas窩，膀胱子宮窩では比較的認識しやすいが，腸管表面に

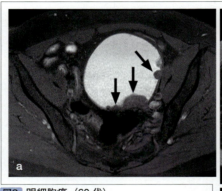
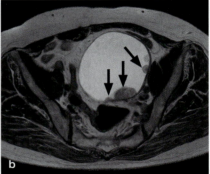
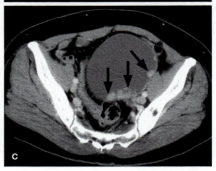

図3 明細胞癌（60代）
a：MRI T1強調軸位断像（脂肪抑制法併用）
b：MRI T2強調軸位断像
c：CT造影像
骨盤腔内に大きな囊胞性腫瘤を認める．T1・T2強調像で高信号を呈することから内容液は古い血液で，チョコレート囊胞の像であることがわかる．ところが内部に壁在結節を複数認める（➡）ことから，チョコレート囊胞に発生した明細胞癌や類内膜癌が疑われる．造影CTでは壁在結節に増強効果を認める（➡）．なお，CTでは囊胞内容は水濃度であり，血性であることはわからない．組織学的に明細胞癌であった．

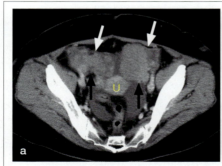
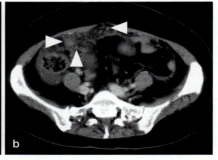

図4 卵巣癌播種（50代）の造影CT像
a：両側卵巣に軟部組織濃度を示す充実性腫瘤を認める（➡）．U：子宮．
b：大網には小結節が多発する（▷）．また，健常部の腸間膜脂肪織と比較すると病変部の濃度は上昇している．卵巣癌そして腹膜播種である．

存在するものは検出が難しいことが多い．CT，MRIともに造影剤の投与により検出能は向上し，MRI拡散強調像は病変の拾い上げに大きく寄与する．

子宮頸癌

■ 鑑別診断

　子宮頸癌は婦人科医による診察で確認され，細胞診・組織診の検体を採取することも容易であるため，通常，画像による良悪性鑑別や組織型診断の対象とはならない．

　例外的に，「頸部の多囊胞性病変」については，粘液性癌，minimum deviation

adenocarcinoma，ナボット囊胞やLEGH（lobular endocervical glandular hyperplasia）との鑑別を求められることがある．内部に充実成分を描出できた場合には，粘液性癌が示唆される．頸部の囊胞性病変はMRIで描出が容易であることから，画像でover diagnoseされることが多いようである．画像から「minimum deviation adenocarcinomaの疑い」とされる症例には，良性疾患がかなり含まれていると考えられる．

■ 進行期診断

『子宮頸癌取扱い規約（第3版）』では，第2版までとは異なり臨床進行期分類に際して「CTやMRIなどの画像診断を腫瘍の進展度合いや腫瘍サイズの評価に用いても構わない」としている．一般的に，局所の進行期診断にはMRIが，上腹部や胸部，鎖骨上窩を含めた転移検索にはCTが適している．MRI T2強調像で正常頸部間質（cervical stroma）は低信号を，子宮頸癌はこれよりも淡い高信号を示す 図5．拡散強調像では高信号で，ADC値の低下を示す．一般的に造影によっても診断能の向上はない．

MRIでIA期の腫瘍は同定できない．IB期の診断に重要な役割を果たすのがstromal ringと呼ばれる構造で，横断像において頸部間質が低信号の輪状構造として認められるものを指す．腫瘍がstromal ringの破壊なく留まっていれば，IB期と診断する（definitive IB）．サイズに応じてIB1とIB2とするが，IB1のうち小さなものは同定できないことがある．stromal ringの断裂があっても頸部輪郭が整に保たれていればIB期と診断するが，信頼性は低い．術後標本では4割程度に傍組織浸潤が存在する（suggestive IB）．stromal ringが断裂し，傍組織方向の腫瘍輪郭が不整である場合は子宮傍組織浸潤と判断する（ⅡB）．

腫瘍が骨盤壁構造として内腸骨動静脈，筋組織，骨性構造に対して塊状に，あるいは多数の索状影により及ぶ所見が得られた場合に骨盤壁浸潤と診断する（ⅢB）．『取扱い規約』では具体的に「内外腸骨血管の内側のラインに達する場合」としている．腫瘍による水腎症の所見が得られた場合もⅢB期とする．

膀胱壁や直腸壁は，T2強調像で低信号を示す．腫瘍により子宮頸部とこれらの壁構造との間の脂肪織が消失し，膀胱-直腸壁の信号が上昇あるいは断裂といった所見は筋層浸潤を疑わせる．腫瘍が膀胱-直腸内腔へ突出する像が描出されると，粘膜浸潤と診断する（ⅣA）．

子宮体癌

『子宮体癌取扱い規約（第3版）』では，子宮内膜癌，肉腫を別々の手術進行期分類にて示している．癌肉腫は子宮内膜癌の進行期分類を適用する．

■ 子宮内膜癌，癌肉腫

『取扱い規約』においては，「初回治療として手術がなされなかった症例（放射線や化学療法など）の進行期は，MRI，CTなどの画像診断で推定する」としている．

子宮内膜癌の典型像は，MRI T2強調像で正常内膜よりも淡い低信号，正常筋層よりも淡い高信号を，MRIやCTの造影像で正常筋層よりも弱い増強効果を示す 図6．癌肉腫においては，癌腫相当部分は内膜癌と類似した像を示すが，肉腫

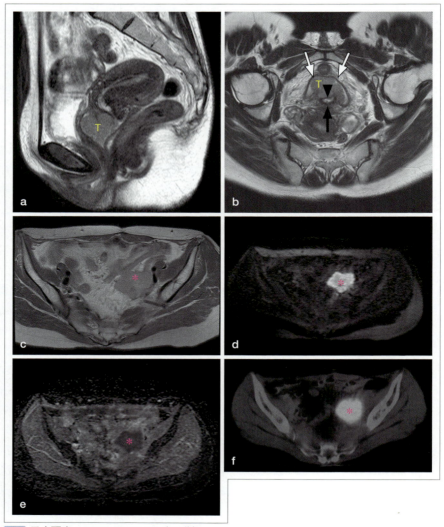

図5 子宮頸癌―FIGO Stage IB（40代）
a：MRI T2強調矢状断像　　b：MRI T2強調軸位断像
c：再発時 MRI T2強調軸位断像　　d：再発時 MRI 拡散強調像
e：再発時 MRI ADC計算像　　f：再発時 PET-CT
子宮頸部前唇に T2強調像で淡い高信号を示す腫瘍を認める（T）．軸位断において stromal ring は後唇側では保たれ（➡），前唇では菲薄化している（▶）．腫瘍は外向性に発育するが，前腟円蓋（⇨）を越えず，腟壁破壊もなく頸部に留まる．
術後1年で左側内腸骨リンパ節に再発を認めた（＊）．拡散強調像にて高信号を示し，ADC値は低下している．FDGの強い集積（SUVmax=10.6）を伴っている．

相当部分は強い増強効果を示すことが多い．いずれも拡散強調像では高信号で，ADC値の低下を示す．

　腫瘍と筋層とのコントラストが筋層浸潤の評価に重要である．一般的には，T2強調像と造影像を撮影して判定する．拡散強調像も有用であるという報告が多く，その診断能は造影像と遜色がない．これらのコントラストを利用して，筋層の厚さと腫瘍の深さとを判定しIA期（1/2未満）とIB期（1/2以上）を診断する．性成熟期の子宮においては，最内層の筋層がT2強調像で低信号の帯状構造として描出

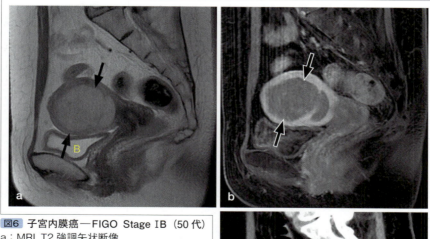
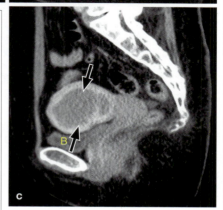

図6 子宮内膜癌—FIGO Stage IB（50代）
a：MRI T2 強調矢状断像
b：MRI 造影 T1 矢状断像（脂肪抑制法併用）
c：造影 CT 像（再構成矢状断）
子宮内膜は肥厚し，T2 強調像で正常内膜よりも低信号（正常筋層よりは高信号）を示す腫瘍で占拠される（➡）．造影しても正常筋層より増強効果が弱い．造影 CT においても同様である．前壁筋層は後壁と比較し菲薄化しており，1/2 以上の筋層浸潤を疑う．組織学的に 1/2 以上の筋層浸潤が存在した．B：膀胱

され，junctional zone と呼ばれる．これが明瞭に保たれていると IA 期と診断できる．腫瘍が頸部へ進展し，頸部間質の信号の上昇や断裂がみられる場合にはⅡ期と診断する．子宮筋層が腫瘍に置換され，途絶した場合はⅢ期である．

子宮肉腫

子宮肉腫の術前画像診断は，組織型の特定が困難なことが多い．平滑筋肉腫の場合は，子宮筋層に「子宮筋腫の典型像とは異なる」腫瘍が存在する，というところから始まる．子宮筋腫の典型像とは，MRI の T1 強調像，T2 強調像でともに低信号を示す境界明瞭な腫瘤である．典型像と異なるというのは，T1 強調像や T2 強調像で内部に不均一な高信号が混在する像である．加えて，広範な壊死や浸潤傾向をとらえれば，平滑筋肉腫を強く疑うことができる 図7．一方で子宮筋腫の変性像（浮腫，液状など）や，富細胞，類上皮，類粘液平滑筋腫も高信号を示すことが多く，鑑別診断を難しくしている．

子宮内膜間質肉腫のうち，低悪性度のものは，MRI の T2 強調像で高信号を示す腫瘍が索状に正常筋層内へ分け入るような像を示すと報告されている．本腫瘍が脈管沿いに進展することを反映した像と考えられている．しかしながら，良性病変である子宮腺筋症との鑑別に苦慮する例があり，実際のところは診断の難しい腫瘍である．

腺肉腫はまとまった報告が少ないが，細かな囊胞状構造と充実性構造よりなり，

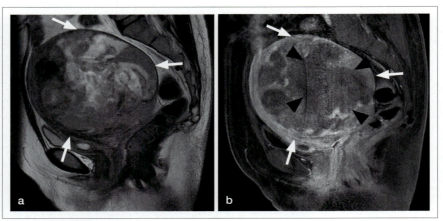

図7 子宮平滑筋肉腫（40代）
a：MRI T2強調矢状断像
b：MRI 造影T1強調矢状断像（脂肪抑制法併用）
子宮体部を置換する腫瘍を認める（⇨）．T2強調像において腫瘍内部は筋層と比較して，不均一な等～高信号域を認める．腫瘍と後壁の筋層境界は不明瞭で筋層浸潤を示す．広範な造影不領域（▶）は出血・壊死を示唆する．

充実成分はMRIのT2強調像で高信号を呈し，筋層と同等の増強効果を示すとされる．良性病変である内膜ポリープや腺線維腫との鑑別に苦慮する例があり，術前診断は難しい．

（今岡いずみ，福井秀行，村上卓道）

細胞診断

　婦人科における細胞診，特に子宮頸部細胞診は子宮頸癌の早期発見に有効な検査法として検診に広く用いられている．本稿では婦人科の診断に関わる病理医・臨床医に向けて，子宮頸部細胞診のみならず，婦人科実地臨床で行われている内膜細胞診，腹水細胞診に関して，①細胞診検査手技（検体処理法，採取法，採取器具），②細胞診断と臨床的取り扱いを中心に解説する．

細胞診検査手技

検体処理法

　検体処理法としては従来法と液状検体法がある．液状検体法によって施行される細胞診を液状化検体細胞診（liquid based cytology：LBC）という．以下に従来法とLBC法について解説する．

■ 直接塗抹法（従来法）

　子宮頸部から採取した細胞を直接スライドガラスに塗抹し，直ちに95％のエタノール溶液に浸す（湿固定）か，市販のコーティング固定液で覆い細胞診標本を作製する方法である．その後Papanicolaou染色を施行後，スクリーニングする．

■ LBC法

　子宮頸部から採取した細胞を専用の保存液バイヤルに回収し細胞浮遊液として保存した後，専用の機器を用いて，細胞診標本を作製する方法である．専用の機器を用いなくても用手的に作製可能な場合もある．作製された標本は従来法と同様に固定し，Papanicolaou染色を施行後スクリーニングする．

　このLBC法は1996年の米国食品医薬品局（FDA）認可取得以降，米国内で子宮頸癌検診スクリーニングにおける有用性が認められ普及した．一方，わが国の『有効性評価に基づく子宮頸がん検診ガイドライン』によると，従来法もLBC法もともに子宮頸癌死亡率減少効果を示す十分な証拠があるということで，対策型検診にも任意型検診にも勧められている．

従来法とLBC法の特徴

　従来法とLBC法の特徴を比較したものを 表1 に示す．
　従来法では，細胞を採取しスライドガラスに塗抹する操作が適切でないとよい標本が作製できない．このため，標本の均一化・標準化が難しい．一方LBC法では，採取した細胞を液体の入った専用容器内に浮遊させるため，乾燥などの心配がなく，不適正標本が減少できる．そのほかLBC法の利点としては，検鏡視野が減少

表1 従来法とLBC法の特徴

	従来法	LBC法
標本の均一化・標準化	難しい	容易
不適正標本	多い	少ない
検鏡視野	広い	狭い
標本の複数作製	難しい	容易
免疫細胞化学への応用	難しい	容易
費用	安価	高価
特殊な設備・作業工程	不要	必要
細胞像の変化	起こりにくい	起こりやすい

するので，鏡検時間の短縮化が図れる．検体を専用容器内で一定期間保存できるため標本を複数作製可能である．残余検体を用いて形態的特徴だけではなく細胞内に存在する蛋白（免疫細胞化学）や遺伝子情報（HPVなど）なども含めた他の検索も可能であることが挙げられる．LBC法の欠点としては，検体作製のための特殊な設備・作業工程が必要で，消耗品も高価である．また，標本作製の過程で細胞の変化が生じやすい点も挙げられる．現在わが国で主に使用されているLBC法にはThinPrep®（HOLOGIC），SurePath™（BD Diagnostics），TACAS™（医学生物学研究所〈MBL〉），LBC PREP™（武藤化学）などがある．いずれの方法も従来法とは違った特殊な処理作業が必要である．

子宮頸部細胞診

採取法と採取器具

■ 採取法

　子宮頸部細胞診では，頸部を直接確認しながら「へら」や「ブラシ」などの採取器具を用いて細胞をこすりとって検体を採取する．癌や異形成が起こりやすい頸部の扁平上皮-円柱上皮接合部（squamo-columner junction：SCJ），すなわち移行帯の細胞を採取することが重要である．閉経後や未産女性で移行帯が頸管内に入り込んでいる場合は頸管内から細胞を採取する．検査を受ける人が自分で細胞を採取する「自己採取法」もあるが，この方法では移行帯が確認できず，採取法としては不適切である．

　以下に従来法による具体的頸部細胞採取法を述べる．
① 綿球などで頸管粘液や血液を十分に除去する．
② SCJを中心に細胞採取を行う（SCJ不明の場合は，頸管内からも採取する）．
③ 細胞採取後直ちにスライドガラスに細胞を塗抹する．塗抹時の重要なポイントは，細胞をガラスに強く擦りつけないことと，厚くならないように均一に塗抹することである．
④ 塗抹後は直ちに95％エタノール固定液またはスプレー式固定剤で固定し，乾燥を防ぐ．

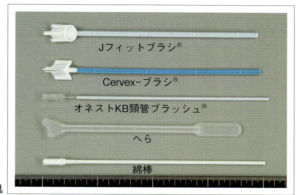

図1 子宮頸部細胞採取器具

⑤ 固定後なるべく早く Papanicolaou 染色を行う．

■ 採取器具　図1

子宮頸部細胞の採取器具として，わが国では綿棒，へら（木製，プラスチック製，サイトピックa® など），ブラシ（頸管ブラッシュ®，Cervex-ブラシ®，Jフィットブラシ® など）が用いられており，頸部の移行帯の状態によって医師が採取器具を選択している．移行帯を子宮腟部に確認できる場合は綿棒，へら，ブルーム型ブラシなどを使用し，移行帯が確認できない閉経後の場合は頸管ブラシを併用して頸管内の細胞も採取することが多い．『有効性評価に基づく子宮頸がん検診ガイドライン』では，綿棒ではなく，へらやブラシによる採取を勧めている．しかし，へらやブラシなどの採取器具は細胞採取量が多いが，出血をきたしやすいという欠点があり，注意が必要である．また，綿棒以外の器具は妊娠時での使用は禁忌である．

細胞診断と臨床的取り扱い

■ ベセスダシステムによる報告様式

ベセスダシステム（The Bethesda System：TBS）は 1988 年米国より提唱された子宮頸部細胞診の報告様式であり，わが国でも従来の日本母性保護産婦人科医会の分類（日母分類）のようなクラス分類からこのシステムに変わりつつある．TBS において重要なことは，以下の 2 点である．

① 子宮頸部細胞診断（結果）と臨床的取り扱い（運用）の両者を定めており，推定される病理診断を記述式に記載している　表2．

② 検体の適・不適を判断し，不適正の場合は不合格検体（検体にラベルがない，スライドガラスが破損しているなどで評価そのものが除外される）なのか，不適正検体（鏡検はされるが血液で不明瞭となっているなど評価するには不適正）なのか理由を記載する．これによって，不適切な標本で無理に診断する弊害を少なくできる．

日本産婦人科医会刊行の『ベセスダシステム 2001 準拠子宮頸部細胞診報告様式の理解のために』を示し，細胞判定の主な点を以下に解説する．

① **扁平上皮内病変**（squamous intraepithelial lesion：SIL）　表2：HPV 感染と子宮頸癌の発癌に関する研究成果を取り入れて設定されたもので，異型の

程度により軽度 SIL（low grade SIL：LSIL）と高度 SIL（high grade SIL：HSIL）に分かれる．LSIL は HPV 感染（コイロサイトーシス）ならびに CIN1 に相当する．HSIL は CIN2 と CIN3 を含む．

② **異型扁平上皮細胞**（atypical squamous cells：ASC）　表2 ：明確に SIL と判定できない症例に対して用いられる．意義不明な異型扁平上皮細胞（ASC-US）と，高度扁平上皮内病変（HSIL）を除外できない異型扁平上皮細胞（ASC-H）に二分される．ASC は全報告の 5% 以下，ASC-H は全 ASC の 10% 以下となることが望ましい．ASC-US は LSIL を疑う表層型異型細胞，中層型異型細胞を認めるが，核異型に乏しい細胞所見の場合に判定する．その他，核異型の乏しい核周囲空洞形成細胞や核異型の乏しい表層型の扁平上皮化生細胞の場合にも ASC-US と判定されることがある．細胞の炎症性変化

表2 ベセスダシステム 2001 細胞診結果とその取り扱い：扁平上皮系

結果	略語	推定される病理診断	従来のクラス分類	英語表記	運用
陰性	NILM	非腫瘍性所見，炎症	Ⅰ，Ⅱ	Negative for intra-epithelial lesion or malignancy	異常なし（検診結果なら定期検診）
意義不明な異型扁平上皮細胞	ASC-US	軽度扁平上皮内病変疑い	Ⅱ-Ⅲa	Atypical squamous cells of undetermined significance (ASC-US)	要精密検査（以下の選択肢が可能） ① 直ちにハイリスク HPV 検査施行し陰性：1 年後に細胞診検査，陽性：コルポ，生検 ② HPV 検査施行せず，6 か月目と 12 か月目に細胞診再検．どちらか一方でも ASC-US 以上のとき，コルポ・生検する ③ HPV 検査施行せず，直ちにコルポ・生検することも容認される
HSIL を除外できない異型扁平上皮細胞	ASC-H	高度扁平上皮内病変疑い	Ⅲa，Ⅲb	Atypical squamous cells cannot exclude HSIL (ASC-H)	
軽度扁平上皮内病変	LSIL	HPV 感染，軽度異形成	Ⅲa	Low grade squamous intraepithelial lesion	要精密検査：直ちにコルポ・生検
高度扁平上皮内病変	HSIL	中等度異形成，高度異形成，上皮内癌	Ⅲa Ⅲb Ⅳ	High grade squamous intraepithelial lesion	
扁平上皮癌	SCC	扁平上皮癌	Ⅴ	Squamous cell carcinoma	

本ガイドラインでは上記の例外として，20 歳以下の思春期にみられた ASC-US と LSIL は，12 か月目の細胞診再検査とし，ただちに HPV 検査やコルポ診は推奨しない．ASCCP ガイドラインでも，HSIL 以上が潜在する可能性は極めて低いことから同様の推奨となっている．
妊婦の LSIL でも，通常はコルポ診が推奨される．しかし，ASCCP ガイドラインと同様に本ガイドラインでは，そのリスクは極めて低いため，コルポ診の出産後までの延期を許容する．
＊日本産婦人科医会刊．ベセスダシステム 2001 準拠子宮頸部細胞診報告様式の理解のために．より引用一部改変
（日本産科婦人科学会・日本産婦人科医会編．産婦人科診療ガイドライン―婦人科外来編 2014．p.43）

表3 ベセスダシステム 2001 細胞診結果とその運用：腺系

結　果	略　語	推定される病理診断	従来のクラス分類	英語表記	運　用
異型腺細胞	AGC	腺異形成または腺癌疑い	Ⅲ	Atypical glandular cells	要精密検査：コルポ・生検，頸管および内膜細胞診または組織診
上皮内腺癌	AIS	上皮内腺癌	Ⅳ	Adenocarcinoma in situ	
腺癌	Adenocarcinoma	腺癌	Ⅴ	Adenocarcinoma	
その他の悪性腫瘍	Other malig.	その他の悪性腫瘍	Ⅴ	Other malignant neoplasms	要精密検査：病変検索

＊日本産婦人科医会刊．ベセスダシステム 2001 準拠子宮頸部細胞診報告様式の理解のために．より引用一部改変
（日本産科婦人科学会・日本産婦人科医会編．産婦人科診療ガイドライン―婦人科外来編 2014．p.44）

や生検後の再生性変化を安易に ASC-UC と判定しないことが大切である．HSIL を疑うが HSIL の基準を満たさない場合には ASC-H と判定する．実際には，核異型の乏しい中層から傍基底型の未熟扁平上皮化生細胞，予備細胞，萎縮異型細胞，HSIL を疑う細胞であるが，標本状態が悪い場合や異型細胞が少数の場合にも ASC-H と判定されることがある．

③ **異型腺細胞**（atypical glandular cells：AGC）**表3**：異型があるが上皮内腺癌（AIS）とするには異型が軽度なもの，あるいは腺癌が疑われるが断定できないものの 2 つがある．前者は特定不能な異型腺細胞（atypical glandular cells-not otherwise specified：AGC-NOS）とされ，反応性変化や修復変化を超えた異常を認めるが，明らかな内頸部 AIS や浸潤腺癌の特徴がない場合に判定される．内頸部か内膜か由来が特定できるときは区別して報告する必要がある．後者の腺癌が疑われるが断定できないものは，腫瘍性を示唆する異型腺細胞（AGC-favor neoplastic）とされ，細胞形態は異常であるが量的質的に内頸部 AIS や浸潤腺癌と判断できない場合に判定される．しかし，実際はその両者の区別が難しい場合が多い．

■ **臨床的取り扱い**

　TBS の重要な点は，子宮頸部細胞診断（結果）と臨床的取り扱い（運用）の両者を定めていることである．以下に『産婦人科診療ガイドライン―婦人科外来編 2014』で解説されている主な取り扱いを解説する．

① **扁平上皮系異常 表2**：細胞診結果が ASC-US の場合は，ハイリスク HPV 検査が推奨される．HPV 検査が陰性の場合は 1 年後に細胞診を再検とし，HPV 検査が陽性の場合はコルポスコピー所見に基づいた生検が推奨される．2013 年 4 月に改訂された ASCCP（米国コルポスコピー・子宮頸部病理学会）のトリアージ 図2 では，HPV 検査が陰性の場合は細胞診による 3 年後の検診を推奨しており，検診間隔がさらに延長されている．わが国では細胞診と HPV 検査の併用検診の有効性に関する臨床研究が現在進行中である．

　細胞診結果が ASC-H，LSIL，HSIL，SCC と判定された場合は，コルポス

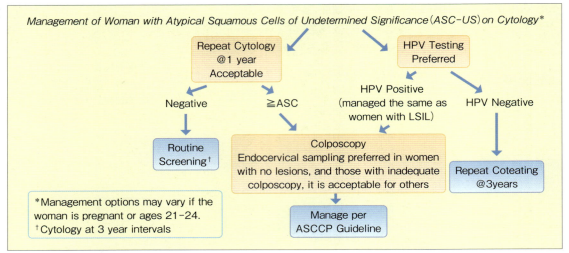

図2 ASCCPのASC-US症例のトリアージ
(ASCCP Algorithms. Update Consensus Guidelines for Managing Abnormal Cervical Cancer Screening Test and Cancer Precursors. 2013.)

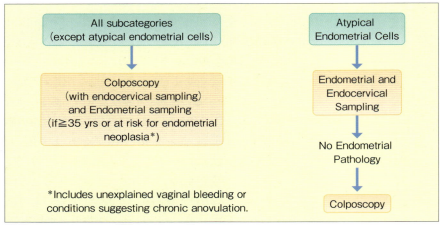

図3 ASCCPのAGC症例のトリアージ
(ASCCP Algorithms. Update Consensus Guidelines for Managing Abnormal Cervical Cancer Screening Test and Cancer Precursors. 2013.)

コピー所見に基づく生検が推奨されている．

② **腺系異常** 表3：細胞診結果がAGC，AIS，adenocarcinomaの場合はコルポ診＋生検，頸管および内膜の細胞診または組織診が勧められている．特に35歳以上か内膜病変のリスク（未婚，不妊，閉経後，初婚・初妊年齢が高い，妊娠・出産数が少ない，30歳以降の月経不規則，エストロゲン服用歴，糖尿病の既往，高血圧の既往，肥満など）を有する場合は内膜組織診が推奨されている．ASCCPのAGC症例のトリアージ 図3 では，異常細胞が頸管腺由来か内膜腺由来かで最初の取り扱いを決めている．すなわち，頸管腺由来と思われる異型腺細胞が出現した場合はコルポスコピーが勧められ，内膜腺由来と思われる異型腺細胞が出現した場合は頸管および内膜の組織診が勧められる．

子宮内膜細胞診

採取法と採取器具

　子宮体部に採取器具を挿入し，内膜から直接細胞を採取する方法（直接法）が，わが国では用いられる．手技的に吸引法と擦過法に大別される．

　吸引法とは10mL注射筒に接続したポリエチレンチューブを子宮腔内に挿入し，吸引することで内膜細胞を採取する方法 図4a, 5 で，擦過法とは擦過用採取器具を子宮腔内に挿入し，内膜面を擦過することで内膜細胞を採取する方法 図4b, 5 である．

　内膜細胞診による内膜病変の検出感度は吸引法，擦過法で差を認めないが，吸引法で検体不適が多い．いずれの方法でも内膜細胞採取はブラインドで行われるため，頸部細胞診に比較して精度（感度と特異度）が劣る．このため，体癌検診のスクリーニング検査としての内膜細胞診は検診対象者を限定して施行されている．すなわち，50歳以上もしくは閉経後で不正出血のある女性，あるいはリスク因子（未婚，不妊，閉経後，初婚・初妊年齢が高い，妊娠・出産数が少ない，30歳以降の月経不規則，エストロゲン服用歴，糖尿病の既往，高血圧の既往，肥満など）を有する女性を対象に選択的に施行される．

　以下に具体的な内膜細胞採取法を記載する．
① 内診にて子宮の傾，屈状態および大きさを確認する．
② 腟鏡下に子宮腟部を消毒する．
③ 子宮内腔に採取器具を挿入し子宮体部全体の細胞を採取する．
④ 細胞採取後直ちにスライドガラスに塗抹する．
⑤ 固定と染色は頸部細胞診と同様である．

　重要なことは，子宮体癌の好発部位である両側卵管角部を含む体上部の内膜細胞も含めた内膜全体の細胞を採取することである．子宮内腔に採取器具の挿入困難な場合や検査による出血，感染，子宮穿孔などが生じることもあるため，対象症例を選び，使い慣れた採取器具を用いて，病変部から確実に採取することが重要である．

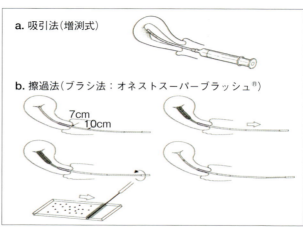

図4 子宮内膜細胞採取法

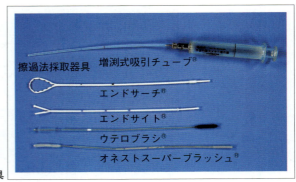

図5 子宮内膜細胞採取器具

細胞診断と臨床的取り扱い

■ 細胞診断

　子宮体癌の発生に至る自然史が十分解明されていないため，内膜細胞診の評価においては子宮頸癌における異形成に対応する前癌病変が確立されていない．このため『子宮体癌取扱い規約（第3版）』では細胞判定は陰性（negative），疑陽性（suspicious），陽性（positive）として報告するとしている．しかし，この分類では標本の評価は判定基準に含まれておらず，不適正検体は陰性（異型細胞を認めない）とされてしまう恐れがある．したがって陰性と判定されたものには，真の陰性と内膜細胞が採取されていない場合などの不適正検体による陰性が含まれる．子宮体癌における内膜細胞診と組織診の結果を比較した報告によると，内膜細胞診で偽陰性となった検体の半数以上で内膜細胞が採取されていないか，出血のみの検体不適例である．内膜細胞診の精度を高めるためにも確実に病変部の内膜細胞を採取できる器具の工夫が必要である．現在，内膜細胞診でも子宮頸部のTBSに準じて，検体の適正，記述式結果報告，推奨される臨床的取り扱いまでを含めた新しい報告様式が検討されている．

■ 臨床的取り扱い

　内膜細胞診が陽性または疑陽性のいずれかであれば，内膜組織診を行うことが推奨される．内膜細胞診は内膜増殖性病変に対するスクリーニング検査であって，組織診に代わる確定診断のための検査ではない．また，早期癌や病変が小さい場合は検出感度が低くなるため，出血などの症状が続く場合や内膜肥厚が認められる場合には内膜細胞診が陰性であっても組織診を施行することが推奨される．

腹水（洗浄）細胞診

子宮体癌における腹水（洗浄）細胞診

■ 採取法

　腹壁またはDouglas窩穿刺にて腹水を採取する．開腹時に腹水が存在する場合は注射器やピペットで採取する．採取後，抗凝固剤入りの容器に入れ混和し，凝固

を防止する．開腹時に腹水が存在しない場合は生理食塩水などで腹腔内を洗浄し，洗浄液を回収する．

■ 細胞診断と臨床的取り扱い

細胞診断は，『子宮体癌取扱い規約（第3版）』では手術時に採取する腹水（洗浄）細胞診の評価判定は，陰性（negative），疑陽性（suspicious），陽性（positive）の3段階を用い，陽性の場合のみを腹水（洗浄）細胞診陽性とし，疑陽性の場合は陽性とはしない，と記載されている．

臨床的取り扱いに関しては，FIGO分類2008から，腹水（洗浄）細胞診の結果は子宮体癌の進行期分類から除外されたが，『子宮体癌取扱い規約（第3版）』では，腹水（洗浄）細胞診自体は行われるべきであり，日本産科婦人科学会婦人科腫瘍委員会への登録の際にはその結果を記載する，とされている．現状として腹水（洗浄）細胞診の結果が子宮体癌の独立した予後因子になるかどうかに関しては十分な根拠がなく，『子宮体癌治療ガイドライン2013年版（第3版）』によると，今後，術中細胞診陽性例に対して術式変更を考慮した予後の検討が必要であるとされている．

卵巣癌における腹水（洗浄）細胞診

■ 採取法

上記子宮体癌に準ずる．

■ 細胞診断と臨床的取り扱い

細胞診断は，陰性（negative），疑陽性（suspicious），陽性（positive）の3段階を用い，悪性腫瘍細胞あるいは境界悪性細胞が認められる場合に陽性と判定する．

臨床的取り扱いは，『卵巣腫瘍・卵管癌・腹膜癌取扱い規約 臨床編（第1版）』では，術中腹水（洗浄）細胞診により腫瘍細胞の有無を確認する．悪性・境界悪性腫瘍に由来する異型細胞が認められた場合には，両者を判別することが困難であるため，ともに陽性（positive）と判定する．また，最終的な組織型の確定は切除検体の組織学的検索によって行う必要がある，と記載されている．

旧FIGO分類（1988年）では，Ⅰc・Ⅱc期において，腹水洗浄細胞診陽性と腹水細胞診陽性がそれぞれ（1），（2）に細分類されていたが，新FIGO分類（2014年）では，Ⅰc期においてその細分類がなくなり，腹水または腹腔洗浄細胞診に悪性細胞が認められるものがIC3期と判定されることになった．また，Ⅱ期では腹水（洗浄）細胞診陽性のⅡc期が新FIGO分類では削除された．

（杉山裕子）

免疫組織化学的マーカー

本稿では，頸部，体部，卵巣の反応性病変，前癌/前駆病変，腫瘍性病変などの診断において有用な免疫組織化学のうち，日常性の高いマーカーについて解説する．

頸部

正常の重層扁平上皮と腺上皮

重層扁平上皮の最下列に並ぶ基底細胞は，通常，Ki-67（MIB-1）で標識されず，その直上の2～3層の細胞が陽性となる 図1 ．扁平上皮化生や異形成などとの鑑別の際，基本となる所見である．腺には，胃腺のような機能分化や構造分化はみられず，増殖帯に相当するものが存在しないため，Ki-67陽性細胞の分布に規則性は見い出し難い．

扁平上皮化生と予備細胞増生

移行帯では予備細胞や化生上皮の顕著な増生が観察され，背景には大なり小なり炎症細胞浸潤を伴う．化生性の重層扁平上皮では，種々の程度に異型がみられ，Ki-67陽性細胞が正常の分布極性を失ってまばらに陽性反応を示す傾向がある．頸部上皮内腫瘍（CIN）/扁平上皮内病変（SIL）とは異なり，基底層から表層に向かって増殖能が漸減することはない．また，HPV感染との関連性が低いため，p16は陰性か弱陽性で，核が濃染することはない 図2 ．

鑑別するにはp63が有益である．予備細胞の増生が高度となり，微小腺管過形成（microglandular hyperplasia）がflorid patternを呈するような場合，予備細

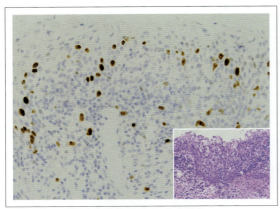

図1 頸部・扁平上皮化生のKi-67免疫染色
基底層付近から中層にかけて陽性細胞が不規則に分布する．

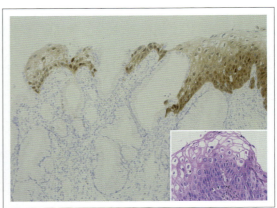

図2 頸部・CIN2（中等度異形成）のp16免疫染色
中層あたりまで細胞質と核に強い反応がみられる．

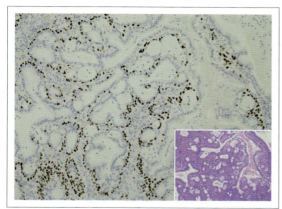

図3 頸部・微小腺管過形成の p63 免疫染色
腺管を縁取るように陽性細胞が連続性に観察される．

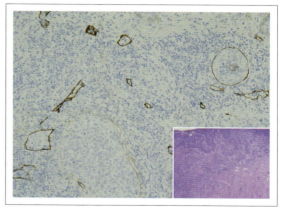

図4 頸部・微小浸潤扁平上皮癌の D2-40 免疫染色
リンパ管内に腫瘍細胞が存在することがわかる．

胞を同定して腫瘍性病変（腺癌）と微小腺管過形成は極性を保った反応性であることがわかる 図3 ．なお，扁平上皮化生同様に p16 の明らかな陽性所見は認めない．

扁平上皮系前駆／前癌病変の grading

『子宮頸癌取扱い規約（第 3 版）』では，異形成（dysplasia）に代わり（WHO 分類 2003 に準拠する形で）CIN が用いられ，ベセスダ用語として定着した SIL は WHO 分類 2014 でも用いられている．

LSIL/CIN1 における診断基準の 1 つであるコイロサイトーシスは，CIN2 や CIN3 でもしばしばみられるが，CIN1 でみられるものとは質的・量的に異なる．すなわち，HSIL（CIN2+CIN3）ではコイロサイトーシスは表層付近に限局し，明るい細胞質は狭く，かつ核は丸みを帯びてくる．LSIL/CIN1 のコイロサイトーシスは，HPV-DNA が多量にコピーされて episome の状態で核内に存在し，HPV-DNA は宿主細胞 -DNA には組み込まれていないため，p16 の陽性反応は弱いか陰性である 図2 ．CIN の Grade が高まるに従い，HPV-DNA が宿主細胞 -DNA に組み込まれた病変へと進行していき，同時に p16 の陽性度も強まる．CIN2 は，HPV の感染動態からみると「一過性感染と持続感染の狭間にあって腫瘍性格がいまだ確定されていない "境界病変" である」と理解できる 図2 ．

微小浸潤扁平上皮癌におけるリンパ管侵襲

リンパ管は，リンパ管内皮を検出する D2-40 により正確な判定が可能になる．特に腫瘍浸潤部の炎症細胞浸潤の強い領域では，D2-40 で浮き出るリンパ管内に腫瘍塞栓が存在することがわかる．浸潤巣を完全に取り囲むような箇所や，部分的に縁取るような陽性反応のこともある 図4 ．背景の正常組織と比較すると，腫瘍内のリンパ管網が発達している状況がうかがわれ，"リンパ管新生" と解される．

腺系初期病変

頸部ではしばしば腸上皮化生が起こり，上皮内腺癌（adenocarcinoma *in situ*：AIS）でも chromogranin A などの神経内分泌マーカー陽性細胞が観察される

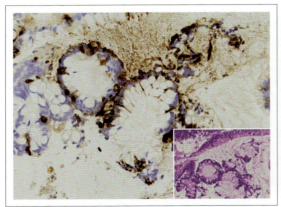

図5 頸部・上皮内腺癌の chromogranin A 免疫染色
杯細胞の形態を示すものでは神経内分泌顆粒を持つ.

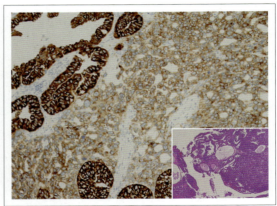

図6 体部・SEIC の IMP3 免疫染色
この例では浸潤成分よりも SEIC に強い陽性反応（膜）がみられる.

図5．また，上皮内腺癌ほどの異型を欠く病変〔かつては腺異形成（glandular dysplasia）と呼ばれた〕でも腸上皮化生を伴うことがある．腸上皮化生を示す上皮は，通常，p16 陽性，cytokeratin（CK）7 陽性，CK20 陰性，CDX2 陽性となる．

体部

内膜初期癌

　内膜に発生する腺癌には，子宮内膜増殖症（以下，増殖症）を背景とする分化型の類内膜癌と，内膜上皮内癌（endometrial intraepithelial carcinoma：EIC）より進展するものもある．

　分化型の類内膜上皮内腺癌は増殖症との鑑別がしばしば困難であるため"概念的に存在する"というに留まる．EIC は漿液性癌の初期病変としてほぼ確立され，WHO 分類 2014 でも serous EIC（SEIC）と明記された．SEIC は，単独で存在する場合（浸潤があっても限局性）と，明らかな浸潤癌の背景として存在する場合がある．特に前者では内膜ポリープとの関連が報告されている．発症は，ほとんど閉経後であるため，非腫瘍性の腺管は萎縮が強く囊胞性に拡張しているものが多い．SEIC の腫瘍細胞は，p53 陽性，ER（estrogen receptor）・PgR（progesterone receptor）陰性で，Ki-67 標識率が高いことが多く，背景の萎縮腺管とは対照的な染色態度を示す．

　p53 陰性例では IMP3（insulin-like growth factor Ⅱ mRNA-binding protein 3；oncofetal protein で悪性腫瘍の進展に関わり，予後因子となる）が診断に有用である **図6**．さらには，SEIC の前駆病変として腺異形成が提唱されており，p53 異常をベースに「萎縮内膜（休止腺管）p53 signature →腺異形成→ SEIC →漿液性癌」といった発生過程が考えられている．また，SEIC に比べると頻度はかなり低いながら，明細胞癌の初期病変 "clear EIC" がある．

内膜癌の腺筋症内進展

広範な腺筋症の存在は，内膜癌の広範囲の進展要因となる．多くの例で，癌が膨張性に極性をもって筋層内に進展していることがわかる．しかし，腺筋症を置換して癌が進展し，筋層に浸潤性に増殖しているとの判断には慎重を要する．内膜間質細胞マーカーのCD10にて，筋層深部の腫瘍胞巣を取り囲むように陽性所見がみられる場合は明らかな筋層浸潤を欠くと判断し，癌は実質的に内膜内に限局していると判断できる 図7 ．

一方で，留意すべき現象として，腺筋症とは関連のない類内膜癌の筋層浸潤部ではCD10が胞巣を取り囲むように発現することが知られている．あくまでもCD10の陽性反応の解釈は，背景病変としての腺筋症の有無に依存する．

類内膜癌と異型ポリープ状腺筋腫

異型ポリープ状腺筋腫（atypical polypoid adenomyoma：APA）と類内膜癌との鑑別においては，APAがCD10の発現を欠くことが手がかりとなる．

類内膜癌における化生性変化

類内膜癌は，充実部の割合と細胞異型でGradeが決まる．morule（桑実胚様細胞巣）形成や角化を示す扁平上皮化生の存在はGradeに影響を与えない．これらの領域には核分裂像がほとんど認められず，すなわち増殖活性が低いことによる 図8 ．なお，moruleはCD10陽性，扁平上皮化生はCD10陰性を示す．類内膜癌の充実性増殖巣をmoruleと区別するときも，癌部がCD10陰性であることが有用な指標となる．

類内膜癌と漿液性癌の鑑別

乳頭状構造をとる内膜腺癌では，類内膜癌か漿液性癌かの判断に迷う場合がある．細胞異型の程度が判断基準となるが，診断者で意見が分かれることが少なくない．両者の鑑別に有用なマーカーとしてp53，IMP3，ER，p16などがあり，ほとんどの漿液性癌ではp53が陽性となる．他方，分化型の類内膜癌（G1/2）はp53

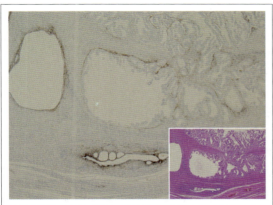

図7 体部・類内膜癌のCD10免疫染色
腺筋症を背景に癌が筋層内へと深く進展している．

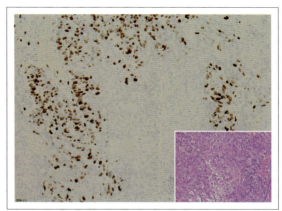

図8 体部・類内膜癌のKi-67免疫染色
陽性細胞はほとんど腺管形成部にしかみられない．

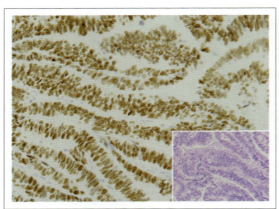

図9 体部・類内膜癌のp53免疫染色
高齢者では分化型の類内膜癌でも強発現を示すことがある.

表1 体部腺癌と頸部腺癌の鑑別

	体部腺癌	頸部腺癌
p16	+/−	+++
ER	+++	+
PgR	++/+++	+
CEA	+/++	++
vimentin	+++	+

体部腺癌：分化型の類内膜癌，頸部腺癌：通常型の腺癌

が陰性か弱陽性反応を示す程度である．しかし，高齢者では分化型類内膜癌の一部の症例で過剰発現がみられることもある 図9 ．このようなp53陽性例は陰性例と比べて予後不良で，実質的に漿液性癌と同様の転帰を示す．

IMP3は体部の漿液性癌で高発現することが知られているが，一部の類内膜癌でも弱陽性となることがある．ほかにも明細胞癌が陽性反応を示し，いわゆるⅡ型体癌の診断に有用といえる．ERは分化型の類内膜癌でほぼ全例が陽性所見を示すが，漿液性癌は陰性か部分的な陽性所見に留まる．また，p16は漿液性癌で高発現するが類内膜癌では概して反応が弱い．

体部原発か頸部原発か

「体部腺癌か頸部腺癌か」の判断は，病期ひいては治療方針を大きく左右する．体癌は外科的切除が，頸癌では放射線・化学療法が第1選択となるからである．体癌が頸部間質に及ぶとⅡ期とされるのに対し，頸癌が体部にまで進展してもstage-upとはならない．

体部腺癌か頸部腺癌かの鑑別に有用なマーカーにp16，ER，PgR，CEA，vimentinなどがある．基本的に体部腺癌と頸部腺癌では， 表1 のようにこれらのマーカーが表裏の態度を示す．

卵巣

マーカーパネル

漿液性癌，明細胞癌，類内膜癌，粘液性癌に代表される卵巣癌は，Ⅰ期ではほとんど予後に差がないが，Ⅱ期以降では組織型が予後因子となる．ここでは4つの組織型の鑑別に有用なマーカーの特性を述べる．

■ p53

漿液性癌では大多数の腫瘍細胞が陽性であるが，明細胞癌では陽性例はかなり少なく，陽性であっても漿液性癌のようにびまん性ではない．

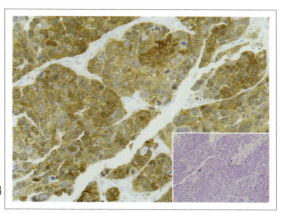

図10 卵巣・漿液性癌のp16免疫染色
細胞質に加えて核にもしばしば陽性反応がみられる．

　卵巣では，腹膜癌とされるものも含めて高異型度漿液性癌の発生起源として卵管采上皮内病変（腺異形成/非浸潤癌）が想定されるようになり，体部漿液性癌と同様にp53異常と病変進展との関連が考えられている．実際，高異型度漿液性癌では，卵管采上皮内病変がしばしばみつかるが，免疫組織化学的にp53陰性例も少なくない．一方で，p53 signatureと呼ばれる（ほとんど形態的な異常を把握できない段階の卵管采上皮にp53の強発現をみる）現象にも遭遇する．

■ WT1
　漿液性癌では基本的にWT1の強い発現がみられるが，明細胞癌では陽性を示すものはない．なお，D2-40も漿液性癌のマーカーとして有用ではあるが，WT1ほどには陽性率は高くない．

■ p16
　漿液性癌では全体に強く発現するのに対して，明細胞癌や類内膜癌では部分的な陽性である 図10 ．

■ ER，PgR
　漿液性癌では大半が陽性であるが，明細胞癌はほぼ陰性となる．類内膜癌と漿液性癌の陽性率にはあまり差がない．

■ HNF-1β
　明細胞癌の60〜70%は陽性であるが，染色強度は症例によりさまざまである．漿液性癌や類内膜癌はほとんどみられない．ただし，癌性腹膜炎を示すさまざまな腺癌の腹水細胞診検体を用いた検討では，卵巣明細胞癌の特異性は高くはない．HNF-1β（hepatocyte nuclear factor 1 beta）よりも明細胞癌に対する特異性が高いとされるマーカーにIGFBP-1（insulin-like growth factor binding protein 1）がある．

■ ARID1A
　ARID1A（AT-rich interactive domain 1A）はSWI/SNF chromatin remodeling complexの構成因子であるBAF250aをコードし，DNA損傷修復に関与するヒストン修飾因子である．子宮内膜症関連癌である明細胞癌や類内膜癌では，それぞれの60%，40%にARID1Aの機能消失が起こる．抗ARID1A抗体はユビキタスに発現している正常蛋白をみており，陰性所見が有意となるが，通常，間質細

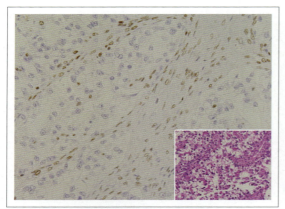

図11 卵巣・明細胞癌のARID1A免疫染色
腫瘍細胞は発現が消失している（陰性となる）.

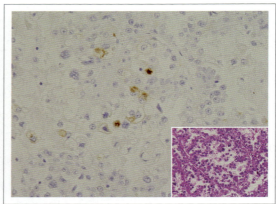

図12 卵巣・明細胞癌のglypican 3免疫染色
陽性反応が散見される.

胞は陽性となる 図11 .

vimentin

類内膜癌で高発現することが知られている．ただし，体部類内膜癌よりも陽性率は低い．漿液性癌および明細胞癌でも陽性例は少なくない．

明細胞癌 vs 胚細胞腫瘍

卵黄嚢腫瘍は明細胞癌に類似した像を示すことがあるが，患者年齢やAFP値の上昇を踏まえれば確定診断は困難ではない．

昨今，胚細胞腫瘍の診断に有用なマーカーとして，SALL4（Sal-like protein 4；胎生幹細胞の自己再生能や多分化能の維持に不可欠な分子），glypican 3（細胞表面にあるヘパラン硫酸プロテオグリカン．胚細胞では恒常的に発現しているonco-fetal proteinで，成人組織では陰性となる），OCT4（octamer-binding transcription factor 4；原始胚細胞で発現し，精子形成細胞では陰性であるが，精細管内悪性胚細胞やセミノーマでは発現する）が用いられる．SALL4は卵黄嚢腫瘍に高発現し，明細胞癌では陰性となる．ただし，卵巣漿液性癌をはじめとする幾種もの上皮性悪性腫瘍でも陽性となるとの報告がある．glypican 3も卵黄嚢腫瘍で高発現するが，一部の明細胞癌でも陽性を呈するものがある 図12 ．明細胞癌で高発現するものは予後不良であると報告されている．OCT4は胎芽性癌では陽性，卵黄嚢腫瘍では陰性であることから両者の鑑別に有効とされる．なお，HNF-1βは明細胞癌に比較的特異性が高いものの，卵黄嚢腫瘍でもしばしば陽性になることがある．

類内膜癌 vs 性索間質性腫瘍

性索間質性腫瘍に似た像（resembling sex cord-stromal tumor）を部分的に，あるいはかなり広い範囲に認める類内膜癌がある．具体的には，セルトリ細胞腫にみられるようなhollow tubuleやtrabecular pattern，または顆粒膜細胞腫のmicrofollicular structureが挙げられる 図13 ．治療方針決定のうえからも，両者を明確に鑑別する必要があり， 表2 のようなマーカーを用いるとよい．CAM 5.2やAE1/AE3といった抗CK抗体では性索間質細胞腫瘍にも種々の程度に陽性となる

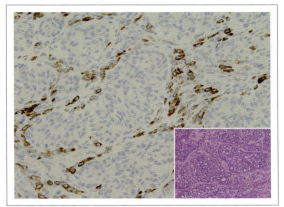

図13 卵巣・類内膜癌の α-inhibin 免疫染色
胞体の豊かな間質細胞が陽性を示している．

表2 類内膜癌と性索間質性腫瘍の鑑別

	類内膜癌	性索間質性腫瘍
ER	++/+++	+/−
CA125	++/+++	−
EMA	++/+++	−
α-Inhibin	−	++/+++
NCAM	+/−	++/+++

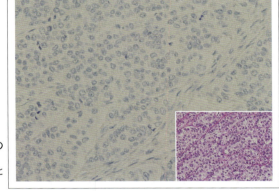

図14 乳癌（小葉癌）・卵巣転移の PAX8 免疫染色
陰性反応は乳癌が原発であることに矛盾しない．

ことに留意する．また，E-cadherin は顆粒膜細胞腫では細胞質や膜ではなく核内に特異的に発現する．

原発性 vs 転移性

　卵巣および体部に，同時性に類内膜癌がみつかることがある．種々の所見を基に，両者間の関係（一元性か二元性か）を判断することになるが，免疫組織化学の結果で決することは難しい．

　日常的に経験される転移性卵巣腫瘍は，大腸癌原発のものが多い．鑑別を要する組織型には類内膜癌が筆頭に挙げられるが，ほとんどの場合，CA125，ER，PgR，CK7，CK20，CDX2 などを適宜用いることで，診断に迷うことはない．ただし，転移性粘液性癌では原発性粘液性腫瘍を模倣するような像が部分的にみられることがある．

　PAX8 は，Müllerian origin および Wolffian origin 腫瘍に陽性となるほか，甲状腺癌や腎細胞癌でも陽性所見がみられるが，肺癌，胃癌，大腸癌などの消化管由来の癌や乳癌などは陰性である．したがって，転移性腫瘍を疑った際には，他臓器腫瘍での発現態度を確認のうえ，PAX8 を用いる 図14．

（安田政実）

子宮頸癌の病理診断と治療

　生殖年齢にある女性にとって子宮摘出は妊孕性の喪失につながるため，疾患の進行程度に加えて，年齢や挙児希望の有無により治療法の選択が異なる．子宮頸部は腟を通して外界と通じているため，臓器摘出に先んじて比較的容易に細胞診や組織診を行うことが可能で，生検による病理診断が治療開始時の方針決定に重要となる．摘出子宮の病理診断は，その後の適切な追加治療・補助治療の選択につながり，放射線治療などの非外科的治療を行った場合には，病理診断によって治療終了の可否を判定することもある．このように，子宮頸癌治療における病理診断は，治療の開始〜終了までの各段階において decision making の中心となる．

臨床進行期—子宮体癌・卵巣癌との相違

　子宮体癌・卵巣癌の場合，摘出物の病理診断や手術時の腹腔内所見によって決定される「手術進行期」が一般的に用いられるのに対し，子宮頸癌では治療開始前に決定される「臨床進行期」表1 が用いられ，これは治療開始後も変更されない．もちろん，手術摘出標本による病理診断を反映させた手術進行期のほうが信頼性が高く，予後との相関も高いが，子宮頸癌では放射線治療が根治的治療として行われ，子宮やリンパ節などの摘出臓器による病理診断がなされないままに一連の治療が完了する症例が相当数あること，世界的にみると本疾患が発展途上国に多く，手術環境が整っていないこれらの国々では手術進行期を決定できないこと，などといった理由から臨床進行期が用いられている．しかし，手術が行われた場合には，臨床進行期とは別に pTNM 分類を併記する．

臨床進行期決定における病理診断の重要性

　特に断りのない限り，子宮頸癌のなかで最も一般的な扁平上皮癌について述べる．

IA 期

　病理学的にのみ診断可能な微小浸潤癌であるが，これらは原則的に円錐切除によって診断がなされることが望ましい．縦軸方向の広がり（7mm 以内）と，表層基底膜からの浸潤の深さ（3mm 以内：IA1，5mm 以内：IA2）によって定義される．IA1，IA2 の細分類は扁平上皮癌同様，腺癌についても行う．IA 期のリンパ節転移の頻度はIA1 期で 1% 未満，IA2 期で 1〜10% 程度とされているが，脈管侵襲陽性の場合にはリンパ節転移の頻度が上昇する．円錐切除標本での脈管侵襲の有無により，その後の子宮摘出やリンパ節郭清の必要性が議論されることになる．

表1 臨床進行期分類（日産婦：2011，FIGO：2008）

I期：癌が子宮頸部に限局するもの（体部浸潤の有無は考慮しない）
IA期：組織学的にのみ診断できる浸潤癌
肉眼的に明らかな病巣は，たとえ表層浸潤であってもIB期とする．浸潤は，計測による間質浸潤の深さが5mm以内で，縦軸方向の広がりが7mmをこえないものとする．浸潤の深さは，浸潤がみられる表層上皮の基底膜より計測して5mmをこえないものとする．脈管（静脈管またはリンパ管）侵襲があっても進行期は変更しない．
IA1期：間質浸潤の深さが3mm以内で，広がりが7mmをこえないもの
IA2期：間質浸潤の深さが3mmをこえるが5mm以内で，広がりが7mmをこえないもの
IB期：臨床的に明らかな病巣が子宮頸部に限局するもの，または臨床的に明らかではないがIA期をこえるもの
IB1期：病巣が4cm以下のもの
IB2期：病巣が4cmをこえるもの
II期：癌が子宮頸部をこえて広がっているが，骨盤壁または腟壁下1/3には達していないもの
IIA期：腟壁浸潤が認められるが，子宮傍組織浸潤は認められないもの
IIA1期：病巣が4cm以下のもの
IIA2期：病巣が4cmをこえるもの
IIB期：子宮傍組織浸潤の認められるもの
III期：癌浸潤が骨盤壁にまで達するもので，腫瘍塊と骨盤壁との間にcancer free spaceを残さない．または腟壁浸潤が下1/3に達するもの
IIIA期：腟壁浸潤は下1/3に達するが，子宮傍組織浸潤は骨盤壁にまでは達していないもの
IIIB期：子宮傍組織浸潤が骨盤壁にまで達しているもの．または明らかな水腎症や無機能腎を認めるもの
IV期：癌が小骨盤腔をこえて広がるか，膀胱，直腸粘膜を侵すもの
IVA期：膀胱，直腸粘膜への浸潤があるもの
IVB期：小骨盤腔をこえて広がるもの

（日本産科婦人科学会ほか編．子宮頸癌取扱い規約．第3版．東京：金原出版；2012．）

IVA期

膀胱・直腸浸潤の診断は，組織学的診断によって決定される．尿細胞診陽性のみで膀胱浸潤ありとはしない．

IVB期

現在の進行期分類においてIVB期と診断されるケースは，単純X線で明らかな肺や骨の転移がみられる場合，表在リンパ節（鎖骨上リンパ節など）の明らかな腫脹を認め，組織診にて転移が確認された場合などである．

ここで注意すべきは，「CTでの傍大動脈リンパ節腫大」など，CT所見での遠隔転移の情報のみではIVB期には分類されないことである．これは，臨床進行期決定のための検査が「触診，視診，コルポスコピー，診査切除，頸管内掻爬，子宮鏡，肺および骨のX線検査」と定められており，日常臨床では必須となっているCT/MRIがここに組み入れられていないためである．

例えば，治療開始前に腹腔鏡で生検が行われ，傍大動脈リンパ節転移が「組織学的に」確認された場合にはTNM分類でM1の臨床進行期IVB期と診断されるが，

CTのみでの傍大動脈リンパ節腫大など，CT/MRI画像による進展度合いについては，治療方針決定の際には重要な情報となりうるものの，臨床進行期には反映されない．

初回治療-病理診断-追加治療の流れ

各臨床進行期に対する一般的な初回治療，追加治療を考慮する病理所見と，リスク因子を有する場合に行われる追加治療の流れを 図1 に示した．これはあくまで一例であり，患者の年齢や挙児希望，全身状態や施設の方針などにより異なる場合がある．

子宮頸部円錐切除術（cervical conization）

子宮頸部をレーザーやコールドメスを用いて円錐状に切除する術式である．初期癌に対する妊孕性温存の代表的な治療法である一方，診断的な意味合いも強く，進行期決定においては臨床検査（切除生検）とみなされる．

■ 主な適応
- 上皮内癌（旧進行期分類0期），IA1期の一部

■ 病理診断に求められること

その後の追加治療の決定のため，組織型の確認，間質浸潤，切除断端，脈管侵襲などを評価する．コルポスコピー所見との対比のため時計回りに切り出し，時計方向との対応が容易な番号が付されることが望ましい．通常，12分割が求められる．

なお，比較的軽度の病変（高度異形成や上皮内癌など）に対しては，ループ状の

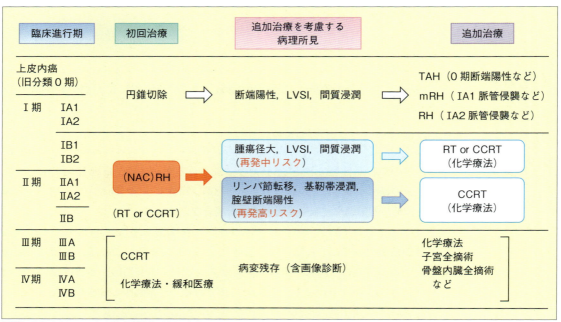

図1 手術症例における病理診断と追加治療
LVSI：脈管侵襲，TAH：単純子宮全摘術，mRH：準広汎子宮全摘術，RH：広汎子宮全摘術
NAC：術前化学療法，RT：放射線療法，CCRT：化学放射線同時療法

電極に高周波電流を流して切除するLEEP（loop electrosurgical excision procedure）法が用いられることがあるが，切除範囲が広い場合には摘出物が複数切片になりやすい．婦人科医は切片の位置関係を病理医に十分に説明し，病理医は組織の再構築を十分に行ったうえで組織を切り出す．

■ 追加治療
- 上皮内癌 断端陽性：再度の円錐切除や単純子宮全摘術など
- IA期 脈管侵襲陽性：骨盤リンパ節郭清を伴う準広汎子宮全摘術，広汎子宮全摘術など

子宮摘出術（hysterectomy）

- 単純子宮全摘術〔total（simple）hysterectomy〕：子宮の良性腫瘍や子宮体癌・卵巣癌の場合にも用いられる一般的な子宮摘出術式である．初期の子宮頸癌に対して行う場合，多少なりとも腟壁の一部を併せて切除する．
- 準広汎子宮全摘術（modified radical hysterectomy）：広汎子宮全摘と単純子宮全摘の中間に位置する術式である．膀胱子宮靱帯の前層のみを切断して尿管を側方に圧排することで，傍組織の一部とともに，腟壁を長く切除できる．
- 広汎子宮全摘術（radical hysterectomy）：浸潤子宮頸癌に対する最も標準的な術式で，子宮頸部周囲の子宮傍組織（前方の膀胱子宮靱帯，側方の基靱帯，後方の仙骨子宮靱帯・直腸腟靱帯），腟壁および腟傍組織を広く摘出する．この術式自体に骨盤リンパ節郭清を行うことが含まれる．

■ 主な適応
- 単純子宮全摘術：上皮内癌，IA1期の一部
- 準広汎子宮全摘術：IA1期・IA2期の一部
- 広汎子宮全摘術：IA2期の一部，IB～IIB期

■ 病理診断に求められること
重要かつ多岐にわたるため，詳細は後述する．

■ 追加治療
後述する再発リスク因子を有する場合，放射線治療または化学放射線同時療法が標準的であるが，術後放射線治療による合併症（腸閉塞，リンパ浮腫など）が重篤になる場合もあり，全身化学療法が行われる場合もある．

放射線療法（radiotherapy：RT）

- 化学放射線同時療法（concurrent chemoradiotherapy：CCRT）：扁平上皮癌は放射線感受性が高く，I～II期では手術と同等の治療成績が得られるため，手術と並列した治療選択肢となる．一般に，全骨盤照射と腔内照射を組み合わせた根治照射が行われる．CCRTの場合には，シスプラチンの毎週静脈内投与の併用が標準的である．

■ 主な適応
- 放射線療法：IB1期，IIA1期
- 化学放射線同時療法：IB2期，IIA2期・IIB期，III期，IVA期，リンパ節転移を伴うIB1期・IIA1期

■ 追加治療

治療終了後に癌が残存した場合には，子宮全摘術や全身化学療法などが追加される場合がある．しかし，放射線療法は治療終了後もしばらくは治療効果が継続するため，治療効果判定は，治療終了後 1～3 か月の時点で行うことが望ましい．

全身化学療法（systemic chemotherapy）

手術や放射線などの局所治療が適応とならない，遠隔転移を有するⅣB 期に対して主に行われ，パクリタキセルにシスプラチンまたはカルボプラチンを併用したレジメンが標準的である．なお，予後改善効果は明らかになっていないものの，IB2 期，Ⅱ期など腫瘍の広がりや腫瘍径が大きい症例に対し，広汎子宮全摘前の術前化学療法として行われる場合も多い．

■ 主な適応
- ⅣB 期，IB2～Ⅱ期（術前化学療法）

広汎子宮全摘術後の病理診断上の注意点と追加治療の適応

IB 期～ⅡB 期の子宮頸癌に対しては，わが国では一般に広汎子宮全摘術が行われることが多く，2012 年の日本産科婦人科学会婦人科腫瘍委員会報告ではIB2 期の 81%，ⅡB 期の 42% に広汎子宮全摘術が施行されている．これらの臨床進行期群に対して，欧米では化学放射線同時療法が広く行われていることと様相を著しく異にしており，米国 National Comprehensive Cancer Network（NCCN）ガイドラインにおいては，ⅡB 期に対して広汎子宮全摘術は治療方針の選択肢としても挙げられていない．

広汎子宮全摘術には，手術による合併症としてリンパ浮腫や神経因性膀胱などがある一方で，詳細な病理診断により再発のリスク分類を行い，適切な追加治療が可能となる利点がある．この利点は，精確な病理診断があってこそ生かされる．以下に，再発のリスクとなりうる各病理学的因子と，その診断上の注意点について解説する．

腫瘍径

臨床進行期決定においては，4cm を超えるかどうかがIB1 またはIB2（ⅡA 期も同様）の診断基準となる．術後のリスク判定においても同様で，腫瘍径が 4cm を超える場合に再発中リスク因子として取り扱われることが多いが，追加治療を考慮する明確なサイズの規定はない．

間質浸潤の深さ

深い間質浸潤はリンパ管侵襲のリスクを高め，リンパ管侵襲はリンパ節転移のリスクを高める．すなわち，結果的に間質浸潤はリンパ節転移の危険因子であり，その有無と深さは，腫瘍径とともに術後再発の中リスク因子の 1 つとして取り扱われることが多い．一般に，深さの実測値とともに，子宮頸部の筋層を 3 層（内側 1/3，中 1/3，外側 1/3）に分けて評価する．

脈管侵襲

脈管，特にリンパ管内への癌浸潤はリンパ節転移のリスクとなり，再発の中リスク因子とされる．

基靭帯浸潤

治療開始前の臨床進行期分類においては，内診・直腸診により基靭帯（子宮傍組織）浸潤の臨床的評価がなされる．この場合，基靭帯に存在するリンパ節転移をみていることも多いとされるが，摘出子宮の病理診断では，基靭帯を構成する脂肪織などへの浸潤の有無を判定する．基靭帯浸潤は，再発高リスク因子である．広汎子宮全摘術後の病理診断においては，基靭帯浸潤の診断に細心の注意をはらう．

骨盤リンパ節転移

再発高リスク因子であり，リンパ節転移の個数も予後に相関するとされる．外腸骨リンパ節，閉鎖リンパ節，基靭帯リンパ節への転移が多いとされる．

腟切除断端陽性

再発高リスク因子の1つとされる．腟壁浸潤には，腫瘍から連続して腟の上皮そのものに癌が存在する場合，上皮自体は正常で腟壁の上皮下間質組織のみに浸潤がある場合の2通りがある．腟の扁平上皮や間質への浸潤は認めず，「腟壁間質における脈管侵襲のみが陽性」の場合には，腟壁浸潤としては取り扱わない．

追加治療の適応

広汎子宮全摘術後の病理学的リスク因子として，わが国では一般に腫瘍径，深い間質浸潤，脈管侵襲は再発中リスク，基靭帯（子宮傍組織）浸潤，骨盤リンパ節転移，腟切除断端陽性は高リスクとされるが，そのリスク分類，特に「中リスク」には明確な基準はなく，NCCNガイドラインにおいては中リスクというカテゴリーそのものが存在しない．

術後の補助療法に関しては，骨盤リンパ節転移などを有する高リスク群にはCCRTの施行が標準であるが，広汎子宮全摘術後のCCRTでは腸閉塞やリンパ浮腫といった有害事象の頻度が上昇することが報告されており注意を要する．中リスク群についてはRTまたはCCRTが行われるが，その優劣は明らかになっておらず，有するリスク因子の程度や個数によって今後個別化されていく可能性がある．現在は術後の放射線療法による合併症を危惧し，化学療法による補助療法が行われることが日常臨床上多くなっている．しかし，予後に関する十分なエビデンスはまだ構築されていないため，現時点での術後補助療法の標準である放射線あるいは化学放射線療法との前方視的な比較検討が行われることが望まれる．

病理診断を生かした新たな低侵襲・機能温存治療

センチネルリンパ節生検 (sentinel node navigation surgery)

「センチネル」とは「歩哨＝見張り役」という意味であり，原発腫瘍からのリンパ流が最初に到達するリンパ節をセンチネルリンパ節という．センチネルリンパ節に転移がない場合には，理論上それより下流（遠方）のリンパ節に転移は存在しないことになる．症例ごとにセンチネルリンパ節を radio isotope (RI) 法や色素法で同定し，術中迅速診断で転移の有無を確認することにより，センチネルリンパ節に転移がない場合には系統的な骨盤リンパ節郭清を省略できる可能性がある．これにより不要なリンパ節郭清を省略し，リンパ浮腫などの有害事象を避けることが可能となるが，これには偽陰性，すなわち術中迅速診断では転移陰性と判断されたものの，実際には転移陽性が含まれる場合が考えられる．これは術中迅速診断の限界を示すものでもあり，転移巣が小さい場合〔微小転移や isolated tumor cells (ITC)〕，迅速診断で作製する切片の位置や数によってはリンパ節転移が見逃される場合があることを認識しておく必要がある．

子宮頸癌手術におけるセンチネルリンパ節生検による系統的郭清の省略は，現時点ではごく限られた経験豊富な施設でのみ行われているのが現状である．

広汎子宮頸部摘出術 (radical trachelectomy)

基本的には通常の広汎子宮全摘術と同様，子宮頸部を周囲靱帯とともに広く摘出する術式である．子宮動脈の下行枝のみを切断，上行枝を温存して子宮頸部と周囲組織・腟のみを摘出し，腟と残存させた子宮体部を縫合することで妊孕性を温存するもので，腟式・腹式の両方で行われる．適応は，術後補助療法を必要としない症例，すなわち腫瘍径の小さい（一般に 2cm 以下），間質浸潤の浅い IB1 期や IA2 期程度が主であるが，本来の手術で十分な curability が期待できるこの進行期の症例に対し，妊孕性を温存することで予後を不良とすることがあってはならない．そのためには，術中迅速診断でリンパ節転移が陰性であること，摘出した子宮頸部の子宮頸管側断端に十分な cancer free space があること（筆者らは 5〜10mm を目標としている），さらには摘出物の永久病理標本でその他のリスク因子を認めないことが適応条件となる．本術式の施行に際しては，センチネルリンパ節生検による系統的リンパ節郭清の省略とともに，病理医との密接な連携が必要である．

（西野幸治，榎本隆之）

子宮体癌の病理診断と治療

　わが国における子宮体癌は，30 年前までは全子宮癌の 3〜5% を占めるにすぎなかったが，現在では子宮頸癌と卵巣癌を抜き，婦人科悪性腫瘍のなかで最も多い罹患数となっている 図1．その背景には，食生活の欧米化や少子化に代表される日本人女性のライフスタイルの変化が関与していることが考えられる．すなわち，肥満を含む生活習慣病にみられるインスリン抵抗性，プロゲステロンによる拮抗のないエストロゲン（unopposed estrogen）の相対的な過剰状態などの内分泌学的環境の異常が，子宮体癌の発生・進展に影響を及ぼしていることが推察される．そのため，子宮体癌の診断と治療に際しては臨床病理学的観点に加え，内分泌学的観点からの検討が必要となる．

　本稿では，子宮体癌の病理組織診断に必要な臨床的基礎知識について内分泌学的関与を踏まえて概説し，その治療法について述べる．なお，ここでは特に断りのない限り「子宮体癌」を「子宮内膜癌」と同義に用いる．

分類

　子宮体癌は，疫学的および臨床病理学的特徴により I 型と II 型に分類されてきたが，近年になり，これら 2 つの型は分子生物学的にも異なることが明らかになっている 表1．子宮体癌の病理組織診断と治療においては，これら 2 つの型の病態を正しく理解することが重要である．

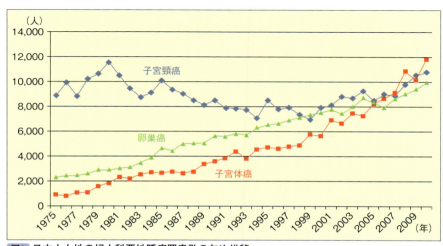

図1　日本人女性の婦人科悪性腫瘍罹患数の年次推移
（国立がん研究センターがん対策情報センター　データベースより作図）

表1 Ⅰ型とⅡ型子宮体癌の特徴

	Ⅰ型	Ⅱ型
エストロゲン依存性	あり	なし
好発時期	閉経前後	老年期
肥満	多い	少ない
組織型	中・高分化型類内膜癌 粘液性癌	漿液性癌 明細胞癌 低分化型類内膜癌 未分化癌
前駆病変	子宮内膜異型増殖症	漿液性子宮内膜上皮内癌
子宮体部筋層浸潤	浅い	深い
ER, PgR	陽性	陰性
予後	比較的良好	不良
遺伝子変異	PTEN, KRAS	TP53

ER：estrogen receptor, PgR：progesterone receptor

Ⅰ型子宮体癌

　閉経期周辺以降の年齢での発症が多く，病理組織学的には高分化ないし中分化型の類内膜癌の像を呈し，子宮体癌の8割を占める．子宮体部筋層浸潤が浅いものが多く，臨床進行期は早期で，予後良好であることが多い．

　病巣周囲において連続性に複雑型子宮内膜異型増殖症からの移行を伴うことが多いことから，異型増殖症はⅠ型子宮体癌の前駆病変と考えられている．肥満や多嚢胞性卵巣症候群などの排卵障害をきたす病態でみられる unopposed estrogen を背景にもつことが特徴で，このほかに耐糖能異常や高プロラクチン血症が危険因子として考えられている．わが国における子宮体癌の増加は，これら内分泌学的異常により発生するⅠ型に起因することが考えられる．分子生物学的には PTEN, KRAS やミスマッチ修復遺伝子の異常が関与している．

Ⅱ型子宮体癌

　閉経後の高齢女性に発生し，病理組織学的には漿液性癌や低分化型の類内膜癌の像を呈する．子宮体部筋層浸潤の程度は深く，高率にリンパ節転移や腹腔内播種をきたし予後不良である．近年，後述する漿液性子宮内膜上皮内癌（serous endometrial intraepithelial carcinoma：SEIC）の概念が確立され，漿液性癌の前段階と考えられている．エストロゲン非依存性に発生するⅡ型子宮体癌では TP53 の変異が高頻度に認められる．

病理組織診断

　通常，子宮体癌では術前と術後に病理組織診断が必要となる．術前には臨床診断と治療方針を確定する目的で行われ，診察所見や画像所見と併せて検討される．術後には手術進行期と術後再発リスクを評価する目的で行われ，その所見により術後

の管理方針が決定される．このように，子宮体癌の治療方針の検討に際して病理組織診断が占める意義はきわめて大きい．

病理組織学的予後因子としては，①病理組織型，②組織学的分化度，③子宮体部筋層浸潤の深さ，④子宮頸部間質浸潤の有無，⑤脈管侵襲の有無，⑥子宮外への病巣の広がりなどが挙げられる．これらの病理組織学的所見は，前述したような内分泌学的動態を含んだ患者背景の影響を受ける．すなわち，発生・進展に内分泌学的異常が関与し，Ⅰ型に分類される類内膜癌 Grade 1 と Grade 2 では，筋層浸潤は浅く子宮外進展所見がみられることは少ない．一方，Ⅱ型に分類される漿液性癌，明細胞癌，類内膜癌 Grade 3 などでは，筋層浸潤の程度は深く，子宮外への進展傾向を示す例が多い．

漿液性癌では子宮体部筋層浸潤が認められない症例でもリンパ節転移や腹腔内播種をきたすことが知られているため，病理組織診断に際しては内分泌学的動態を含めた患者背景を把握することが重要であり，婦人科医と病理医は，これらの情報を共有する必要がある．

類内膜癌（同義：類内膜腺癌）

『子宮体癌取扱い規約（第3版）』では増殖期内膜腺上皮に類似性を示す腺癌と定義され，変異型として扁平上皮への分化を伴うもの，絨毛腺管型，分泌型が挙げられる．多くは管状構造を特徴とし，高分化型では内膜腺上皮に類似した円柱状の腫瘍細胞が単層ないし重層化を示して基底膜に垂直に配列し，表層に向かう極性がみられる．

類内膜癌は構造異型と細胞異型によって3つの Grade に分類されるが，通常は構築と細胞異型がほぼ相関するため，構築が Grade 1 に相当するにもかかわらず細胞異型が高度である場合には漿液性癌の可能性や併存を考慮する必要がある．

・Grade 1 図2 ：明瞭な腺管構造が大半を占め，充実性胞巣からなる領域が5%以下である．
・Grade 2：充実性胞巣からなる領域が5%を超えるが50%以下である．ただし，

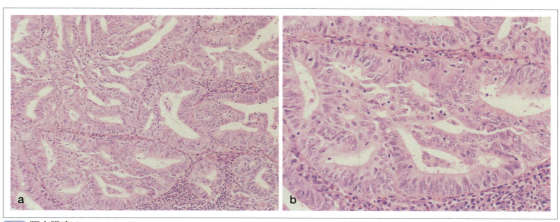

図2 類内膜癌 Grade 1
a：子宮内膜腺に類似した異型腺管の癒合性増生が認められ，充実性部分はほとんどみられない．
b：腺管を形成する細胞には軽度の異型を示す核の重層化が観察される．

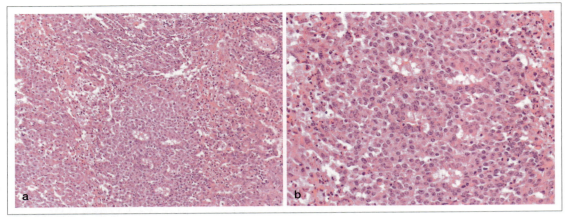

図3 類内膜癌 Grade 3
a：腫瘍細胞の充実性増殖が認められる．　　b：一部に腺管構造がみられる．

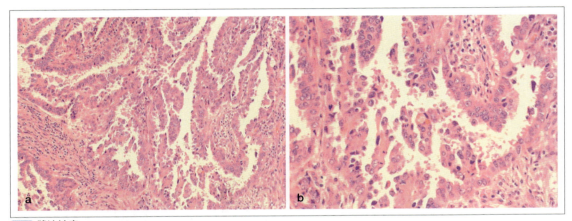

図4 漿液性癌
a：複雑な乳頭状構造を示す．　　b：高度な異型を示す N/C 比の高い腫瘍細胞が増殖して認められる．

充実性成分が5%未満でも核異型が強い場合はこれに含まれる．
- Grade 3 図3 ：充実性胞巣からなる領域が50%を超える．ただし，充実性成分が50%以下でも核異型が強い場合はこれに含まれる．
- Grade 1とGrade 2はⅠ型に分類され，unopposed estrogenを背景に耐糖能異常などの内分泌学的異常を示すことが多く，これらでは良好な予後が期待できる．一方，Grade 3は病理組織学的に低分化で，漿液性癌などのエストロゲン非依存性のⅡ型に近い性格を示す．

漿液性癌（同義：漿液性腺癌） 図4

『子宮体癌取扱い規約（第3版）』で，高度な異型を示す腫瘍細胞の複雑な乳頭状増殖や芽出を特徴とする腺癌と定義され，子宮体癌全体の2〜10%を占める．組織学的に卵巣の漿液性癌に類似する腫瘍で，乳頭状構造を示すことが多いが，管状構造や胞巣を形成することもある．腫瘍細胞の重積や内腔への芽出を認めるが，最大の特徴は腫瘍細胞の核/細胞質（N/C）比がきわめて高く著明な異型を示す点であり，核分裂像も目立つ．壊死や砂粒小体を認めることもまれではない．リンパ管

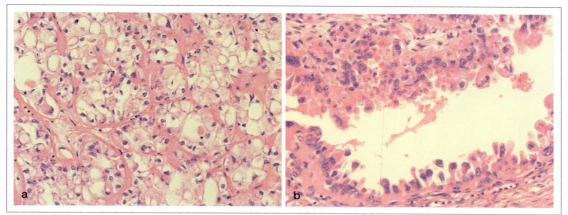

図5 明細胞癌
a：淡明な細胞質を有する腫瘍細胞が充実性に増殖する．　　b：鋲釘状の腫瘍細胞の増殖が認められる．

侵襲や子宮体部筋層深部への浸潤傾向が強く，70％の症例では診断時にすでに腫瘍が子宮外に進展している．免疫組織化学的にはER（estrogen receptor）陰性，p53陽性となることが多い．萎縮した子宮内膜より発生するが，前駆病変としてSEICの概念が確立され，病理組織学的に漿液性癌の構成細胞と同様の高度な異型を示す上皮細胞が，子宮内膜間質浸潤を欠き既存の子宮内膜腺を置換し増殖して認められる．子宮内膜に限局していれば予後良好であるが，子宮外，特に腹膜への進展をきたす場合の予後はきわめて不良である．

明細胞癌（同義：明細胞腺癌）　図5

　グリコーゲンに富む淡明な細胞質をもつ細胞や，わずかな細胞質と大型核を有して鋲釘（hobnail）状の形態をとる腫瘍細胞によって構成される腺癌と定義される．子宮体癌の1～5％にみられ，漿液性癌と同じくⅡ型に括られる．典型的な組織像では，グリコーゲンが蓄積した淡明細胞質を有する立方状～多角形細胞，細胞質に乏しい鋲釘状細胞，あるいは比較的特徴に乏しく淡好酸性～好酸性胞体を有する立方状～多角形腫瘍細胞が，乳頭状，管状囊胞状，あるいは充実性に増殖する．核異型は概して強く，核の不整形や大小不同・多形性も目立ち，多くは明瞭な核小体を有している．

　診断時にはすでに進行していることが多い．予後は漿液性癌よりも若干良好で，Grade 3の類内膜癌とほぼ同等と考えられている．

治療

　子宮体癌は不正出血で早期にみつかることが多いこと，病理組織学的に大部分が腺癌であり子宮頸部扁平上皮癌に比べ放射線感受性が低いと考えられること，有効な化学療法の確立が進んでいないことから，外科手術が治療法の第1選択となる．FIGOは1988年に子宮体癌の手術進行期分類を採用し，進行期決定のためには後腹膜リンパ節の検索を含めた手術術式を選択することが必要となった．この点は

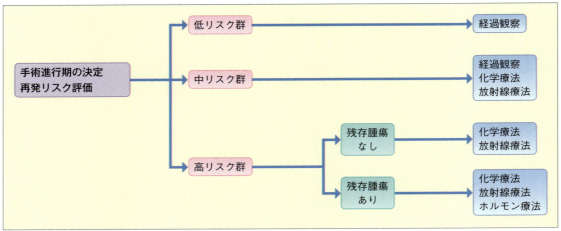

図6 子宮体癌の術後治療
（日本婦人科腫瘍学会編．子宮体がん治療ガイドライン 2013年版．東京：金原出版；2013．）

表2 子宮体癌の術後再発リスク分類

低リスク群	中リスク群	高リスク群
類内膜腺癌 G1 あるいは G2 で子宮体部筋層浸潤 1/2 未満	類内膜腺癌 G1 あるいは G2 で子宮体部筋層浸潤 1/2 以上	類内膜腺癌 G3 で子宮体部筋層浸潤 1/2 以上
子宮頸部間質浸潤なし	類内膜腺癌 G3 で子宮体部筋層浸潤 1/2 未満	漿液性腺癌，明細胞腺癌で子宮体部筋層浸潤あり
脈管侵襲なし	漿液性腺癌，明細胞腺癌で子宮体部筋層浸潤なし	付属器・漿膜・基靱帯進展あり
遠隔転移なし		子宮頸部間質浸潤あり
	子宮頸部間質浸潤なし	腟壁浸潤あり
	脈管侵襲あり	骨盤あるいは傍大動脈リンパ節転移あり
	遠隔転移なし	膀胱・直腸浸潤あり
		腹腔内播種あり
		遠隔転移あり

G1：Grade 1，G2：Grade 2，G3：Grade 3
（日本婦人科腫瘍学会編．子宮体がん治療ガイドライン 2013年版．東京：金原出版；2013．）

2008年の改訂でも踏襲されている．しかし，子宮頸部間質浸潤を示す症例への広汎子宮全摘術の是非をはじめとした子宮摘術式，後腹膜リンパ節郭清（生検）の手技などに関しては統一した見解は得られていない．

術後治療は個々の症例の再発リスクの評価に基づいて決定される 図6．再発リスクは，前述した病理組織学的予後因子の組み合わせにより低リスク群，中リスク群，高リスク群に分類される 表2．術後治療としては，局所治療の放射線療法のほかに全身療法としての化学療法の意義が認識され，再発のリスクがある症例に対して広く用いられるようになった．

一方，若年子宮体癌症例が増加傾向にある欧米および本邦においては今後，妊孕能温存療法の必要性が高まることが予想される．高分化型類内膜癌で筋層浸潤のない子宮体癌症例では高用量黄体ホルモン療法の有用性が示されている．

表3 子宮体癌の手術進行期分類（日産婦 2011，FIGO 2008）

Ⅰ期：癌が子宮体部に限局するもの
ⅠA期：浸潤が子宮筋層1/2以内のもの
ⅠB期：浸潤が子宮筋層1/2を超えるもの
Ⅱ期：癌が子宮頸部間質に浸潤するが，子宮を超えていないもの
Ⅲ期：癌が子宮外に広がるが，小骨盤腔を超えていないもの，または所属リンパ節へ広がるもの
ⅢA期：子宮漿膜ならびに/あるいは子宮付属器を侵すもの
ⅢB期：腟ならびに/あるいは子宮傍結合織へ広がるもの
ⅢC期：骨盤リンパ節ならびに/あるいは傍大動脈リンパ節転移のあるもの
ⅢC1期：骨盤リンパ節陽性のもの
ⅢC2期：骨盤リンパ節への転移の有無にかかわらず，傍大動脈リンパ陽性のもの
Ⅳ期：癌が小骨盤腔をこえているか，明らかに膀胱ならびに/あるいは腸粘膜を侵すもの，ならびに/あるいは遠隔転移のあるもの
ⅣA期：膀胱ならびに/あるいは腸粘膜浸潤のあるもの
ⅣB期：腹腔内ならびに/あるいは鼠径リンパ節転移を含む遠隔転移のあるもの

（日本産科婦人科学会ほか編．子宮体癌取扱い規約．第3版．東京：金原出版；2012．より抜粋）

手術進行期分類の改訂

　手術施行例に対する新しいFIGO進行期分類が2008年に示され，『子宮体癌取扱い規約（第3版）』で採用された 表3．主な改訂内容は，①0期を削除，②筋層浸潤の程度による再分類を行い，1/2未満をⅠA期，1/2以上をⅠB期とし，ⅠC期を削除，③子宮頸管腺のみへの進展はⅡ期とはせず，子宮頸部間質浸潤をⅡ期と設定，④腹腔細胞診を進行期分類から除外，⑤子宮傍組織進展をⅢB期に分類，⑥所属リンパ節転移を骨盤リンパ節，傍大動脈リンパ節で再分類し，ⅢC1期とⅢC2期に設定した点である．このFIGO分類2008では，進行期が予後を十分に反映することが大規模な解析で示されている．

手術療法

　開腹子宮摘出術式として，（拡大）単純子宮全摘術，準広汎子宮全摘術，広汎子宮全摘術が挙げられる．子宮体癌では腟断端に再発をきたすことがあるため，腟壁の一部を切除する必要があり，この場合に拡大単純子宮全摘術という用語が用いられることがある．準広汎子宮全摘術では膀胱子宮靱帯前層の処理を行うことで子宮傍結合織の一部と腟壁を切除することができ，元来，進行子宮頸癌に用いられる根治手術である広汎子宮全摘術では，子宮傍結合織と腟壁を十分に摘出することができる．『子宮体がん治療ガイドライン 2013年版』では，病巣が子宮体部に限局すると考えられる症例には腹式単純子宮全摘術が推奨され，準広汎子宮全摘術も選択肢の1つであるとされている．また，子宮頸部間質浸潤が認められる症例には広汎子宮全摘術または準広汎子宮全摘術が望ましいとされている．

　子宮付属器に関しては，子宮体癌では付属器への転移の頻度が10～20%とされ，Ⅰ期症例でもまれではないことから，両側付属器切除を併せて行うことが原則である．卵巣温存が問題となる若年症例では，卵巣癌との重複の頻度が高いことが報告

されており，その可否については慎重な判断が必要であるが，明らかに高分化で子宮体部筋層浸潤の浅い症例では卵巣温存が考慮される．

骨盤リンパ節や傍大動脈リンパ節の郭清（生検）は手術進行期決定に必要なため，その診断的意義が確立しており，『NCCN ガイドライン子宮体がん（2014 年第 1 版）』では，子宮体部筋層浸潤の有無にかかわらず骨盤および傍大動脈リンパ節郭清を行うことが推奨されている．しかし，それらが予後に寄与するという証拠はなく，治療的意義は不明である．リンパ節転移のリスクが高い症例を術前に確実に診断するシステムがない現状では，追加治療が必要な症例を選別する意味でも，術前に明らかに低リスク群と診断ができる症例を除きリンパ節郭清が考慮されるべきである．骨盤リンパ節や傍大動脈リンパ節の郭清（生検）の治療的意義については，さらなる後方視的検討やランダム化比較試験を含めた前方視的検討が必要である．

放射線療法

放射線単独療法は，高齢や合併症などにより手術が望ましくない症例や，切除不能な進行症例に対して行われてきた．放射線感受性が低い腺癌が対象であることや，腔内照射で得られる線量分布が不良であることから，治療成績は手術療法よりも劣る．欧米では子宮腔内に小型の線源を多数充填する照射法（パッキング法）で良好な線量分布と優れた治療成績が得られているが，日本人女性では子宮が小さく技術的に困難であるとされている．そのため，わが国では全骨盤照射と腔内照射の組み合わせが適用されることが多い．

術後治療においては，欧米で放射線療法が広く用いられている．その背景には，わが国では一般に骨盤リンパ節郭清が行われているが，欧米では 45% に満たないためである．術後治療としての放射線療法の有用性については，放射線療法と化学療法とのランダム化比較試験の解析の結果，放射線療法は化学療法に比較して劣ることが示唆された．このため，わが国では術後治療として化学療法が選択される傾向にある．再発リスクの高い症例では，骨盤内再発と遠隔転移の発症率が高く，化学療法と放射線療法の併用の有用性を検討する臨床試験が行われている．

化学療法

子宮体癌に対する初回治療としての化学療法は進行例または再発例に対して行われる．単剤では，ドキソルビシン，シスプラチン，カルボプラチン，パクリタキセル，ドセタキセルなどで 20% を超える奏効率が報告されている．通常，多剤併用療法が用いられ，ランダム化比較試験の結果をもとに AP 療法（ドキソルビシン＋シスプラチン）が標準化学療法とされている．

術後治療として，中・高再発リスクを有する症例では，わが国では化学療法が，欧米においては放射線療法が選択されることが多かった．しかし，ランダム化比較試験の結果から，中・高再発リスク症例に対しては化学療法が広く行われるようになった．現状では，術後治療としての標準治療は AP 療法であるが，後方視的研究ではパクリタキセルとプラチナ製剤の有効性が示され，両者の組み合わせによる治療も広く行われている．わが国において，中・高再発リスク群の子宮体癌の術後化

学療法についての試験であるJGOG2043の症例登録が2011年1月に終了し，その解析結果が待たれる．

ホルモン療法

　子宮体癌の8割を占めるI型子宮体癌はエストロゲン依存性に増殖し，PgR（progesterone receptor）陽性率の高い分化型類内膜癌に対しては高用量黄体ホルモン療法の効果が期待できる．進行症例や再発症例においても20～30%の奏効率が得られ，特に骨，肺への転移巣に優れた効果がみられる．一方で，低分化型類内膜癌や漿液性癌に代表されるII型子宮体癌ではPgR陽性率は低く，高用量黄体ホルモン療法の効果は低い．

　妊孕能温存を強く希望する初期の子宮体癌症例に対しては，メドロキシプロゲステロン酢酸エステル（MPA）による治療が以前より行われてきた．高分化型類内膜癌で病巣が子宮内膜に限局していることが条件で，1日に400～600mgの高用量で投与される．奏効率は60～80%に留まり，再発する症例が多いこと，血栓症や肝機能異常などの副作用が認められることから，有用性と安全性についての評価は今後の課題である．近年になり，I型子宮体癌の病態の1つと考えられるインスリン抵抗性の改善薬であるメトホルミンをMPAに追加することで良好な予後が得られることが示された．また，子宮体癌では高プロラクチン血症を呈する症例が多いことが報告されており，われわれはMPA療法に加えて血中プロラクチン値を基準値に復することで，良好な転帰が得られた症例を経験している．エストロゲン依存性に発生するI型子宮体癌では，これらの内分泌学的評価を行うことが肝要であり，その異常を是正することで良好な予後が期待できる．

（齋藤文誉，田代浩徳，片渕秀隆）

卵巣癌の病理診断と治療

　卵巣癌は，世界的な女性の癌死亡数において，乳癌，肺癌，大腸癌，子宮頸癌，胃癌，肝癌に次いで7番目，罹患数においても7番目を占める悪性腫瘍であり，特に欧米で高頻度にみられる．わが国の卵巣癌罹患数は，1980年 2,842人，1990年 5,624人，2000年 7,490人，2010年 9,918人と近年増加傾向にあり，卵巣癌による死亡者数も，1980年 2,135人，1990年 3,330人，2000年 3,993人，2010年 4,654人と，罹患数の増加に比べるとやや緩やかではあるものの，現在も増加を続けている 図1 ．

　卵巣腫瘍は，その起源により上皮性腫瘍（表層上皮性・間質性腫瘍），性索間質性腫瘍，胚細胞腫瘍とその他の腫瘍とに大きく分類され，さらに良性，境界悪性，悪性に分けられる．その他の腫瘍としては，小細胞癌やリンパ腫，他臓器からの転移性腫瘍などが挙げられる．

臨床所見

　卵巣腫瘍の病理診断においては，担当病理医が腫瘍全体の肉眼所見を観察し，適切な標本採取をすることがきわめて重要であるが，迅速診断などでは病変の一部のみが提出されることもある．標本を観察する際に参考にする所見としては，年齢，臨床症状，腫瘍の肉眼的性状，病変の広がり，腫瘍マーカーなどが挙げられ，必要に応じて婦人科担当医との連携をとる必要がある．

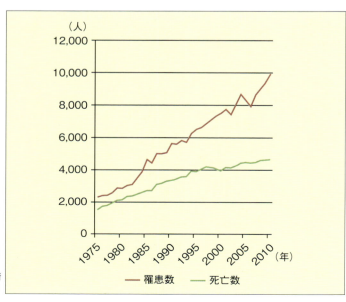

図1　日本人女性の卵巣癌罹患数および死亡数の年次推移
（国立がん研究センターがん対策情報センター データベースより作図）

疫学

　一般的に，上皮性腫瘍は中高年に多く発生し，胚細胞腫瘍は若年発生が多い．未婚や未妊女性，閉経が遅い女性に多く，排卵回数との関連が指摘されている．遺伝性乳癌・卵巣癌（hereditary breast-ovarian cancer：HBOC）症候群や遺伝性非ポリポーシス大腸癌（hereditary nonpolyposis colo-rectal cancer：HNPCC）/Lynch症候群などでの家族内発生もみられる．

症状

　卵巣腫瘍は一般に無症状であることが多い．しかし，高度な卵巣腫大や，腹水を伴うようになると，腹部の膨隆や膨満感などの症状を呈する．また，破裂や茎捻転などの合併症により急性腹症の原因となるが，急性腹症例に悪性が多いわけではない．性索間質性腫瘍のホルモン産生腫瘍は，例外的にホルモン産生による不正出血や月経異常，帯下などの特徴的な症状を腫瘍発生の初期から呈する．

腫瘍の性状，病変の広がり

　卵巣腫瘍が疑われる際には超音波検査が施行され，腫瘍の有無や良悪性の鑑別に加え，腹水や播種病変の有無，組織亜型の推定などが行われる．腫瘍の良悪性の鑑別に最も重要なのは，腫瘍内部における充実部の有無とその性状である．悪性腫瘍の可能性が否定できないときには，さらにMRIによる精査や，CTによる全身検索が行われる．

腫瘍マーカー

　卵巣腫瘍の代表的な腫瘍マーカーを 表1 に示す．上皮性腫瘍を疑う場合にはCA125の測定を行う．粘液性癌では，CA19-9やCEAが高値となることも多い．

表1 卵巣腫瘍の代表的な腫瘍マーカー

	腫瘍マーカー	陽性となる主な卵巣腫瘍
上皮性腫瘍 （表層上皮性・間質性腫瘍）	CA125[*]	漿液性癌，類内膜癌
	CEA，CA19-9	粘液性癌
性索間質性腫瘍	androgen	セルトリ・ライディッヒ細胞腫，ステロイド細胞腫
	estrogen	莢膜細胞腫，顆粒膜細胞腫
	inhibin	顆粒膜細胞腫
胚細胞腫瘍	AFP	卵黄嚢腫瘍
	hCG	絨毛癌
	LDH	ディスジャーミノーマ
	SCC	悪性転化を伴う成熟嚢胞奇形腫
転移性腫瘍	CEA	胃癌，大腸癌，乳癌
	CA19-9	膵癌，大腸癌
	CA15-3	乳癌

[*]子宮内膜症の病状や月経周期に伴う増減があり，腹膜炎および腹水を伴う疾患でも上昇する．

性索間質性腫瘍ではエストロゲンやアンドロゲンなどの性ホルモンが産生され腫瘍マーカーとなりうる．胚細胞腫瘍では，卵黄嚢腫瘍などでのα-fetoprotein（AFP），絨毛癌などでのhCG，ディスジャーミノーマにおけるLDHなど特異的なマーカーが上昇することが知られている．成熟嚢胞奇形腫の悪性転化では扁平上皮癌の頻度が高く，SCCの上昇がみられるときにはこの可能性を考慮する．両側の充実性腫瘍でCEAやCA19-9などが異常高値の場合には大腸癌や膵癌などの転移性腫瘍を考慮に入れて全身検索を行う．

近年，卵巣癌組織の網羅的cDNA解析における過剰発現分子として，*WFDC2*（WAP four-disulfide core domain protein 2）遺伝子にコードされるHE4（human epididymis protein 4）が同定された．HE4は卵巣癌の腫瘍マーカーとしてCA125よりも優れているとの報告も多く，2011年には米国食品医薬局（FDA）に承認されている．今後臨床で広く使用されることにより，真の有用性が確認されるであろう．

病期（FIGO分類）

卵巣癌の病期分類としては，FIGO分類とTNM分類が用いられる．卵管癌や腹

表2 卵巣癌・卵管癌・腹膜癌手術進行期（日産婦2014，FIGO 2014）

I期：卵巣あるいは卵管内限局発育	
IA期：腫瘍が一側の卵巣（被膜破綻がない）あるいは卵管に限局し，被膜表面への浸潤が認められないもの．腹水または洗浄液の細胞診にて悪性細胞の認められないもの	
IB期：腫瘍が両側の卵巣（被膜破綻がない）あるいは卵管に限局し，被膜表面への浸潤が認められないもの．腹水または洗浄液の細胞診にて悪性細胞の認められないもの	
IC期：腫瘍が一側または両側の卵巣あるいは卵管に限局するが，以下のいずれかが認められるもの	
IC1：手術操作による被膜破綻	
IC2：自然被膜破綻あるいは被膜表面への浸潤	
IC3：腹水または腹腔洗浄細胞診に悪性細胞が認められるもの	
II期：腫瘍が一側または両側の卵巣あるいは卵管に存在し，さらに骨盤内（小骨盤腔）への進展を認めるもの，あるいは原発性腹膜癌	
IIA期：進展ならびに/あるいは転移が子宮ならびに/あるいは卵管ならびに/あるいは卵巣に及ぶもの	
IIB期：他の骨盤部腹腔内臓器に進展するもの	
III期：腫瘍が一側または両側の卵巣あるいは卵管に存在し，あるいは原発性腹膜癌で，細胞学的あるいは組織学的に確認された骨盤外の腹膜播種ならびに/あるいは後腹膜リンパ節転移を認めるもの	
IIIA1期：後腹膜リンパ節転移陽性のみを認めるもの（細胞学的あるいは組織学的に確認）	
IIIA1（i）：転移巣最大径10mm以下	
IIIA1（ii）：転移巣最大径10mmを超える	
IIIA2期：後腹膜リンパ節転移の有無にかかわらず，骨盤外に顕微鏡的播種を認めるもの	
IIIB期：後腹膜リンパ節転移の有無にかかわらず，最大径2cm以下の腹腔内播種を認めるもの	
IIIC期：後腹膜リンパ節転移の有無にかかわらず，最大径2cmを超える腹腔内播種を認めるもの（実質転移を伴わない肝および脾の被膜への進展を含む）	
IV期：腹膜播種を除く遠隔転移	
IVA期：胸水中に悪性細胞を認める	
IVB期：実質転移ならびに腹腔外臓器（鼠径リンパ節ならびに腹腔外リンパ節を含む）に転移を認めるもの	

（日本産科婦人科学会・日本病理学会編．卵巣腫瘍・卵管癌・腹膜癌取扱い規約 臨床編．第1版．東京：金原出版；2015. p.4-5.）

膜癌の多くは組織学的に卵巣の high-grade 漿液性癌と同一であり，新 FIGO 分類においては共通の手術進行期とされた 表2．

上皮性腫瘍（表層上皮性・間質性腫瘍）

全卵巣腫瘍のなかで最も発生頻度が高く，このうち悪性のものを上皮性卵巣癌（以下，卵巣癌）と呼ぶ．卵巣癌の主な組織亜型は，漿液性癌，粘液性癌，類内膜癌，明細胞癌であり，漿液性癌が最も多く，わが国では明細胞癌がこれに次ぐ．形態学的・分子生物学的解析からは，2つの発癌モデル（Type I, II）が提唱されている．

Type I は，境界悪性腫瘍や子宮内膜症などから段階を経て悪性化する腫瘍であり，漿液性癌（low-grade），類内膜癌（low-grade），明細胞癌，粘液性癌が含まれる．

Type II は，漿液性癌（high-grade），類内膜癌（high-grade）などを含み，その多くが III/IV 期で発見され急速に進行する．染色体不安定性が高く，*TP53* の変異が高頻度に観察されるとともに *BRCA* の不活化が観察されるなど，Type I とは異なるプロファイリングを有する．漿液性癌（high-grade）の少なくとも一部は，卵管癌の卵巣への播種・転移例であることも示唆されている．進行した卵巣癌において，組織亜型は予後因子であり，その生存率は類内膜癌で最も高く，漿液性癌が続く．明細胞癌や粘液性癌は一般に予後不良の組織亜型と認識されている．

卵巣癌治療のフローチャートを 図2 に示す．卵巣癌では術後の残存腫瘍の有無が予後と相関することから，腫瘍摘出可能と判断されれば，両側付属器切除，子宮

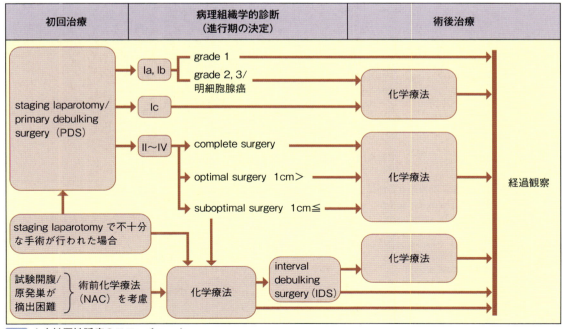

図2　上皮性悪性腫瘍のフローチャート
（日本婦人科腫瘍学会編．卵巣がん治療ガイドライン 2015 年版．東京：金原出版；2015. p.19.）

全摘，大網切除，後腹膜リンパ節（骨盤内・傍大動脈）郭清（生検）の基本術式に加え，可能な限りの播種病巣切除を目指した腫瘍減量術（primary debulking surgery：PDS）が行われる．腹腔内細胞診は進行期分類に必要な基本的検査であり，後腹膜リンパ節郭清（生検）の範囲には骨盤リンパ節と左腎静脈の高さまでの傍大動脈リンパ節が含まれる 図3．

　術前評価，術中所見で術式決定が困難な場合には，術中迅速病理診断が有用であるが，迅速診断の限界も熟知する必要がある．迅速診断での確定診断が困難で，十分なstagingができなかった卵巣癌症例については，再開腹によるstagingが推奨される．初回手術で摘出不可能と判断された場合には，周術期合併症などの観点から，初回化学療法中の数サイクル施行後に，減量手術（interval debulking surgery：IDS）を計画することがある．なお，再発腫瘍や初回化学療法終了後に認められる残存腫瘍に対して行う手術はsecondary debulking surgery（SDS）である．妊孕性温存における手術は，病理組織学的因子や臨床条件を十分に考慮し，病巣の完全摘出や進行期の決定をできるだけ損なうことなく行う．

　卵巣癌の初回手術後には，Ⅰ期の一部を除いて化学療法が行われることが一般的

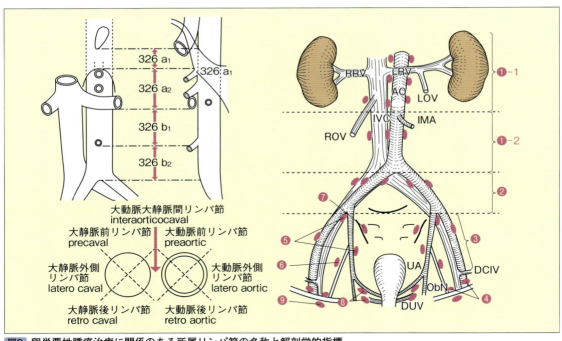

図3 卵巣悪性腫瘍治療に関係のある所属リンパ節の名称と解剖学的指標

AO ：腹部大動脈（abdominal aorta）
IVC ：下大静脈（inferior vena cava）
IMA ：下腸間膜動脈（inferior mesenteric artery）
DCIV ：深腸骨回旋静脈（deep circumflex iliac vein）
ObN ：閉鎖神経（obturator nerve）
UA ：子宮動脈（uterine artery）
DUV ：深子宮静脈（deep uterine vein）
ROV ：右卵巣静脈（right ovarian vein）
LOV ：左卵巣静脈（left ovarian vein）
RRV ：右腎静脈（right renal vein）
LRV ：左腎静脈（left renal vein）

①傍大動脈リンパ節（腹部大動脈周囲リンパ節）
　①-1 高位傍大動脈リンパ節　①-2 下位傍大動脈リンパ節
②総腸骨リンパ節
③外腸骨リンパ節
④鼠径上リンパ節（大腿上リンパ節）
⑤内腸骨リンパ節
⑥閉鎖リンパ節
⑦仙骨リンパ節
⑧基靭帯リンパ節
⑨鼠径リンパ節

（日本産科婦人科学会・日本病理学会編．卵巣腫瘍・卵管癌・腹膜癌取扱い規約 臨床編．第1版．東京：金原出版；2015. p.12.）

であり，現在の標準療法はパクリタキセルとカルボプラチンの併用（TC）療法である．卵巣癌の化学療法としてパクリタキセルが導入されたことにより，Ⅲ・Ⅳ期の5年生存率は明らかに改善したが，依然として婦人科癌のなかで最も死亡数の多い疾患である．近年では，分子標的治療薬の発展もめざましく，既存の抗癌剤に追加してベバシズマブなどの薬剤が効果を発揮することが明らかとなってきた．一方，組織型によっては奏効率が不十分であることも指摘されており，より効果の高い治療法確立のための薬剤開発や臨床試験などが行われている．

漿液性癌（同義：漿液性腺癌）

わが国では卵巣悪性腫瘍の35.4%を占め，その多くはhigh-grade漿液性癌である．超音波検査では片側または両側の径10cm程度までの多房性嚢胞～充実性腫瘤として描出され，嚢胞壁の肥厚や乳頭状の充実部分が観察される．腹水や播種病変などを伴うことも多い．腫瘍マーカーとしては大部分の患者でCA125の著明な上昇を認める．診断時にⅢ・Ⅳ期の進行癌で発見されることの多い高悪性度腫瘍であり，抗癌剤への感受性がその予後を決定づける．

標準療法であるTC療法が約70%に奏効する比較的均一な集団と考えられてきたが，The Cancer Genome Atlas（TCGA）による漿液性癌の包括的遺伝子発現解析により4つの異なるサブタイプが同定され，タイプにより予後や薬剤への反応性が異なることが報告された．また，遺伝性卵巣癌をはじめとする*BRCA*関連卵巣癌の多くはhigh-grade漿液性癌であることが知られているが，このような*BRCA*関連卵巣癌の予後は，*BRCA*に関連しない卵巣癌よりも良好であるとの報告が多く，分子標的治療のターゲットとしても話題を集めている．

明細胞癌（同義：明細胞腺癌）

明細胞癌は，欧米やアジア諸国ではまれであるが，わが国では卵巣悪性腫瘍の23.8%を占め，漿液性癌に次ぐ第2の組織亜型である．超音波検査では，内部に突出するような充実部分を伴う血性嚢胞として描出される．子宮内膜症を背景とするため，CA125やCA19-9などの軽度上昇を認める症例が多いが，良悪性の鑑別には必ずしも有用とはいえない．その多くはⅠ期に発見され，完全手術による生存率は比較的良好とされる一方，術後残存腫瘍を有するⅢ・Ⅳ期症例の生存率はきわめて低く，標準的な化学療法に対する感受性が，漿液性癌や類内膜癌よりも低いとする報告が多い．明細胞癌に対してはⅠa期であっても術後補助化学療法が推奨されてきたが，十分なstaging laparotomyが施行されたうえでⅠa期と診断された明細胞癌に対する術後補助化学療法の有効性を疑問視する報告も多い．

類内膜癌（同義：類内膜腺癌）

類内膜癌は，わが国では卵巣悪性腫瘍の16.9%を占め，明細胞癌と同様に子宮内膜症が発生母地と考えられている．超音波検査では，嚢胞部分の少ない充実性腫瘤として描出されることが多く，腫瘍マーカーとしてはCA125の上昇を認める．全体の2/3程度がⅠ期であり，また，進行癌においてもTC療法の奏効率が最も高いとされる．

粘液性癌（同義：粘液性腺癌）

　　粘液性腫瘍は，卵巣境界悪性腫瘍のなかで最も多く（59.2%），悪性腫瘍においても 10.9% を占める．超音波検査では，片側が径 15cm 以上の多房性嚢胞性腫瘤として描出されることが多く，嚢胞壁の肥厚や充実部分が一部に観察される．腫瘍マーカーとしては CA125 のほか，CEA や CA19-9 などの上昇を認める．その多くを占める早期癌の予後は良好であるが，進行癌に対する TC 療法の奏効率は漿液性癌に比して有意に低い．一方で，卵巣原発とされた粘液性癌の多くは転移性腫瘍や境界悪性腫瘍であるとの報告もあり，粘液性癌が疑われるときには，基本術式に追加して虫垂切除が行われる．現時点では，臨床的に卵巣粘液性癌への有効性が確立された特異的な治療薬はなく，今後の課題である．

性索間質性腫瘍

　　卵巣の性索間質より発生する腫瘍で，線維腫をはじめ，エストロゲン産生腫瘍である顆粒膜細胞腫や莢膜細胞腫，アンドロゲン産生腫瘍であるセルトリ・ライディッヒ細胞腫などが含まれる．比較的頻度の高い性索間質性腫瘍のうち，境界悪性腫瘍として扱われるものに顆粒膜細胞腫とセルトリ・ライディッヒ細胞腫（中分化型），悪性腫瘍として扱われるものにセルトリ・ライディッヒ細胞腫（低分化型）がある．

　　性索間質性腫瘍の取り扱いについてのフローチャートを 図4 に示す．性索間質性腫瘍の初回治療の原則は上皮性腫瘍と同様に手術である．術前に上皮性腫瘍との鑑別が困難なこともあり，上皮性腫瘍に準じた術式が勧められるが，リンパ節郭清（生検）の治療的意義については確立していない．症例のほとんどが片側性であり，I 期では予後が良好であることも報告されている．妊孕性温存を希望する Ia 期症例においては患側の付属器切除と staging laparotomy を行うことが推奨されており，対側卵巣の生検を支持する報告はない．

　　悪性の性索間質性腫瘍に対する化学療法の治療的意義についての明確なエビデンスは存在しないが，進行・再発例を対象とした PVB 療法（シスプラチン + ビンブ

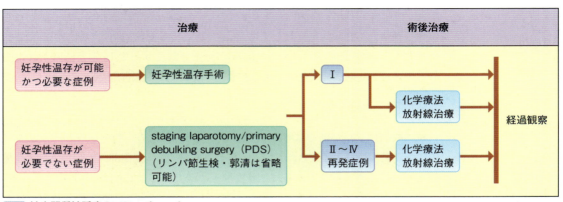

図4　性索間質性腫瘍のフローチャート
（日本婦人科腫瘍学会編．卵巣がん治療ガイドライン 2015 年版．東京：金原出版；2015. p.146.）

ラスチン＋ブレオマイシン）およびBEP療法（ブレオマイシン＋エトポシド＋シスプラチン）の臨床試験において，それぞれ60.5％と37％の奏効率が示されている．近年，後方視的検討ではあるがタキサン製剤とプラチナ製剤の併用療法の有用性が報告されており，残存腫瘍がある症例，再発のリスクが高い症例や再発症例に対しては，プラチナ製剤を含む化学療法を行うことが推奨されている．

顆粒膜細胞腫

　顆粒膜細胞腫は，卵巣境界悪性腫瘍の8.3％を占める．若年型と成人型に分類されるが，そのほとんどは成人型である．若年型顆粒膜細胞腫の好発年齢は15歳前後である．成人型顆粒膜細胞腫の好発時期は閉経前後であるが，若年〜高齢まで幅広い年齢層に発生する．約半数にエストロゲン産生による不正出血や月経異常がみられるが，約30％の患者では血清エストラジオール値に異常を示さない．1割程度は破裂や茎捻転などの急性腹症で発症する．超音波検査では片側の径10cm程度の充実性腫瘤として描出されることが多いが，腫瘍径はさまざまで，囊胞性腫瘍の一部に充実部が観察されることもある．囊胞内に貯留する液体は血液成分を含むことが多い．腫瘍マーカーとしてはestradiol，α-inhibin，AMH（anti-müllerian hormone）が挙げられるが，好発年齢や多彩な臨床像から，術前には上皮性腫瘍との鑑別が困難な症例も存在する．95％が片側性とされ，Ⅰ・Ⅱ期症例の予後は良好である一方，Ⅲ・Ⅳ期症例の5年生存率は6割程度と報告されていることから，初回手術時には正確なstagingが望まれる．また，子宮内膜増殖症や子宮内膜癌の合併に留意する必要がある．再発までの期間は中央値が5年，平均期間が10年という報告があり，治療後は10年以上のフォローアップが必要である．エストラジオール産生には莢膜細胞の存在が必要であることから，卵巣温存症例以外のフォローアップにおける血清エストラジオール値の測定は，臨床経過を反映しない可能性がある．

セルトリ・ライディッヒ細胞腫（同義：セルトリ・間質細胞腫瘍）

　セルトリ・ライディッヒ細胞腫（中分化型）は卵巣境界悪性腫瘍の0.8％，セルトリ・ライディッヒ細胞腫（低分化型）は卵巣悪性腫瘍の0.2％を占めるまれな腫瘍である．患者の平均年齢は25歳であるが，1〜84歳までの報告がある．1/3以上の患者に男性化徴候がみられる一方で，女性化徴候を示すこともある．超音波検査では，片側の径12〜14cm程度の充実性腫瘤もしくは囊胞性と充実性の混合腫瘤として描出されることが多いが，腫瘍径はさまざまで，囊胞性病変として描出されることもある．ほとんどの症例が片側発生であるが，時に被膜破綻が観察される．リンパ節転移はまれである．進行期のセルトリ・ライディッヒ細胞腫が非常にまれであることから，治療に関するエビデンスは乏しい．

胚細胞腫瘍

　原始生殖細胞を発生母地とする腫瘍を胚細胞腫瘍という．全卵巣腫瘍の15〜20％は胚細胞腫瘍であるが，その多くは若年に発生する成熟囊胞奇形腫で，境界

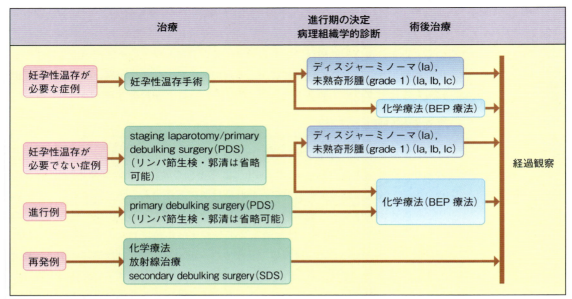

図5 悪性胚細胞腫瘍のフローチャート
（日本婦人科腫瘍学会編．卵巣がん治療ガイドライン2015年版．東京：金原出版；2015. p.130.）

悪性ないしは悪性の胚細胞腫瘍はまれである．成熟嚢胞奇形腫は1～2％の確率で悪性転化するとされており，その多くが扁平上皮癌である．悪性転化を伴う成熟嚢胞奇形腫の好発年齢の中央値は55歳で，径10cm以上で発見されることが多い．その他の胚細胞腫瘍は，境界悪性ないしは悪性であっても10～20代に好発し，片側性が多く健側の温存が可能であることや，化学療法への反応性が良好とされることから，妊孕性温存手術が標準治療となりうるという特徴を有する．一方で，腫瘍進展が早いことから，早期診断に引き続き可及的速やかに治療を開始する必要がある．初発症状は下腹部腫瘤の触知で，しばしば腹痛を伴う．急性腹症での開腹時に診断されることもある．腫瘍マーカーには腫瘍特異性があり，上皮性腫瘍のマーカーとは大きく異なるため，注意が必要である（表1 参照）．また，胚細胞腫瘍では複数の組織型が混在していることが多く，正確な組織診断のためには，十分な数の組織切片を作製する必要がある．腫瘍構成成分の1/3以上が卵黄囊腫瘍や絨毛癌またはGrade 3の未熟奇形腫でかつ腫瘍径が大きいときには予後が不良であるとされ，腫瘍径が10cm未満であれば構成組織成分にかかわらず予後良好である．

悪性胚細胞腫瘍の治療のフローチャートを 図5 に示す．残存腫瘍径と予後との相関は不明であることから，可能な限りの腫瘍減量術は勧められるが，多臓器合併切除や系統的リンパ節郭清を含む拡大手術は推奨されない．stagingが不十分な手術が行われた際にも，stagingのための再開腹よりは，速やかな化学療法の開始が推奨されている．妊孕性温存手術は予後に影響を及ぼさないと考えられ，若年者では卵巣機能や妊孕性を積極的に温存する手術法を選択する．

初回化学療法としては，BEP療法が標準的治療である．対象が若年者となることから，卵巣毒性や二次発癌などの後障害にも留意する必要があり，通常，完全摘出例には腫瘍マーカーが陰性化していれば3サイクルで終了する．不完全摘出例にはマーカー陰性化後，さらに1～2サイクルを追加して終了することが多い．胚

細胞腫瘍に対するプラチナ製剤の第1選択はシスプラチンであり，再発例に対してもシスプラチンを含む併用療法が選択される．放射線治療は化学療法が施行できないディスジャーミノーマ症例に限る．

未熟奇形腫

　未熟奇形腫（Grade 1～2）は卵巣境界悪性腫瘍の4.0%，未熟奇形腫（低分化型）は卵巣悪性腫瘍の0.5%を占める．若年に発生し，腹部腫瘤の触知により気づかれることが多い．超音波検査では片側性の比較的大きな充実性腫瘍として描出され，内部に多数の小囊胞や，一部に大きな囊胞が観察されることがある．gradingは未熟性（特に未熟神経組織の含有）によって分類され，その再発率は，Grade 1では18%，Grade 2では37%，Grade 3では70%と報告されている．

ディスジャーミノーマ

　ディスジャーミノーマは，卵巣悪性腫瘍の0.6%を占め，悪性胚細胞腫瘍のなかでは最も高頻度とされる．女児や若年女性に発症し，平均年齢は22歳である．腹部違和感や腫瘤感，腹痛などが受診契機となり，LDHの上昇がみられることが多い．また3～5%の症例ではhCGも上昇し，まれに高カルシウム血症を伴う．超音波検査では，表面が平滑ながらも大きな凹凸をみる充実性腫瘍として描出され，腫瘍径は10cmを超えるものが多い．10%程度が肉眼的に両側性であり，顕微鏡的にはさらに10%程度が両側性と報告されていることから，温存手術の際には注意が必要である．精巣腫瘍におけるセミノーマに相当するとされ，化学療法はそのエビデンスに従って行われることが多い．放射線感受性を有することから，化学療法が困難な症例では放射線治療も考慮される．

（小島淳美，杉山　徹）

3章 子宮腫瘍の概要と鑑別診断

子宮頸部扁平上皮癌と関連病変

squamous cell carcinoma of the cervix and related lesions

扁平上皮癌（squamous cell carcinoma）

疾患の概要

- 扁平上皮癌は扁平上皮の性格を示す腫瘍細胞が浸潤性に増殖する悪性腫瘍である．高異型度扁平上皮内病変が浸潤能を獲得して生じると考えられている 表1．
- 扁平上皮癌のうち，間質への浸潤が表層基底膜から深さ5mm以内，かつ縦軸方向の広がりが7mm以内のものを微小浸潤扁平上皮癌（microinvasive squamous cell carcinoma）と呼ぶ．表層浸潤性扁平上皮癌（superficial invasive squamous cell carcinoma）という用語も使われている．
- 扁平上皮癌のほとんどは高リスク群のヒトパピローマウイルス（human papillomavirus：HPV）の持続感染によるものである．しかしHPV感染のほとんどは自然に消失し，腫瘍化する頻度は低い．
- 子宮頸部の扁平上皮癌の発生に関与するHPVの型には地域性があり，わが国では16型，52型などが検出されることが多い．

表1 子宮頸部の扁平上皮腫瘍および関連疾患の分類

1. 扁平上皮癌（squamous cell carcinoma）
　a. 角化型（keratinizing）
　b. 非角化型（non-keratinizing）
　c. 乳頭状/扁平移行上皮型（papillary/squamotransitional）
　d. 類基底細胞（basaloid）
　e. 湿疣状/コンジローマ様（warty/condylomatous）
　f. 疣状（verrucous）
　g. リンパ上皮腫様（lymphoepithelioma-like）

2. 扁平上皮内病変（squamous intraepithelial lesion）
　a. 低異型度扁平上皮内病変（low-grade squamous intraepithelial lesion：LSIL）
　b. 高異型度扁平上皮内病変（high-grade squamous intraepithelial lesion：HSIL）

3. 良性扁平上皮病変（benign squamous cell lesion）
　a. 扁平上皮化生（squamous metaplasia）
　b. 尖圭コンジローマ（condyloma acuminatum）
　c. 扁平上皮乳頭腫（squamous papilloma）
　d. 移行上皮化生（transitional metaplasia）

- 高リスク群 HPV の持続感染によってウイルス DNA がゲノムに組み込まれると HPV の E6, E7 遺伝子産物により p53, RB の働きが阻害されることで腫瘍化が引き起こされる.
- 組織亜型による予後の差はほとんどなく, 5年生存率は Stage Ⅰで 90% 前後, Stage Ⅱで 70% 前後, Stage Ⅲで 40% 程度, Stage Ⅳで 15% 程度である.

臨床所見

■ 好発年齢
- 患者の多くは 30 代以降で, 発生のピークは 40 代である.

■ 臨床症状
- 初期の病変では症状がなく, 細胞診で異型扁平上皮がみられるのみであることが多い.
- 進行すると, 接触や性交後の出血, 疼痛が現れる.

病理所見

■ 肉眼所見
- 初期の病変は肉眼ではとらえにくく, コルポスコピーで異常所見がみられるのみである.
- 進行した腫瘍では子宮頸部に隆起性, 潰瘍性, あるいは両者が混在する腫瘍がみられる 図1a, b .
- 大型の腫瘍が子宮頸部全周性にみられるものを barrel-shape（バレル）型と呼ぶ 図1c .

■ 細胞診所見 図2
- 核の腫大, 濃染を示し, 形状の多彩な異型扁平上皮が出現する.
- Papanicolaou 染色で角化異型細胞は細胞質がオレンジ G に染まり, 角化していない異型細胞は細胞質がライトグリーンに染まる.
- 背景に壊死がみられることがある.

■ 免疫組織化学
- 一般に cytokeratin（CK）, p63 が陽性であり, 高リスク群 HPV の関与を反映して p16 もほぼすべての腫瘍細胞が核および細胞質に陽性となる.

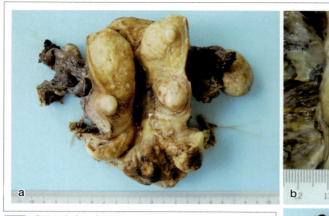
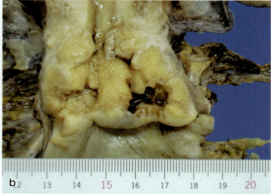
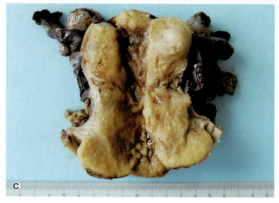

図1 扁平上皮癌の肉眼像
a：子宮頸部に表面の不整な隆起性腫瘍がみられる．
b：子宮頸部の隆起性病変の中に潰瘍が形成されている．
c：子宮頸部の全周性に大型腫瘍がみられ，いわゆるバレル型の腫瘍である．

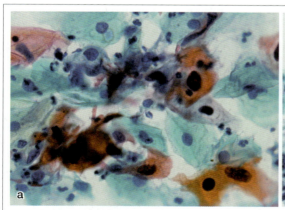
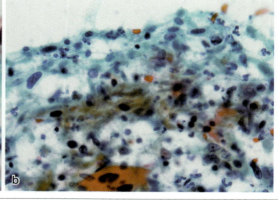

図2 扁平上皮癌の細胞診像
a：細胞質がオレンジG，ライトグリーンに染まる，多彩な異型細胞がみられる．核は腫大，濃染している．
b：背景にライトグリーンに染まる壊死細胞がみられる．

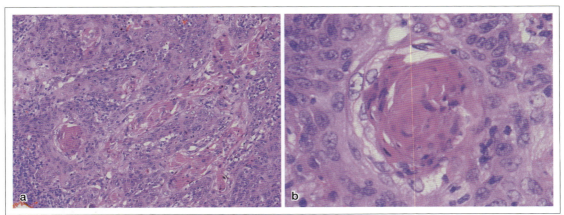

図3 角化型扁平上皮癌
a：角化の目立つ異型扁平上皮が増殖している．
b：角化細胞が同心円状に配列する角化真珠は，本組織型に特徴的な所見である．

角化型扁平上皮癌（keratinizing squamous cell carcinoma）

病理所見

- 角化を伴う異型重層扁平上皮の浸潤性増殖を示す 図3a ．
- 浸潤巣内に，角化細胞および角化物が同心円状に配列する角化真珠がみられる 図3b ．

鑑別診断

▶非角化型扁平上皮癌（non-keratinizing squamous cell carcinoma）

- 個細胞性の角化などがみられることがあるが，角化真珠はみられない．

非角化型扁平上皮癌（non-keratinizing squamous cell carcinoma）

病理所見 図4

- 異型重層扁平上皮の浸潤性増殖を示す．わずかな角化をみることがあるが，角化真珠はみられない．
- 時に明澄な細胞質をもつ腫瘍細胞の増殖が目立つ症例がある．

鑑別診断

▶高異型度扁平上皮内病変（high-grade squamous intraepithelial lesion：HSIL）

- 既存の腺構造内に広がる病変（腺侵襲）は扁平上皮癌の間質浸潤と鑑別を要する．

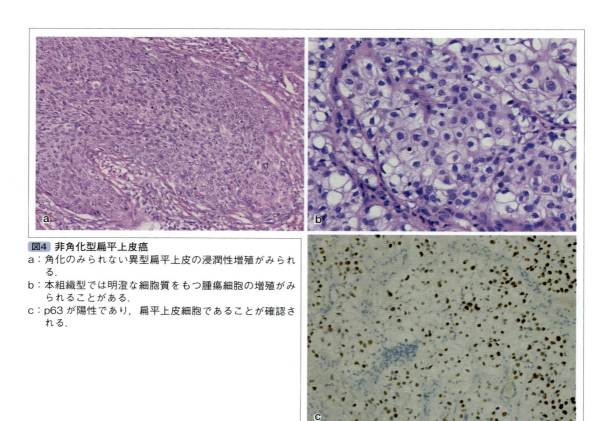

図4 非角化型扁平上皮癌
a：角化のみられない異型扁平上皮の浸潤性増殖がみられる．
b：本組織型では明澄な細胞質をもつ腫瘍細胞の増殖がみられることがある．
c：p63 が陽性であり，扁平上皮細胞であることが確認される．

- 非腫瘍性の円柱上皮と連続性がみられる場合や上皮細胞の胞巣辺縁が平滑であること，線維増生や浮腫，炎症細胞浸潤などの間質反応に乏しい場合は HSIL の腺侵襲を考える 図5 ．

▶角化型扁平上皮癌（keratinizing squamous cell carcinoma）

- 浸潤病変内に角化真珠がみられる．

▶類基底細胞扁平上皮癌（basaloid squamous cell carcinoma）

- 核/細胞質（N/C）比が高く，非角化型扁平上皮癌よりも多数の核分裂像がみられる．
- 腫瘍細胞の胞巣辺縁の細胞は柵状配列を呈する．
- 面皰型壊死を伴うことが多い．

▶明細胞癌（clear cell carcinoma）

- 乳頭状構造や腺管構造を伴うことが多い 図6 ．
- 間質の好酸性硝子様物質の沈着が特徴的である．
- p63 は陰性である．

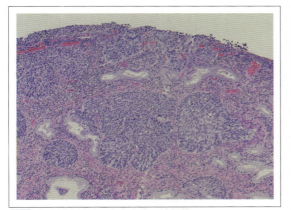
図5 高異型度扁平上皮内病変の腺侵襲
既存の腺管内に異型扁平上皮が増殖している．基底膜を越える浸潤はみられない．

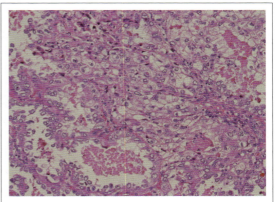
図6 明細胞癌
明澄な細胞質をもつ腫瘍細胞が増殖している．左に腺管形成がみられる．

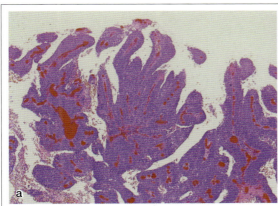
図7 乳頭状/扁平移行上皮型扁平上皮癌
a：繊細な線維血管性間質を軸として乳頭状に増殖する腫瘍である．
b：傍基底型の異型上皮が重層性にみられる．

乳頭状/扁平移行上皮型扁平上皮癌
（papillary/squamotransitional carcinoma）

病理所見

- 主に傍基底型の異型重層扁平上皮が繊細な線維血管性間質を軸として乳頭状に増殖する像を主体とする 図7．腫瘍細胞にコイロサイト様変化や核の多型性は目立たない．
- 乳頭状扁平上皮癌と扁平移行上皮型扁平上皮癌は別の腫瘍として分類されることもあるが，形態学的な所見が重なる部分があり，両者が混在する腫瘍もあることから明瞭な区別は困難である．
- 生検で表層のみが採取されると間質浸潤の有無が評価できずに過小診断になる可能性がある．深部においても間質浸潤の評価は困難なことがある．
- 移行上皮様の形態を示す部分でも，多くの症例で腫瘍細胞はCK7陽性，CK20

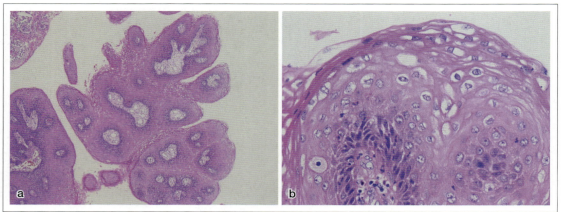

図8 尖圭コンジローマ
a：線維血管性間質を軸として重層扁平上皮が乳頭状に増殖している．
b：表面の細胞に核の周囲が空胞状になるコイロサイトーシスがみられる．

陰性であり，尿路上皮の性格は示さない．

鑑別診断

▶扁平上皮乳頭腫（squamous cell papilloma）

- 細胞異型のない重層扁平上皮の乳頭状増殖を示す．

▶尖圭コンジローマ（condyloma acuminatum）

- 表層のコイロサイトーシスを伴う，重層扁平上皮の乳頭状増殖がみられる 図8．
- 間質浸潤はみられない．

▶乳頭状未熟化生（papillary immature metaplasia）

- 表層での分化に乏しい重層扁平上皮の乳頭状増殖を示す病変で，細胞異型や核分裂像に乏しい．

▶湿疣状／コンジローマ様扁平上皮癌
（warty/condylotomatous squamous cell carcinoma）

- 線維血管性間質を軸とする乳頭状増殖がみられる．
- 腫瘍細胞にコイロサイト様の核周囲空胞形成や核形不整，核の多形性が目立つ．

▶疣状癌（verrucous carcinoma）

- 上皮の疣状増殖を示すが，線維血管性間質は目立たない．
- 細胞異型にきわめて乏しく，よく分化した重層扁平上皮像を呈する．

▶尿路上皮癌の転移

- CK 7, 20 ともに陽性となることが多い．

類基底細胞扁平上皮癌（basaloid squamous cell carcinoma）

病理所見

- N/C比の高い細胞が胞巣状に浸潤，増殖する 図9a．
- 胞巣の辺縁部分では腫瘍細胞の核が柵状に並ぶ 図9b．
- 多数の核分裂像がみられる．
- 胞巣中心部に面皰型の壊死を伴うことがある．

鑑別診断

▶高異型度扁平上皮内病変（HSIL）

- HSILの腺侵襲成分は，既存の腺管の存在する深さを越えない．
- 既存の腺管との連続性がみられること，上皮細胞胞巣の周囲に間質反応がみられないことはHSILを示唆する．

▶非角化型扁平上皮癌（non-keratinizing squamous cell carcinoma）

- 類基底細胞扁平上皮癌に比べて腫瘍細胞は細胞質が明瞭にみられる．
- 核分裂像は類基底細胞扁平上皮癌よりも少ない．

▶神経内分泌癌（小細胞癌，大細胞神経内分泌癌）（neuroendcrine carcinoma）

- 核クロマチンが細顆粒状であり，大細胞神経内分泌癌では核小体が明瞭な細胞が出現することが多い．ロゼット形成などの神経内分泌腫瘍としての形態学的な特徴がみられる 図10．
- 免疫染色で多くの神経内分泌癌はp63陰性で，CD56, chromogranin A, synaptophysinなどの神経内分泌マーカーが発現する．

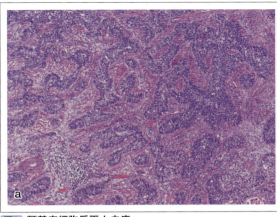
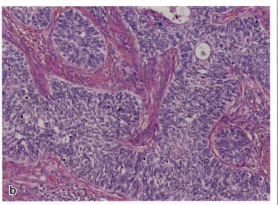

図9 類基底細胞扁平上皮癌
a：細胞質に乏しい異型細胞が胞巣状に浸潤，増殖している．
b：胞巣の辺縁では腫瘍細胞の柵状配列がみられる．

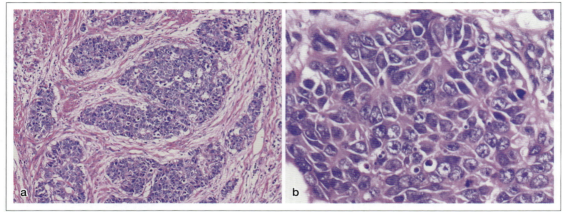

図10 大細胞神経内分泌癌
a：N/C 比の高い細胞が充実性胞巣状に浸潤，増殖している．胞巣辺縁の細胞の柵状配列はみられない．
b：大型で明瞭な核小体をもつ細胞がロゼットを形成している．

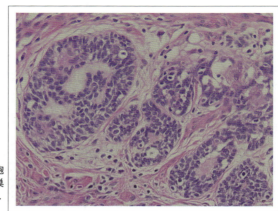

図11 腺様基底細胞癌
小型で均一な核をもつ細胞が小胞巣を形成して増殖している．胞巣中心部分では腺管構造がみられる．核分裂像はみられない．

▶ 腺様基底細胞癌（adenoid basal cell carcinoma）

- 異型に乏しい小型細胞の小胞巣が散在性に増殖し，胞巣中心部に腺腔形成を伴う．核分裂像はほとんどみられない 図11．

予後

- 他の臓器の類基底細胞扁平上皮癌は通常型の扁平上皮癌に比べて予後不良であるが，子宮頸部では報告例が少なく，予後への影響は明らかではない．

湿疣状/コンジローマ様扁平上皮癌
(warty/condylomatous squamous cell carcinoma)

病理所見

- 細い線維血管性間質を軸として異型重層扁平上皮が乳頭状に増殖する 図12a .
- 細胞異型は明瞭で，表層ではコイロサイト様の核周囲空胞をもつ細胞が出現したり，核の腫大，大小不同，形状不整がみられる 図12b .

鑑別診断

▶尖圭コンジローマ（condyloma acuminatum）

- 傍基底型細胞の増殖は目立たず，表層のコイロサイトーシスを伴う重層扁平上皮の乳頭状増殖がみられる．
- 間質浸潤はみられない．

▶乳頭状扁平上皮癌（papillary squamous cell carcinoma）

- 乳頭状増殖を示すが，コイロサイト様細胞はみられず，表層での分化にも乏しい．

▶疣状癌（verrucous carcinoma）

- 細胞異型に乏しく，コイロサイト様細胞はみられない．
- 線維血管性間質を伴わない．

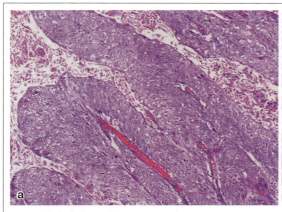 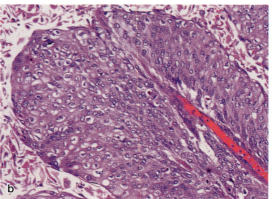

図12 湿疣状扁平上皮癌
a：繊細な線維血管性間質を軸として乳頭状に増殖する腫瘍である．
b：腫瘍細胞の核は不整形で，核周囲に空胞が形成されておりコイロサイト様である．

疣状癌 (verrucous carcinoma)

病理所見

- 異型に乏しい重層扁平上皮が線維血管性間質を伴わずに隆起性に増殖する．
- 深部は大型の腫瘍細胞胞巣を形成して，圧排性パターンを呈して浸潤する 図13．
- 腫瘍細胞は豊富な細胞質をもち，核の腫大は目立たない．
- 核分裂像は胞巣辺縁にわずかにみられる程度である．
- コイロサイトーシスはみられない．

鑑別診断

▶非腫瘍性重層扁平上皮
(non-neoplastic multilayer original squamous epithelium)

- 生検で疣状癌の表面のみが採取されると，非腫瘍性重層扁平上皮との鑑別は組織所見のみでは多くの場合不可能である．

▶湿疣状/コンジローマ様扁平上皮癌
(warty/condylomatous squamous cell carcinoma)

- 細い線維血管性の間質を軸とする乳頭状増殖を示す．
- 細胞異型が明瞭であり，コイロサイトーシスを伴う．

▶乳頭状扁平上皮癌 (papillary squamous cell carcinoma)

- 細い線維血管性の間質を軸とする乳頭状増殖を示す．
- 基底細胞様異型細胞が増殖しており，表層では分化が目立たず，細胞異型が明瞭である．

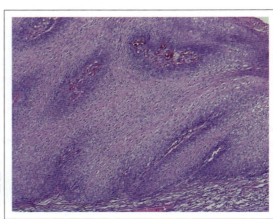

図13 疣状癌
細胞異型に乏しく，よく分化した重層扁平上皮が肥厚して隆起性腫瘍を形成している．線維血管性間質は目立たない．深部では腫瘍は圧排性に増殖している．

予後

- 完全に切除されれば，予後は良好である．不完全切除後に局所再発をきたすことがあるが，遠隔転移はほとんど生じない．
- 時に急激な高悪性転化をきたすことがある．

リンパ上皮腫様癌（lymphoepithelioma-like carcinoma）

病理所見

- 境界の比較的明瞭な病変を形成する．
- 上咽頭のリンパ上皮腫と同様の組織像を示し，異型扁平上皮の浸潤性増殖に，間質および上皮細胞間に高度なリンパ球浸潤がみられる 図14a．
- 腫瘍細胞の核小体は明瞭で，細胞境界は不明瞭である．
- CK に対する免疫染色を行うと上皮細胞の存在が確認される 図14b．
- 上咽頭のリンパ上皮腫とは異なり，Epstein-Barr virus はほとんどの症例で検出されない．HPV も検出されない症例もある．

鑑別診断

▶ **慢性頸管炎**（chronic cervical duct flame）

- 小型リンパ球などの多彩な炎症細胞浸潤がみられる．
- リンパ上皮腫様癌では，CK に対する免疫染色を行うことで浸潤しているリンパ球の間の腫瘍性上皮が確認される．

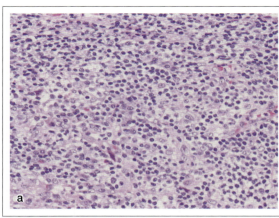
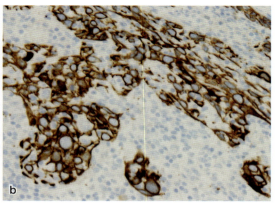

図14　リンパ上皮腫様癌
a：小型リンパ球に埋もれるように核のやや大きな腫瘍細胞が増殖している．小型ながら明瞭な核小体がみられる．
b：CK に対する免疫染色を行うと上皮性の腫瘍細胞が確認される（AE1/AE3）．

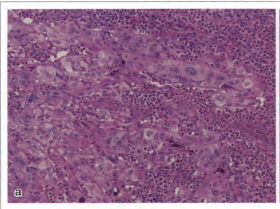 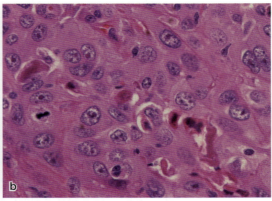

図15 すりガラス細胞癌
a：すりガラス状細胞質をもつ腫瘍細胞が胞巣状に増殖している．間質にはリンパ球などの炎症細胞が浸潤している．
b：腫瘍細胞は高度な核異型を示し，大型の核小体を有している．細胞境界は明瞭である．

▶すりガラス細胞癌（glassy cell carcinoma）

- すりガラス状の細胞質をもつ腫瘍細胞が，胞巣状に増殖する．間質にリンパ球，好酸球などが浸潤する 図15a．
- 核異型は高度であり，細胞境界は明瞭である 図15b．

▶悪性リンパ腫（malignant lymphoma）

- 子宮頸部では大細胞型B細胞性リンパ腫が多く，浸潤しているリンパ球は大型である．
- 免疫染色で病変内に上皮細胞は確認されない．

▶ 予後

- 他の型の扁平上皮癌に比べてリンパ節転移の頻度が低く，予後は良好であるとされている．

診断のポイント

- 腫瘍細胞が扁平上皮の性格をもっていることは一般的には角化の有無や細胞間橋がみられることで確認される．しかし子宮頸部の扁平上皮癌のうち，非角化型扁平上皮癌の浸潤部ではこれらの性格が不明瞭なことがある．
- 間質浸潤と判断する際に参考になる所見は，腫瘍細胞の胞巣の辺縁が不整であること，周囲に浮腫や炎症細胞浸潤がみられることである．既存の腺管との連続性はSILの腺侵襲とみなされ，間質浸潤としてはならない．
- 浸潤により生じた胞巣の周囲に基底膜が形成されることがあるため，基底膜の有無だけでは間質浸潤の診断はできない．
- 隆起性病変の形成を特徴とする亜型では表層のみの生検では間質浸潤がみられず，過小診断になる可能性がある．診断や患者の取り扱いについては臨床的な所見と合わせて判断する必要があり，時には再生検や円錐切除による診断の確定を行うべきである．

扁平上皮内病変（squamous intraepithelial lesion：SIL）

疾患の概要

- 子宮頸部に異型重層扁平上皮が増殖する病変のうち，基底膜を越える浸潤のみられないものである．多くはHPV感染により発生する．
- HPVの存在様式や癌化のリスクによって低異型度と高異型度に分類される．
- 従来の異形成（dysplasia），上皮内癌（squamous cell carcinoma *in situ*），子宮頸部扁平上皮内腫瘍（cervical intraepithelial neoplasia：CIN）に相当する．

低異型度扁平上皮内病変（LSIL）

疾患の概要

- HPVの感染により扁平上皮内に異型細胞が出現する病変である．
- 多くは一過性にみられる細胞の形態変化である．
- 低リスク群HPV感染によることが多く，癌化のリスクは低い．
- 従来のCIN1，軽度異形成の一部に相当する．

臨床所見

好発年齢
- 20〜30代の若い女性に好発する．

臨床症状
- 症状を呈することは少なく，細胞診で異常を指摘されて発見されることが多い．

病理所見

肉眼所見
- 平坦な病変であり，コルポスコピーで扁平上皮と円柱上皮の移行帯に白色上皮，モザイク，赤点斑などの所見を呈する．

 扁平上皮内病変の分類

異形成−上皮内癌	CIN	SIL
軽度異形成	CIN1	LSIL
中等度異形成	CIN2	HSIL
高度異形成	CIN3	HSIL
上皮内癌	CIN3	HSIL

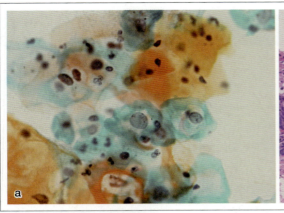
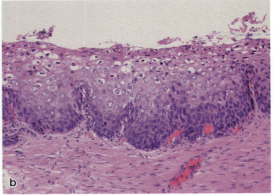

図16 低異型度扁平上皮内病変
a：細胞診所見．細胞質に富む表層型の細胞に核の腫大がみられる．核周囲の細胞質が空胞化するコイロサイトの形態を示す．
b：組織所見．重層扁平上皮の基底側から1/3を越えない範囲に傍基底型の異型細胞が増殖している．表層にはコイロサイトがみられる．

■ 細胞診所見
- 表層型重層扁平上皮に核の腫大，核形不整，泥状核，多核，コイロサイトなどがみられる 図16a．

■ 組織学的所見
- 平坦な病変であり，重層扁平上皮の基底側1/3までの範囲で傍基底型の異型細胞が増殖している．表層にコイロサイトがみられる 図16b．

▶ 鑑別診断

▶尖圭コンジローマ（condyloma acuminatum）
- 線維血管性間質を軸とする乳頭状病変である．

▶ 予後
- 多くは一過性の変化であり，自然消失する．

高異型度扁平上皮内病変（HSIL）

▶ 疾患の概要
- HPV感染により扁平上皮内に異型細胞が出現する病変である．
- 高リスク群HPVの持続感染によることが多く，癌化のリスクがある．
- 従来はCIN2もしくはCIN3と呼ばれていた．CIN2は中等度異形成に相当し，CIN3は高度異形成および上皮内癌に相当する．
- CIN1の一部もHSILに含まれる．

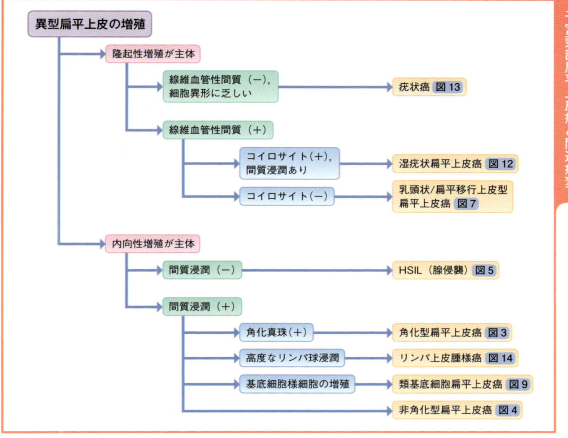

臨床所見

- 症状を呈することは少なく，細胞診で異常を指摘されて発見されることが多い．

病理所見

■ 肉眼所見
- 平坦な病変であり，コルポスコピーで扁平上皮と円柱上皮の移行帯に白色上皮，モザイク，赤点斑などの所見を呈する．

■ 細胞診所見
- 小型の，傍基底型扁平上皮に核形不整や核腫大がみられる 図17a ．

■ 組織学的所見
- 平坦な病変であり，扁平上皮の表層へ向かっての成熟がみられず，傍基底型の異型細胞が基底側1/3を越えて増殖する 図17b ．
- 核分裂像が中層～表層にもみられる．
- 基底側1/3までの範囲に高度な核異型や異常核分裂像があるときは，HSILとする．

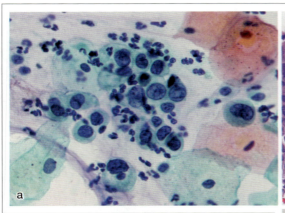
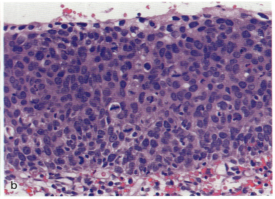
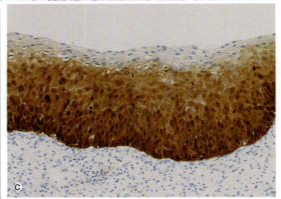

図17 高異型度扁平上皮内病変
a：細胞診所見．細胞質に乏しい，傍基底型の異型細胞がみられる．クロマチンは増量している．
b：組織所見．傍基底型の異型細胞の増殖は重層扁平上皮の基底側2/3を越えており，表層へ向かっての分化がみられない．多数の核分裂像が中層よりも浅い領域にみられる．
c：p16免疫染色．核，細胞質ともに強陽性となる細胞が基底側1/3を越えて領域性をもってみられる．

鑑別診断

▶萎縮（atrophy），扁平上皮化生（squamous cell metaplastic）

- 重層扁平上皮の表層での分化に乏しいときにHSILとの鑑別が問題となる．
- 細胞異型がHSILほど高度ではなく，核分裂像は少ない．
- p16に対する免疫染色で基底側1/3を越えて領域性を示して陽性細胞がみられるときにはHSILと診断する　図17c．

予後

- HSILのうち，CIN2相当の症例の1/3は自然消失するが，それ以外は病変が持続したりCIN3相当の病変に進行したりする．
- 一部は浸潤癌に進行するが，10年以上を要することが多い．

（柳井広之）

adenocarcinoma of the cervix and related lesions
子宮頸部腺癌と関連病変

疾患の概要

- 最も多いのは内頸部型腺癌通常型であるが，その他いくつかの亜型がある 表1．亜型により予後良好なものと不良のものとがある．
- WHO分類2014では，粘液性癌と呼称する腫瘍の対象が従来粘液性腺癌（mucinous adenocarcinoma）と呼んでいたものとは変わったので注意する．

表1 子宮頸部腺癌と関連病変の分類（WHO分類2014）

腺癌とその前駆病変	1. 上皮内腺癌（adenocarcinoma in situ） 2. 腺癌（adenocarcinoma） 　a. 内頸部型腺癌，通常型（endocervical adenocarcinoma, usual type） 　b. 粘液性癌（mucinous carcinoma, NOS） 　　・胃型（gastric type） 　　・腸型（intestinal type） 　　・印環細胞型（signet-ring cell type） 　c. 絨毛腺管状癌（villoglandular carcinoma） 　d. 類内膜癌（endometrioid carcinoma） 　e. 明細胞癌（clear cell carcinoma） 　f. 漿液性癌（serous carcinoma） 　g. 中腎性癌（mesonephric carcinoma） 　h. 神経内分泌癌を伴う腺癌（adenocarcinoma admixed with neuroendocrine carcinoma）
良性腺系腫瘍および腫瘍類似病変	1. 頸管ポリープ（endocervical polyp） 2. ミュラー管乳頭腫（müllerian papilloma） 3. ナボット囊胞（nabothian cyst） 4. トンネルクラスター（tunnel clusters） 5. 微小腺管過形成（microglandular hyperplasia） 6. 分葉状頸管腺過形成（lobular endocervical glandular hyperplasia） 7. びまん性層状頸管腺過形成（diffuse laminar endocervical glandular hyperplasia） 8. 中腎遺残および過形成（mesonephric remnant and hyperplasia） 9. アリアス-ステラ反応（Arias-Stella reaction） 10. 頸管内膜症（endocervicosis） 11. 子宮内膜症（endometriosis） 12. 卵管類内膜化生（tuboendometrioid metaplasia） 13. 異所性前立腺組織（ectopic prostate tissue）

- 90%以上の症例が高リスクHPVに関連している．HPV16・18・45がよく検出され，なかでもHPV18の頻度が高い．
- 頸部腺癌は，既存の頸管腺の基底膜を越えて浸潤する腺系悪性腫瘍と定義される．近年増加傾向にあり，子宮頸癌全体の25%を占める．
- 浸潤の程度がきわめて軽度で，深さが表層上皮基底膜から5mm以内，縦軸の広がりが7mm以内のものは『子宮頸癌取扱い規約（第3版）』では微小浸潤腺癌（microinvasive adenocarcinoma）に分類される．WHO分類2003ではearly invasive adenocarcinomaと分類されていたが，WHO分類2014ではこの項目はなくなり，"adenocarcinoma：NOS"のなかに記載されている．

上皮内腺癌（adenocarcinoma in situ：AIS）

疾患の概要

- 既存の頸管腺または表層被覆上皮を置換するように腺系の腫瘍細胞が増殖する病変である．
- 浸潤性腺癌の前駆病変である．
- ほとんど常に高リスクHPVが発生に関与しており，HPV16・18の頻度が高いが，特にHPV18が特徴的である．

臨床所見

■ 好発年齢
- 30代後半〜40代前半に好発し，浸潤性腺癌の好発年齢より10〜15歳若い．

■ 臨床症状
- 通常は無症状で，細胞診異常が発見動機となることがほとんどである．
- 症状を示す場合は不正出血や帯下であることが多い．

■ 画像所見，検査所見
- 画像所見でとらえられるような異常は示さない．
- コルポスコピーで特徴的な所見はない．

病理所見

■ 肉眼所見
- 明らかな肉眼的異常を示さないことが多い．
- 随伴する扁平上皮系腫瘍が肉眼的異常としてとらえられることがある．

■ 組織学的所見
- ほぼ常に重層扁平上皮-円柱上皮境界領域ないしは移行帯領域に発生する．時にこれよりも上方に発生することや頸管内を3cm程度まで奥に進展することもある．

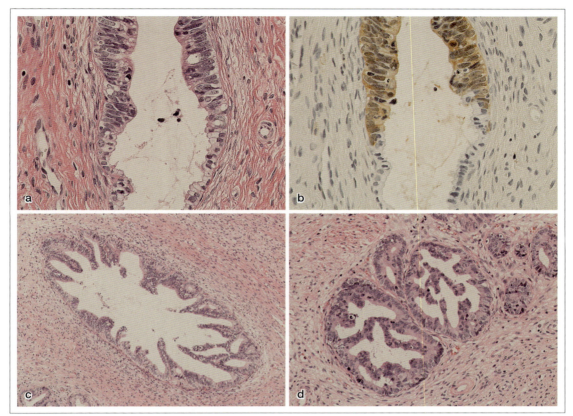

図1　上皮内腺癌①
a：正常頸管上皮との間に明瞭なフロントを形成して異型高円柱上皮が増殖している．
b：p16免疫染色にてAIS領域が明瞭に陽性を示す．
c：内腔に向かう乳頭状増殖
d：篩状構造

- 10〜15％の症例では病巣が多発する．
- 扁平上皮系の上皮内病変（squamous intraepithelial lesion：SIL）が24〜75％に合併する．扁平上皮系病変の検出を目的として行われた組織診で偶然AISが発見されることがある．
- 既存の頸管腺上皮を置換するように腫瘍性異型腺上皮が増殖し，周囲の正常頸管腺上皮との間に明瞭なフロントが形成される 図1a ．
- 核は長く腫大し，クロマチンの増量と核の偽重層化がみられる．病変部では非腫瘍性上皮に比して分裂像とアポトーシスが有意に増加している．
- 反応性腺異型よりも異型が強いが，典型的なAISに比して核異型や核の偽重層化が弱い病変は，『子宮頸癌取扱い規約（第3版）』では腺異形成（glandular dysplasia）に分類される．腺異形成は定義が曖昧で観察者間一致率も低いことから，WHO分類2014にはこの項目はない．
- 上皮の増殖パターンは，時に間質に突出する構築や内腔に向かう乳頭状の突出 図1c ，腺腔を充満するような充実性の増殖，篩状構造 図1d を呈することがある．
- 個々の腫瘍細胞の形態にはバリエーションがあり，比較的頻度の高いものは下記

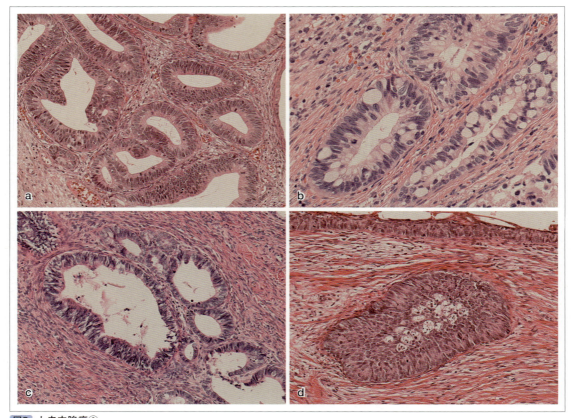

図2 上皮内腺癌②
a：通常型または内頸部型　　b：腸型　　c：類内膜型　　d：腺扁平上皮型またはSMILE

の4つの亜型で，これらは1つの病変内で混在することも多い．これらの亜型の区別に臨床的意義は乏しく，病理医がAISを認識するうえで知っておくと有用であるという意味合いが強い．

① 通常型または内頸部型（usual/endocervical type）：正常頸管腺上皮との類似性を示すもので，AISの大部分はこのタイプである．胞体が弱好酸性で種々の程度に細胞内粘液が認められる 図2a ．

② 腸型（intestinal type）：杯細胞を含み，腸上皮への類似性を示す 図2b ．内分泌系細胞やPaneth細胞が出現することもある．胞体内粘液が豊富であるため，核が圧排されて核異型が目立たなくなることがあるので，注意が必要である．

③ 類内膜型（endometrioid type）：胞体内に粘液の気配を全く感じさせない高円柱状異型上皮からなる 図2c ．粘液の乏しい通常型との形態学的鑑別は困難であり，診断は観察者の主観に影響される．

④ 腺扁平上皮型（adenosquamous type）：腺系の特徴と扁平上皮系の特徴をもった腫瘍細胞が複雑に混在するもので，AISとSILの合併例はこの範疇に入らない．high-grade SIL（HSIL）に類似した重層化した上皮の増殖を呈するが，胞体内に粘液を有する細胞が種々の程度に混在するのが特徴である．stratified mucin-producing intraepithelial lesion（SMILE）とも呼ばれてい

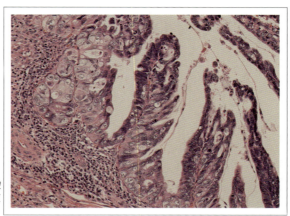

図3 微小浸潤腺癌
AIS 腺管から左方の間質に好酸性の豊富な胞体をもつ異型上皮がわずかに浸潤している．

る 図2d．

- これらの亜型のほか，卵管上皮に類似した線毛を有する卵管上皮型（tubal type）や胃型（gastric type），絨毛腺管型（villoglandular type）もまれにみられる．

■ 免疫組織化学

- Ki-67（MIB-1）陽性細胞が増加している．通常陽性率は 30% を超える．
- p16（p16^{INK4a}）がびまん性に強陽性である 図1b．
- Bcl-2 は陰性またはごくわずかに陽性となるのみである．
- estrogen receptor（ER），progesterone receptor（PgR），vimentin は陰性である．
- 腺異形成に分類される異型の弱い病変でも p16 がびまん性に陽性を示し，Ki-67 陽性率が高い場合は異型の軽い AIS や初期の AIS である可能性が強く示唆される．

鑑別診断

▶ 初期/微小浸潤腺癌（early/microinvasive adenocarcinoma）

- AIS との鑑別は難しいことが多い．以下の所見が浸潤とする手がかりとなる．
  ① AIS の腺管から間質に向かって好酸性の豊富な胞体をもった上皮が突出ないしは間質に小集塊で遊離して存在する 図3．
  ② 周囲の正常な頸管腺の深さを越えた深い位置に存在する腫瘍性腺管
  ③ 腺管密度の異常な増加
  ④ 浮腫，炎症細胞浸潤，線維化などの間質反応がみられる．
  ⑤ 既存の頸管腺の構築では説明できない複雑な構築の腺管構造
  ⑥ 壁の厚い血管に近接する腫瘍性腺管
- 浸潤癌か AIS かの判断には，周囲の非腫瘍性頸管腺の構築や腺密度，深さと見比べて，既存腺上皮の置換で説明できるかどうかという点に注目するとよい．

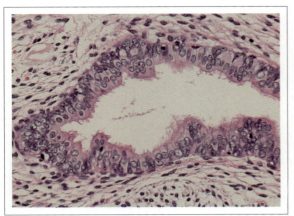
図4 卵管上皮化生

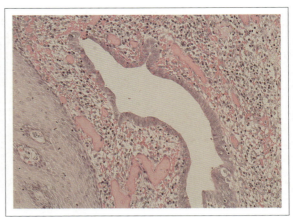
図5 表層型子宮内膜症

▶子宮内膜癌の頸管腺進展

- 特に粘液の乏しい通常型や類内膜型の AIS と類似する．
- 内膜癌では p16(−/+)，ER(+)，PgR(+)，vimentin(+) のことが多いが，AIS ではその逆のパターンのことが多い．

▶卵管上皮化生/卵管類内膜化生
（tubal metaplasia/tuboendometrioid metaplasia）

- AIS との鑑別が最も問題となる良性病変である．
- 卵管上皮化生 図4 は，線毛を有する高円柱上皮で，正常頸管腺よりも核のサイズが大きく，時に正常上皮との間に明瞭なフロントがみられることがある．正常卵管と同様に3種類の上皮（線毛細胞，栓細胞，分泌細胞）が認識できる場合もある．
- 内膜腺様上皮が混在する場合は，卵管類内膜化生と呼ばれる．
- p16 は卵管上皮化生においても陽性となるので注意が必要であるが，AIS のようにびまん性に強陽性ではなく，陽性細胞が斑状に存在し，シグナルの強さも不均一である．
- 分裂像，アポトーシス，Ki-67 陽性細胞の有意な増加はみられない．

▶表層型子宮内膜症（superficial endometriosis） 図5

- 増殖期内膜に類似した腺管構造からなり，周囲に内膜間質細胞を伴う．
- 円錐切除や帝王切開などの子宮に対する外傷の既往がある症例がほとんどである．

▶炎症などに伴う反応性異型（glandular atypia）

- 核の腫大や核小体がかなり目立つことがあるが，核の偽重層化は目立たず，分裂像やアポトーシスの有意な増加は伴わない．
- 通常間質には炎症細胞浸潤が目立つ．

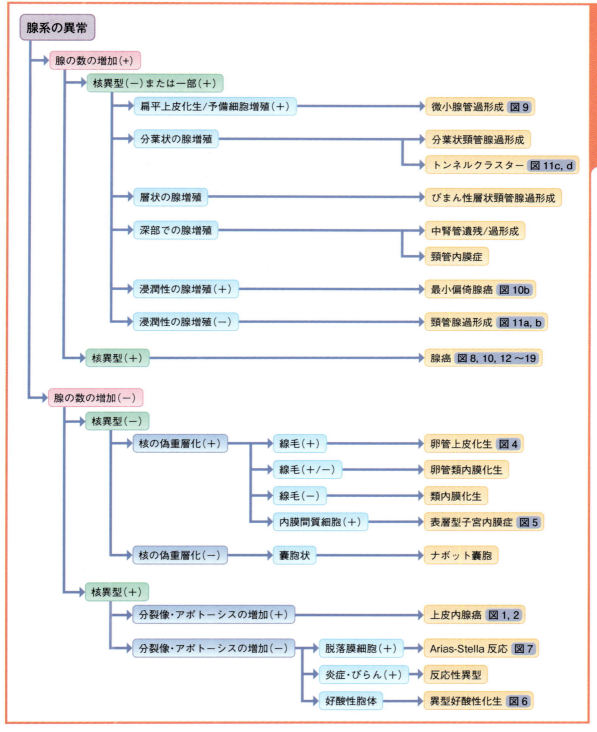

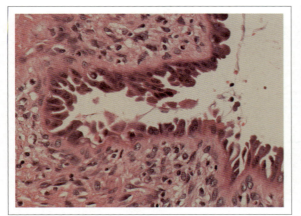
図6 異型好酸性化生

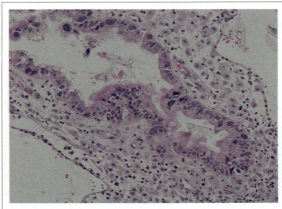
図7 Arias-Stella 反応

▶ 異型好酸性化生（atypical oxyphilic metaplasia）図6

- 豊富な好酸性胞体とクロマチンの増量した核に特徴づけられ，内膜における eosinophilic cell change と同等のものである．

▶ Arias-Stella 反応（Arias-Stella reaction）図7

- 核腫大がかなり目立つことがある．周囲間質に脱落膜細胞を確認できれば手がかりとなる．
- 妊娠歴やホルモン剤の服用歴の確認も重要である．

予後

- 子宮全摘により予後良好．
- 妊孕性温存を望む若年者の場合，円錐切除も選択肢となることがあるが，円錐切除にて断端が陰性の場合でも後に全摘した子宮に病変が残存していることがある．

腺癌（adenocarcinoma）

内頸部型腺癌，通常型（endocervical adenocarcinoma, usual type）

疾患の概要

- 浸潤性頸部腺癌のなかで最も頻度の高いタイプで，頸部腺癌の約 80〜90% がこれに相当する．
- 『子宮頸癌取扱い規約（第 3 版）』では粘液性腺癌のなかの内頸部型粘液性腺癌に含まれるものの多くが本タイプに該当し，WHO 分類 2003 においては mucinous adenocarcinoma, endocervical type と分類されていたものの多くがこれ

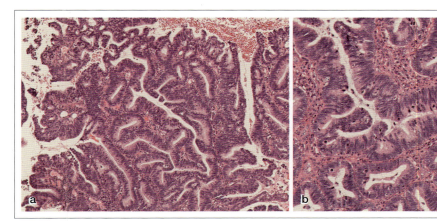

図8 内頸部型腺癌，通常型
a：弱好酸性胞体をもつ高円柱上皮からなる．　　b：内腔に面して多数の分裂像がみられる．

に該当する．これまで内頸部型粘液性腺癌と分類していたものは，実際のところ胞体内粘液が明瞭であるものは少なく，ほとんどが好酸性胞体をもち粘液組織化学染色でもわずかに陽性を示す程度であるため，胞体内粘液が明瞭なものとは区別して通常型と分類されるようになった．
- 通常，高リスクHPVが関与しており，腫瘍細胞にはPCRや *in situ* hybridizationで高リスクHPVが検出される．

病理所見

■ 組織学的所見
- 比較的腺管構造の明瞭な高〜中分化型腺癌が多い．
- 好酸性から両染性の胞体をもつ高円柱状の腫瘍細胞で，胞体内粘液は目立たない．核は細長くクロマチンが増量し，偽重層化を示す 図8a ．
- 一部に粘液の明瞭な細胞が混在することもあり，このような部分が腫瘍全体の10%以上を占める場合には，通常型と後述する粘液性癌の混合型（mixed carcinoma）とみなされる．
- 分裂像，アポトーシスが多くみられる．分裂像が腺腔に面する側の細胞にみられるのが特徴的である（floating mitotic figures） 図8b ．
- 角ばった不整形の腺管や篩状構造，不規則な分岐を示す複雑な腺管を形成する．
- まれなパターンとして，表層部で絨毛腺管状構築をとるものや微小腺管過形成に類似した小型腺管の増生を示すもの，嚢胞状拡張腺管の目立つもの，充実性胞巣を形成するものがある．
- AISやSILを合併することもまれではない．

■ 免疫組織化学
- p16がびまん性に強陽性である．
- CEA，ProExCが陽性である．
- ER，PgR，vimentinは陰性である．

鑑別診断

▶類内膜型頸部腺癌（endometrioid carcinoma of the cervix）

- 粘液の乏しい高円柱状腫瘍細胞という点で類似しており，両者の鑑別は主観的になりがちである．類内膜癌の項で述べる．

▶子宮内膜癌の頸部進展

- 臨床所見が最も重要であるが，背景にAISやSILがみられる場合は頸部腺癌を，背景に子宮内膜増殖症や子宮内膜異型増殖症がみられる場合は内膜癌の可能性を示唆する．
- 子宮内膜類内膜癌と頸部腺癌の鑑別には免疫染色がある程度有用で，前者ではER(+)/PgR(+)/vimentin(+)の傾向があり，後者ではその逆である．p16は子宮内膜類内膜癌でも種々の程度に陽性となるが，子宮頸部腺癌のようにびまん性の強陽性パターンを示すことは少ない．
- 子宮内膜漿液性癌など非類内膜癌ではER(−)/PgR(−)/p16(+)の傾向があるため，頸部腺癌との鑑別に免疫染色の有用性は低く，形態学的特徴による鑑別が重要である．

▶微小腺管過形成（microglandular hyperplasia）　図9

- 日常比較的よくみかける良性の腺増殖性変化で，経口避妊薬やエストロゲン補充療法との関連が知られているが，ホルモン剤と無関係なこともある．
- 比較的小型の腺管が密在し，種々の程度に予備細胞の増生や扁平上皮化生が混在する．内腔には好中球浸潤をみることが多い．
- 腺を構成する上皮は通常1層の立方形上皮であり，核異型はあっても軽度である．核下空胞をみることがまれではない．
- 本病変では，細胞診にてHSILを疑うような異型細胞が認められることがある．

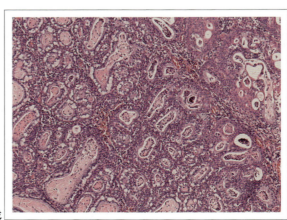

図9　微小腺管過形成

▶中腎管遺残/過形成 (mesonephric remnants/hyperplasia)

- 中腎管（Wolff管）の遺残は，子宮頸部側壁の深くに認められることがある．生検ではとらえられることがほとんどないが，円錐切除や切除標本で偶然みられる．
- 中央に分岐のあるやや大きめの管状構造があり，その周りを小型腺管が取り囲むような分葉状のパターンを呈することが特徴である．小型腺管は1層の扁平ないしは立方形上皮からなり，内腔に好酸性の分泌物を含む．
- 過形成では腺の増生を示すが，分葉状の基本構築がうかがわれることがある．個々の腺管の形態は遺残の場合と同様であり，構成細胞に異型はみられない．

粘液性癌，胃型 (mucinous carcinoma, gastric type)
同義：粘液性腺癌，胃型 (mucinous adenocarcinoma, gastric type)

▶ 疾患の概要

- 胞体内粘液が胃型の分化を示す粘液性癌である．
- 最小偏倚腺癌〔minimal deviation adenocarcinoma（悪性腺腫；adenoma malignum）〕と呼ばれてきたものは，胃型粘液性癌のなかできわめてよく分化した一群である．
- 最小偏倚腺癌以外の胃型粘液性癌は，『子宮頸癌取扱い規約（第3版）』やWHO分類2003においては内頸部型粘液性腺癌に分類されていた．
- 高リスクHPVと関連しない場合が多い．
- 背景に分葉状頸管腺過形成（lobular endocervical glandular hyperplasia：LEGH）を合併することがあり，LEGHの前癌病変としての可能性が遺伝子異常の面からも示唆されている．
- 最小偏倚腺癌のおよそ50%でPeutz-Jeghers症候群の原因遺伝子である19番染色体短腕の *STK11* 癌抑制遺伝子の変異が検出される．

▶ 臨床所見

■ 好発年齢
- 平均42歳．
- Peutz-Jeghers症候群に関連する場合は，より若年で発生し，卵巣の輪状細管を伴う性索間質腫瘍（sex cord tumor with annular tubules）を合併する．

■ 臨床症状
- 著明な水様または粘液性の帯下，不正出血が特徴的である．
- 子宮体部，卵管，卵巣に同時性に粘液化生や粘液腫瘍を伴うことがある．
- 初診時に腹膜播種など子宮外へ進展していることが多い．

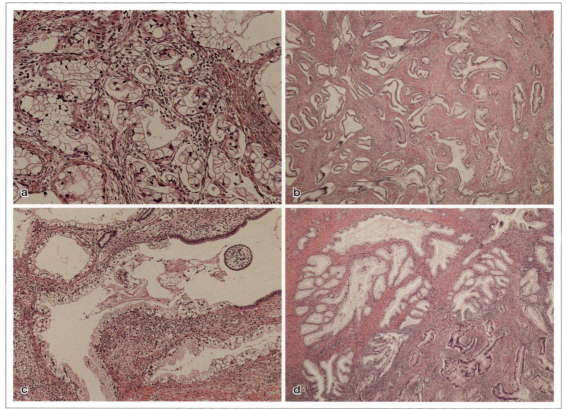

図10 胃型粘液性癌
a：淡明な胞体をもつ細胞境界明瞭な腫瘍細胞からなる中〜低分化腺癌の例
b：最小偏倚腺癌．細胞異型は乏しいが形態の不整な腺管が不規則に浸潤している．
c：胃型粘液性癌の一部にみられた胃型 AIS
d：最小偏倚腺癌（右下方）の背景にみられた LEGH（上方）

病理所見

■ 肉眼所見

- 明瞭な腫瘤を形成することは少なく，頸部がびまん性に腫大して，時に樽状（barrel-shaped）を呈する．
- 割面は出血を伴い，もろく，黄色調を帯びて粘液様を呈する．

■ 組織学的所見

- 淡明ないしは弱好酸性の豊富な胞体をもつ細胞境界明瞭な腫瘍細胞からなる 図10a ．
- 通常型内頸部腺癌に比して分裂像は少なく，腫瘍細胞の N/C 比が低い傾向がある．
- 不規則な腺管を形成し，癒合や篩状構造，乳頭状構造など一般的な腺癌としての構造異型がみられる．
- 最小偏倚腺癌では細胞異型がきわめて乏しいが，腫瘍性腺管の不規則・無秩序な浸潤性増殖を示す 図10b ．どこかに腺癌といえる異型を示す腺管が存在する．
- 背景に胃型 AIS 図10c や LEGH 図10d を伴うことがある．

▶中腎管遺残/過形成 (mesonephric remnants/hyperplasia)

- 中腎管（Wolff管）の遺残は，子宮頸部側壁の深くに認められることがある．生検ではとらえられることがほとんどないが，円錐切除や切除標本で偶然みられる．
- 中央に分岐のあるやや大きめの管状構造があり，その周りを小型腺管が取り囲むような分葉状のパターンを呈することが特徴である．小型腺管は1層の扁平ないしは立方形上皮からなり，内腔に好酸性の分泌物を含む．
- 過形成では腺の増生を示すが，分葉状の基本構築がうかがわれることがある．個々の腺管の形態は遺残の場合と同様であり，構成細胞に異型はみられない．

粘液性癌，胃型 (mucinous carcinoma, gastric type)
同義：粘液性腺癌，胃型 (mucinous adenocarcinoma, gastric type)

▶ 疾患の概要

- 胞体内粘液が胃型の分化を示す粘液性癌である．
- 最小偏倚腺癌〔minimal deviation adenocarcinoma（悪性腺腫；adenoma malignum）〕と呼ばれてきたものは，胃型粘液性癌のなかできわめてよく分化した一群である．
- 最小偏倚腺癌以外の胃型粘液性癌は，『子宮頸癌取扱い規約（第3版）』やWHO分類2003においては内頸部型粘液性腺癌に分類されていた．
- 高リスクHPVと関連しない場合が多い．
- 背景に分葉状頸管腺過形成（lobular endocervical glandular hyperplasia：LEGH）を合併することがあり，LEGHの前癌病変としての可能性が遺伝子異常の面からも示唆されている．
- 最小偏倚腺癌のおよそ50%でPeutz-Jeghers症候群の原因遺伝子である19番染色体短腕の*STK11*癌抑制遺伝子の変異が検出される．

▶ 臨床所見

■好発年齢
- 平均42歳．
- Peutz-Jeghers症候群に関連する場合は，より若年で発生し，卵巣の輪状細管を伴う性索間質腫瘍（sex cord tumor with annular tubules）を合併する．

■臨床症状
- 著明な水様または粘液性の帯下，不正出血が特徴的である．
- 子宮体部，卵管，卵巣に同時性に粘液化生や粘液腫瘍を伴うことがある．
- 初診時に腹膜播種など子宮外へ進展していることが多い．

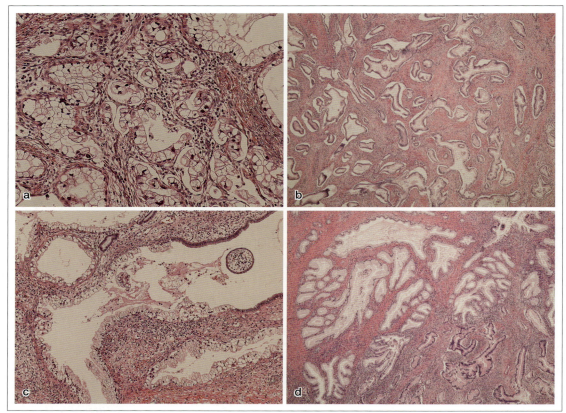

図10 胃型粘液性癌
a：淡明な胞体をもつ細胞境界明瞭な腫瘍細胞からなる中〜低分化腺癌の例
b：最小偏倚腺癌．細胞異型は乏しいが形態の不整な腺管が不規則に浸潤している．
c：胃型粘液性癌の一部にみられた胃型 AIS
d：最小偏倚腺癌（右下方）の背景にみられた LEGH（上方）

病理所見

■ 肉眼所見

- 明瞭な腫瘤を形成することは少なく，頸部がびまん性に腫大して，時に樽状（barrel-shaped）を呈する．
- 割面は出血を伴い，もろく，黄色調を帯びて粘液様を呈する．

■ 組織学的所見

- 淡明ないしは弱好酸性の豊富な胞体をもつ細胞境界明瞭な腫瘍細胞からなる 図10a ．
- 通常型内頸部腺癌に比して分裂像は少なく，腫瘍細胞の N/C 比が低い傾向がある．
- 不規則な腺管を形成し，癒合や篩状構造，乳頭状構造など一般的な腺癌としての構造異型がみられる．
- 最小偏倚腺癌では細胞異型がきわめて乏しいが，腫瘍性腺管の不規則・無秩序な浸潤性増殖を示す 図10b ．どこかに腺癌といえる異型を示す腺管が存在する．
- 背景に胃型 AIS 図10c や LEGH 図10d を伴うことがある．

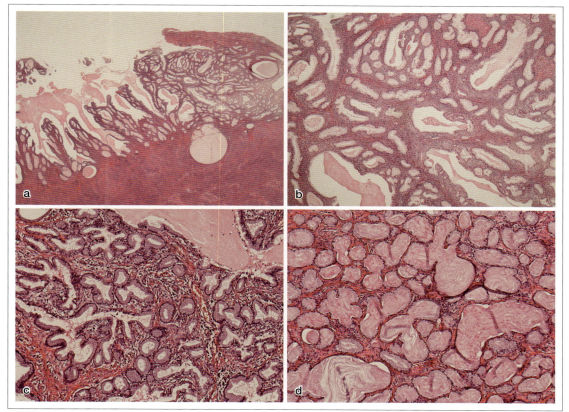

図11 よく分化した胃型粘液性癌（最小偏倚腺癌）と鑑別を要する良性病変
a：頸管腺過形成，NOS．腺増殖は子宮頸管壁のほぼ 1/3 までに留まり，境界は明瞭である．
b：頸管腺過形成，NOS．拡大像だけを見ると最小偏倚腺癌と鑑別が困難であり，弱拡大の所見が重要である．
c：トンネルクラスター typeA．大きめの cleft を取り囲む分葉状の小腺管増殖のパターンが重要である．
d：トンネルクラスター type B．構築は type A と同じで，扁平な上皮からなる小嚢胞状拡張腺管が増生する．

■ 免疫組織化学

- 胞体内に胃幽門腺型の粘液（HIK-1083，MUC6）が陽性となるのが特徴的であるが，腫瘍細胞のごく一部にのみ陽性となることもまれではない．
- cytokeratin（CK）7，p53，CEA が陽性である．
- ER，PgR は陰性である．
- p16 が陽性になる症例は少ない．

鑑別診断

▶ 頸管腺過形成（endocervical glandular hyperplasia：NOS），分葉状頸管腺過形成（lobular endocervical glandular hyperplasia：LEGH），びまん性層状頸管腺過形成（diffuse laminar endocervical glandular hyperplasia）

- 最小偏倚腺癌では細胞異型がきわめて乏しいためにこれらの良性頸管腺増殖との鑑別がしばしば問題となる．
- 良性の頸管腺増殖では腺の増殖の境界が明瞭で，頸管壁表層 1/3 レベルに留ま

ることが多い 図11a, b が，最小偏倚腺癌では不規則・無秩序な浸潤性増殖を示し，かなり深くまで浸潤する．注意深く探すとどこかに癌としての細胞異型を示す細胞が認められる．
- LEGH は最小偏倚腺癌との鑑別が最も問題となりやすいが，分葉状に配列する腺管構築が特徴的であり，発生部位も LEGH の好発部位は重層扁平上皮-円柱上皮境界領域よりも上方の内子宮口付近であるのに対し，最小偏倚腺癌では重層扁平上皮-円柱上皮境界領域を中心として広がる傾向がある．

▶ **トンネルクラスター**（tunnel clusters）

- 円錐切除や摘出標本で偶然みられることの多い比較的頻度の高い変化である．
- 小型の拡張した腺管が結節状に増殖し，しばしば中央に拡張した裂隙状の腺管が存在する．
- 立方形の粘液性上皮からなる type A 図11c と扁平な上皮に裏打ちされ内部に分泌物を含む type B 図11d があるが，特に type A の場合，最小偏倚腺癌との鑑別が問題となることがある．
- トランネルクラスターは表層部に境界明瞭な限局した腺管の増殖を示し，不規則な浸潤性増殖は示さない．

▶ **予後**

- 他のタイプの腺癌に比して有意に予後が不良で，全体の5年無病生存率は30%程度．Stage I 症例でも2年無病生存率は50% である．
- 放射線・化学療法に抵抗性である．

粘液性癌，腸型（mucinous carcinoma, intestinal type）
同義：粘液性腺癌，腸型（mucinous adenocarcinoma, intestinal type）

▶ **疾患の概要**

- 腫瘍性粘液上皮が杯細胞など腸型分化を示す腺癌である．
- 頻度的には比較的まれである．

▶ **臨床所見**

- 通常型腺癌とほぼ同様である．

▶ **病理所見**

■ **組織学的所見**
- 一部に杯細胞を含み，腸管に発生する腺癌に類似性を示す 図12 ．
- Paneth 細胞や内分泌細胞を伴うこともまれにある．

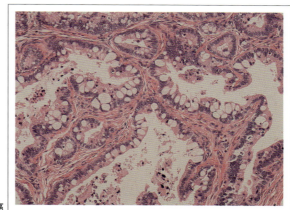

図12 腸型粘液性癌

- 豊富な粘液の中に腫瘍細胞が浮遊する，いわゆる colloid carcinoma の形態をとる症例がまれにある．

■ **免疫組織化学**
- CK7，CEA がびまん性に陽性である．
- 通常型腺癌と同様に高リスク HPV が陽性であり，p16 がびまん性に陽性となる．
- CDX2 が種々の程度に陽性である．
- CK20 が一部に陽性となることがある．
- ER，PgR は陰性である．

鑑別診断

▶大腸癌の転移や直接浸潤

- 既往歴や臨床経過が重要であるが，組織学的には壊死傾向が目立つ．
- 大腸癌では CK7(−)/CK20(+) である．

予後

- 通常型内頸部腺癌とほぼ同じである．

粘液性癌，印環細胞型（mucinous carcinoma, signet-ring cell type）
同義：粘液性腺癌，印環細胞型
（mucinous adenocarcinoma, signet-ring cell type）

疾患の概要

- 一部または全体が印環細胞からなる粘液性癌である 図13 .
- 高リスク HPV が関与する症例としない症例がある．
- 純粋な子宮頸部原発の印環細胞型粘液性癌は非常にまれであるため，胃癌や乳癌（特に浸潤性小葉癌）の転移を除外することが重要である．

絨毛腺管状癌（villoglandular carcinoma）
同義：絨毛腺管状粘液性腺癌
（mucinous adenocarcinoma, villoglandular type）

疾患の概要

- 明瞭な外向性，絨毛状から乳頭状の増殖を示す内頸部腺癌で，外向性腫瘍を形成するものである．

臨床所見

■好発年齢
- 他のタイプの腺癌に比べて若年者に好発し，平均年齢は 35 歳である．

病理所見

■肉眼所見
- 外向性の発育が明瞭で，絨毛状ないしは乳頭状の外観を呈するのが特徴である．

■組織学的所見
- 核異型は軽度〜せいぜい中等度まで，核異型が軽いことが特徴である．
- 核の偽重層化や分裂像を伴った高円柱状の腫瘍細胞が結合組織性の間質を軸として絨毛状，乳頭状に増殖する 図14 .
- 深部へ浸潤する場合，分岐を伴った長い腺管を形成し，線維性ないしは粘液腫状の間質を伴う．

鑑別診断

▶通常型内頸部腺癌（endocervical adenocarcinoma, usual type）

- 一部に乳頭状構築を示し，類似した構築を呈することがあるが，絨毛腺管状癌に

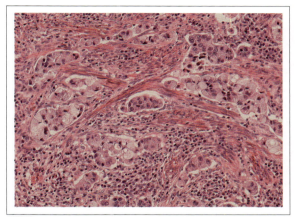
図13 印環細胞型粘液性癌

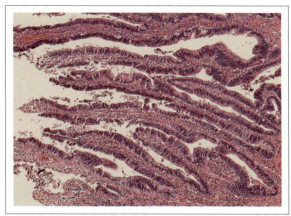
図14 絨毛腺管状癌

比して核異型が強い．

▶乳頭状頸管炎（papillary endocervicitis）

- 慢性頸管炎では反応性に表面が乳頭状を呈することがある．
- 表面は異型の乏しい粘液性上皮で覆われている．

▶予後

- 他のタイプの腺癌に比べて良好である．
- 純粋型で，核異型の強いところがなく，浸潤が表層に限られる例では円錐切除などの縮小手術も選択肢となりうる．

類内膜癌（endometrioid carcinoma）
同義：類内膜腺癌（endometrioid adenocarcinoma）

▶疾患の概要

- 子宮内膜に発生する類内膜癌と類似の組織像を示す腺癌である．
- 臨床所見，肉眼所見は通常型内頸部腺癌と同様である．
- 頻度は頸部腺癌の5％未満とまれである．
- 高リスクHPVに関連するが，まれな子宮頸部の子宮内膜症から発生する類内膜癌はHPVとは無関係である．

▶病理所見

■組織学的所見

- 子宮内膜腺に類似する細胞質に粘液をもたない高円柱状の腫瘍細胞からなる．
- 通常型内頸部腺癌との鑑別がしばしば問題となる．類内膜癌では腫瘍細胞に粘液

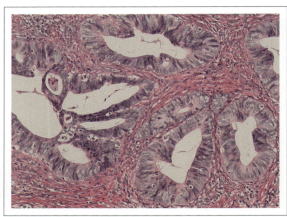

図15 類内膜癌
通常型内頸部腺癌と異なり，粘液の気配が全く感じられず，一部の腫瘍細胞表面に線毛がみられる．

の気配が全く感じられず，内膜の類内膜癌と同様に腺腔面に線毛を有することがある 図15．

■ **免疫組織化学**
- p16 がびまん性に陽性である．
- ER，PgR，vimentin は陰性である．

鑑別診断

▶子宮内膜原発類内膜癌

- 臨床所見と免疫染色（p16，ER，PgR，vimentin）からある程度鑑別可能である．

明細胞癌（clear cell carcinoma）
同義：明細胞腺癌（clear cell adenocarcinoma）

疾患の概要

- 卵巣の明細胞癌と同じ組織像を呈する頸部腺癌．
- 頻度は頸部腺癌の 2〜4% とまれである．

臨床所見

- 母親が妊娠中に diethylstilbestrol（DES）を服用した既往がある女性に本腫瘍が発生することが知られており，その場合には若年者（平均年齢 19 歳）に発生する．
- DES が使用されなくなってからは DES に関連しない症例がほとんどで，好発年齢は 40 代後半〜50 代前半である．

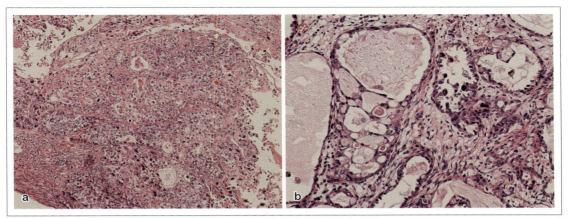

図16 明細胞癌
a：淡明な腫瘍細胞の腺管状，充実性増殖　　b：鋲釘状腫瘍細胞に裏打ちされた囊胞状増殖

- DES に関連した症例では，外頸部（ectocervix）に好発し，腟の腺症（adenosis）や腟〜子宮頸部にかけての異常や奇形を伴うことがある．
- DES に関連しない症例の発生部位や臨床所見は通常型と同様である．

病理所見

■ 組織学的所見　図16
- 胞体に豊富なグリコーゲンをもつ淡明な腫瘍細胞，または好酸性胞体をもつ鋲釘（hobnail）状の腫瘍細胞からなる．
- 管状囊胞状のパターンや間質の硝子化を示す小さな乳頭状構造，淡明細胞の充実性増殖を示す．

■ 免疫組織化学
- hepatocyte nuclear factor（HNF-1β）が陽性である．
- p16 はしばしば陽性である．
- ER，PgR，CEA，p53，CD10 は陰性である．

鑑別診断

▶ Arias-Stella 反応（Arias-Stella reaction）

- 妊娠との関連の有無が最も重要である．
- Arias-Stella 反応ではもともとの腺管の構築はよく保たれ，管状囊胞状や乳頭状などの複雑な構築は示さない．また腫瘤を形成することもない．間質に脱落膜細胞を伴う．

▶ 淡明な胞体の目立つ扁平上皮癌

- 管状・乳頭状構造は示さず，角化などの扁平上皮としての性格がどこかにみられる．

▶ 卵巣や子宮内膜の明細胞癌の浸潤・転移，腎癌の転移

- いずれも臨床所見，既往歴が重要である．

漿液性癌（serous carcinoma）
同義：漿液性腺癌（serous adenocarcinoma）

疾患の概要

- 卵巣や子宮内膜の漿液性癌と同じ組織像を呈する頸部腺癌．
- 非常にまれで，頸部腺癌の 1% 未満程度である．

臨床所見

好発年齢
- 40 歳未満の若年者と，65 歳前後の二峰性の年齢分布を示す．

病理所見

組織学的所見
- 複雑な乳頭状構築を示し，表面から腫瘍細胞が芽出したりこぼれ落ちたりする傾向が目立つ 図17 ．
- スリット状，迷路状の腺管構造や砂粒体．
- 核異型は強いことが多い．
- 40% は他の組織型と混在し，絨毛腺管状癌との混合型のことが最も多い．

免疫組織化学
- 他のタイプの腺癌に比べて p53(+)/CEA(−) の頻度が高い．
- p16 がびまん性に強陽性となるが，常に HPV と関連するとは限らない．

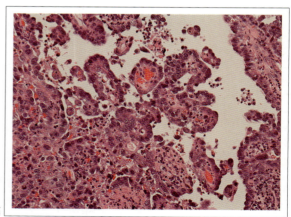

図17 漿液性癌

鑑別診断

- 子宮頸部原発の漿液性癌はまれであり，常に卵巣など他部位からの転移を除外する必要がある．

中腎性癌（mesonephric carcinoma）
同義：中腎性腺癌（mesonephric adenocarcinoma）

疾患の概要

- 子宮頸管側壁深部の中腎管遺残から発生し，HPVとは関連しない．
- まれで，頸部腺癌の1％未満である．

臨床所見

好発年齢
- 幅広い年齢層に発生するが，平均年齢は50歳前後である．

臨床症状
- ほとんどの症例で不正出血をきたす．
- 他のタイプの腺癌に比べて子宮体下部（lower uterine segment）に病変が及ぶことが多い．

病理所見

肉眼所見
- 表面に正常の粘膜が被覆し，子宮頸部壁が肥厚して樽状（barrel-shaped

診断のポイント

- AISと良性腺系病変との鑑別には，核異型，核の偽重層化，分裂像・アポトーシスの増加の有無に着目する．
- AISと浸潤癌との鑑別には，腫瘍の輪郭や分布が周囲の正常頸管腺の構築や分布で説明できるか否かに着目する．
- 細胞異型の乏しい腺癌と良性の頸管腺増殖性変化との鑑別には，不規則な浸潤性増殖の有無に着目する．
- AISは扁平上皮系腫瘍と合併することがまれではないので，扁平上皮系病変の診断の際には，AISを合併していないかどうかについても注意深く観察すべきである．
- 子宮頸部腺癌の診断にp16の免疫染色は有用であることが多いが，AISと鑑別が問題となる卵管上皮化生や子宮内膜類内膜癌においても陽性となることに注意が必要である．
- 子宮頸部腺癌の多くに高リスクHPVが関与しているが，胃型粘液性癌ではHPV陽性率は低く，HPVとは異なる発癌機序が示唆されている．

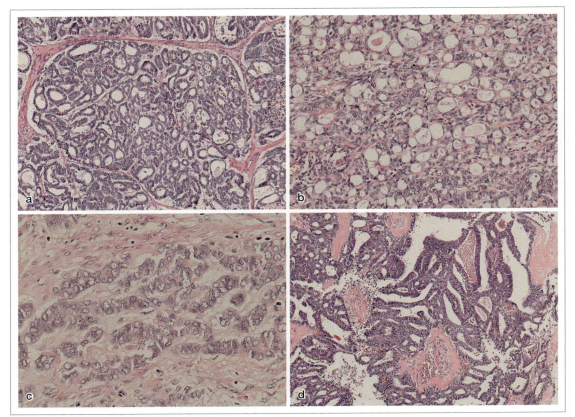

図18 中腎性癌
a：立方形腫瘍細胞からなる小型腺管の増殖　　b：好酸性分泌物（左上）
c：索状配列　　d：類内膜癌に類似したパターン
（市立砺波総合病院病理診断科　寺畑信太郎先生，杉口俊先生提供）

cervix）を呈する．
- 大きな腫瘤を形成し，深く浸潤することが多い．

■組織学的所見

- 非常に多彩な組織像を示し，同一病変内でさまざまなパターンが混在しうる．
- 好酸性の分泌物を含んだ小型腺管の密な増殖．立方形の腫瘍細胞から構成される 図18a, b．分泌物はPAS染色陰性である．最も頻度が高く，本腫瘍に最も特徴的なパターンである．
- 分岐を示すスリット状の腺管からなる網状のパターン（retiform），内腔に向かう小さな乳頭状の突出を伴う．
- 索状に配列し，時に吻合しながら増殖する sex-cord like pattern 図18c や類内膜癌，明細胞癌，漿液性癌に類似したパターン 図18d，微小な腺腔を伴う充実性増殖を示すことがある．
- 紡錘形の腫瘍細胞がみられることがある．
- 子宮内膜間質肉腫に類似した肉腫成分や紡錘形細胞肉腫，骨肉腫などの異所性成分を含む肉腫を合併することがあり，malignant mixed mesonephric tumor と呼ばれ，予後は不良である．

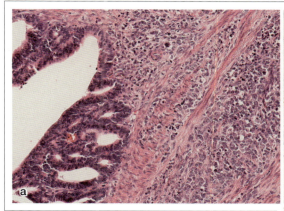
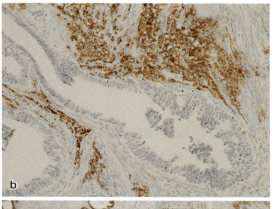
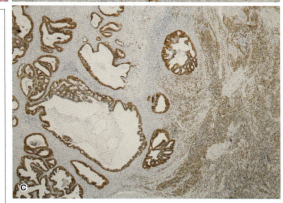

図19 小細胞癌を伴った腺癌
a：通常型腺癌（左）と複雑に混在して小細胞癌（右）が認められた．
b, c：synaptophysin（b），p16（c）は腺癌と小細胞癌の双方に陽性となる．

- 背景に中腎管過形成を伴うことが多い．

■ 免疫組織化学

- CK（AE1/AE3，CAM5.2），CK7，EMA が高率に陽性である．
- CD10 陽性は特徴的ではあるが，必ずしも陽性とは限らない．
- calretinin，vimentin が陽性のことが多い．
- ER，PgR，CEA は陰性．
- p16 は一部陽性のことがあるが，びまん性に陽性ではない．
- PAX8，TTF-1 が陽性のことがある．
- androgen receptor，α-inhibin が陽性のことがある．

鑑別診断

▶中腎管過形成（mesonephric hyperplasia）

- しばしば鑑別が問題となる．過形成では複雑な構造異型や核異型はみられない．また，腫瘤を形成することはなく，通常は偶然発見される病変である．

▶頸部に進展してきた内膜の類内膜癌

- 内膜腫瘍との連続性や ER，PgR の発現から鑑別できる．

予後

- 報告例が少ないため，他の頸部腺癌との間に有意な差があるかどうかは明らかではない．
- 晩期再発をきたす傾向を指摘する報告もある．

神経内分泌癌を伴う腺癌
（adenocarcinoma admixed with neuroendocrine carcinoma）

病理所見

■ 組織学的所見
- 頸部腺癌に神経内分泌癌への分化がみられることがある．
- 小細胞癌（small cell type）のことが最も多い 図19 ．
- 腺癌の成分はごくわずかであることもある．
- 腺癌成分は AIS も含め，いずれのタイプもありうる．

予後

- 小細胞癌，大細胞神経内分泌癌の場合は非常に予後が悪く，隣接臓器への浸潤を伴う大きな病変を形成する．

（森谷鈴子）

adenosquamous carcinoma, adenoid cystic carcinoma and adenoid basal carcinoma of the cervix

子宮頸部腺扁平上皮癌，腺様基底細胞癌および腺様嚢胞癌

疾患の概要

- 腺癌あるいは腺癌様の成分を含むが，純粋な腺癌とは分けて考えるべき腫瘍として，腺扁平上皮癌，腺様基底細胞癌および腺様嚢胞癌がある 表1．
- 腺扁平上皮癌ではHPV18型との関連が強く，次いでHPV16型とも関連を示すものが多い．すりガラス細胞癌もHPV18型との関連が強い．
- 腺様基底細胞癌あるいは腺様嚢胞癌ではHPV16型と関連を示すものがある．

腺扁平上皮癌（adenosquamous carcinoma）

疾患の概要

- 腺癌と扁平上皮癌両方の成分からなる悪性上皮性腫瘍と定義される．

臨床所見

■ 好発年齢
- 幅広い年齢層に発生するが，比較的若年齢での発生が多い．

■ 臨床症状
- 通常の子宮頸部癌同様，不正出血が多い．

病理所見

■ 組織学的所見
- 扁平上皮癌成分と混在ないし移行するかたちで腺管構造がみられる像が基本的なパターンである 図1．

表1 子宮頸部の腺癌関連腫瘍

腺扁平上皮癌（adenosquamous carcinoma）
すりガラス細胞癌（glassy cell carcinoma）
腺様基底細胞癌（adenoid basal carcinoma）
腺様嚢胞癌（adenoid cystic carcinoma）

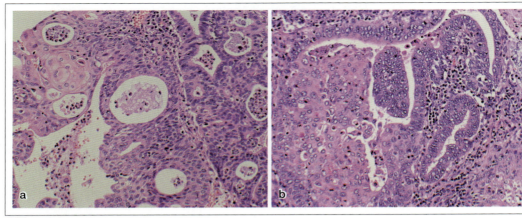

図1 腺扁平上皮癌
a：腺癌成分と扁平上皮癌成分の混在がみられる．　　b：腺癌から扁平上皮癌への移行がみられる．

- 診断には明確な腺管形成などの腺癌として十分な所見が必要である．
- 扁平上皮癌成分は中〜低分化で角化がはっきりしないことが多い．
- 扁平上皮癌の組織内に粘液細胞が散在するのみでは腺扁平上皮癌と診断してはならない．
- 扁平上皮癌に対してルーチンで粘液染色を行うことは推奨されない．
- 豊富な細胞内粘液をもつ細胞が充実性に増殖するが，細胞間橋や角化などの明らかな扁平上皮への分化がない場合は，低分化腺癌と診断する．
- 扁平上皮，粘液細胞，中間細胞からなる腫瘍は，粘表皮癌（mucoepidermoid carcinoma）と診断できる．

■ **免疫組織化学**
- 粘液コア蛋白はMUC5AC（胃腺窩上皮型）が最も多いが，MUC2（腸型）が検出されることもある．

鑑別診断

▶扁平上皮分化を伴う類内膜癌

- 類内膜癌は多くの場合 estrogen receptor（ER）陽性だが，腺扁平上皮癌の腺癌成分の大多数は陰性である．
- high-risk HPV 感染によって発生した腺扁平上皮癌の腺癌成分は p16 がびまん性に陽性となるが，類内膜癌での染色性は一定しない．
- 類内膜癌の場合は子宮体癌の頸部浸潤の可能性を疑う．

▶ごく一部に腺癌成分を伴う扁平上皮癌

- 腺扁平上皮癌において，同一病変内に扁平上皮癌および腺癌がどれくらいの割合で混在していればよいのか具体的な基準は設けられていない．
- 粘液染色を行っても腺への分化が小範囲に留まり"腺扁平上皮癌"との診断が困

難な場合には，記述的な診断にならざるを得ない．

▶扁平上皮癌と腺癌の共存

- 腺癌および扁平上皮癌成分がそれぞれ移行・混在せずに存在する場合には独立した組織型として扱う．

予後

- さまざまな報告があり，一定していない．

すりガラス細胞癌（glassy cell carcinoma）

疾患の概要

- 腺扁平上皮癌の低分化な型と位置づけられる．

臨床所見

■好発年齢
- 通常は若年女性に発生する．

■臨床症状
- 急速に発育し，診断時に遠隔転移を認める場合もある．

病理所見

■肉眼所見
- バレル（樽状）外観を呈することがある．

■組織学的所見
- ①すりガラス状の好酸性細胞質，②細胞境界明瞭，③著明な核小体をもつ明るく大型の核が特徴的である 図2．

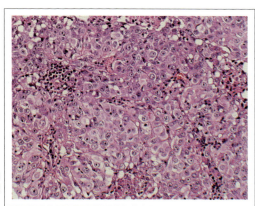

図2 すりガラス細胞癌
①すりガラス状の好酸性細胞質，②細胞境界明瞭，③著明な核小体をもつ明るく大型の核が特徴的である．

- 不規則で境界不明瞭な充実性胞巣からなる．
- 角化，細胞間橋，腺管形成は認められない．
- 間質への著明な好酸球浸潤を認める．

■ 免疫組織化学
- 粘液コア蛋白の MUC2 を発現する．
- ER, progesterone receptor（PgR）は陰性である．

鑑別診断

▶ 低分化扁平上皮癌（poorly differentiated squamous cell carcinoma）

- すりガラス細胞癌の特徴である①すりガラス状の好酸性細胞質，②細胞境界明瞭，③顕著な核小体をもつ明るく大型の核を厳密に判定して鑑別する．

予後

- 放射線療法に抵抗性で予後不良である．

腺様基底細胞癌（adenoid basal carcinoma）

疾患の概要

- 基底細胞様細胞が円形の小胞巣を形成する腫瘍である．

臨床所見

■ 好発年齢
- 通常，50 歳以上の女性に発生する．

■ 臨床症状
- 無症状で，偶然みつかることが多い．

病理所見

■ 組織学的所見
- 基底細胞様細胞が円形の小胞巣を形成し，胞巣辺縁に柵状配列（palisading）を認める 図3a．
- 辺縁の基底細胞様細胞は圧排され，扁平な濃縮細胞に見える場合がある．
- 腫瘍細胞の細胞質は乏しく，皮膚の基底細胞癌に似る．
- 円形の小胞巣，コード状配列をとり，頸部間質表層に浸潤する 図3b．
- 腫瘍胞巣中心に壊死を含む囊胞形成を認めることがある．
- 胞巣中心に腺や扁平上皮への分化を認めることがある．

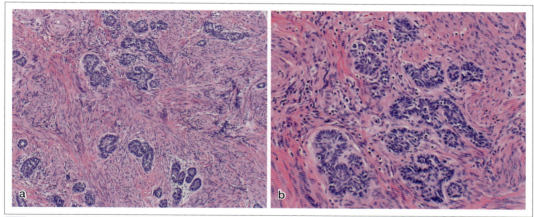

図3 腺様基底細胞癌
a：基底細胞様細胞が円形の小胞巣を形成し，胞巣辺縁に柵状配列を認める．
b：円形の小胞巣，コード状配列をとり，頸部間質表層に浸潤する．

- 上皮内扁平上皮病変（squamous intraepithelial lesion：SIL）に高率に合併する．
- 他の浸潤癌と合併した腺様基底細胞癌は"混合癌"とすべきとされる．

■ 免疫組織化学
- 基底細胞様細胞はp16陽性である．
- c-kitは陰性である．

鑑別診断

▶腺様嚢胞癌（adenoid cystic carcinoma）

- 唾液腺に発生する腺様嚢胞癌に類似し，通常扁平上皮への分化を示さず浸潤が高度で個々の細胞はより大きく，異型が全般に高度である．

▶類基底扁平上皮癌（basaloid squamous cell carcinoma）

- 細胞質の乏しい基底細胞様細胞からなるが核の多形性が強く，核分裂像も多い．

▶神経内分泌癌（neuroendcrine carcinoma）

- 核異型や核分裂像が目立つ．
- 免疫染色で神経内分泌マーカー（chromogranin A，synaptophysin）が陽性である．

予後

- 予後良好である．

腺様嚢胞癌（adenoid cystic carcinoma）

疾患の概要

- 唾液腺の腺様嚢胞癌に類似した腫瘍である．

臨床所見

■ 好発年齢
- 60歳以上の高齢者に発生することが多い．

■ 臨床症状
- 閉経後の不正出血，頸部腫瘤などの症状で発見される．

病理所見

■ 組織学的所見　図4
- 大小の胞巣に偽腺管状，篩状，基底膜様物質を含む管状構造を呈し，辺縁に柵状配列を認める．
- 好塩基性の粘液物質の貯留を認める．
- 構成細胞は角ばった過染性の核を呈し，核小体は目立たない．
- 多くは類基底扁平上皮癌や腺様基底細胞癌が併存する．

■ 免疫組織化学
- 基底膜様物質は collagen type Ⅳ や laminin に陽性となる．
- 好塩基性粘液物質はアルシャンブルー染色に陽性となる．

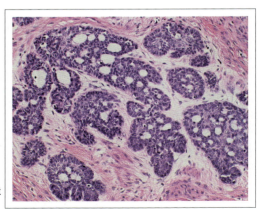

図4　腺様嚢胞癌
唾液腺腺様嚢胞癌に類似する篩状構造を呈する．

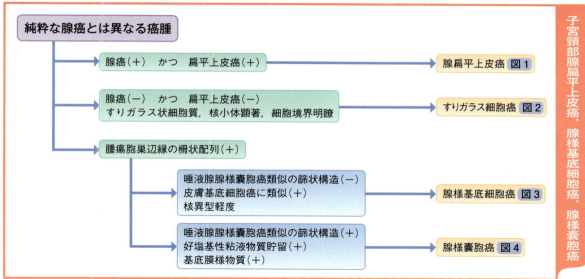

鑑別診断

▶腺様基底細胞癌（adenoid basal carcinoma）

- 唾液腺に発生する腺様嚢胞癌とは異なり，篩状構造は目立たず，間質反応に乏しい．
- 個々の細胞はより小型で，異型が全般に軽度である．

▶類基底扁平上皮癌（basaloid squamous cell carcinoma）

- 細胞質の乏しい基底細胞様細胞からなるが核の多型性が強く，核分裂像も多い．基底膜様物質を欠く．

▶神経内分泌癌（neuroendcrine carcinoma）

- 核異型や核分裂像が目立つ．
- 免疫染色で神経内分泌マーカー（chromogranin A, synaptophysin）が陽性である．

予後

- 予後不良である．

（大石善丈）

neuroendocrine tumors of the cervix

子宮頸部神経内分泌腫瘍

疾患の概要

- 神経内分泌腫瘍は，神経内分泌方向への分化を示す細胞からなる腫瘍である 表1 .
- 低悪性度のものから高悪性度のものまであるが，従来用いられてきた分類のほかに，胃腸管膵の神経内分泌腫瘍での分類方法 表2 が推奨されることもある．
- 神経内分泌腫瘍の多くはHPVと関連するが，特に小細胞癌とHPV18型との関連性が高い．

低悪性度神経内分泌腫瘍（low-grade neuroendocrine tumor）

疾患の概要

- カルチノイドと非定型的カルチノイドを含む．
- カルチノイドは神経内分泌腫瘍（NET）Grade 1に，非定型カルチノイドはNET Grade 2に相当する．
- これらが単独で出現することはきわめてまれである．

表1 子宮頸部神経内分泌腫瘍の位置づけ（WHO分類2014）

神経内分泌腫瘍（neuroendocrine tumors：NET）
低悪性度神経内分泌腫瘍（low-grade neuroendocrine tumor）
カルチノイド（carcinoid tumor）
非定型的カルチノイド（atypical carcinoid tumor）
高悪性度神経内分泌癌（high-grade neuroendocrine carcinoma）
小細胞癌（small cell neuroendocrine carcinoma）
大細胞神経内分泌癌（large cell neuroendocrine carcinoma）

表2 胃腸管膵神経内分泌腫瘍の分類の基準

グレード	核分裂数（10HPF当たり）	Ki-67指数（%）
Grade 1（G1）	<2	≦2
Grade 2（G2）	2〜20	3〜20
Grade 3（G3）	>20	>20

＊通常，Gradeが高いほど悪性度も高い．

臨床所見

■好発年齢
- 幅広い年齢層に起こりうる.

■臨床症状
- 不正出血, 帯下, 子宮頸部腫瘤を呈する.

病理所見

■組織学的所見
- 子宮頸部低悪性度神経内分泌腫瘍は他臓器のそれと同様, 特徴的な神経内分泌構造と細胞所見で定義づけられる.
- 神経内分泌構造：島状, 索状, コード状, リボン状, ロゼット状, 類臓器胞巣, 紡錘形 図1a, b .
- 細胞所見（核）：小型円形, 微細細顆粒状クロマチン（ごま塩状）, 小型の核小体 図1b, c .
- 細胞所見（細胞質）：淡好酸性, 顆粒状, 細胞質量は多い.
- Grade 1 と Grade 2 とは核異型, 核分裂数, 壊死の有無で区別される. ただし胃腸管膵神経内分泌腫瘍のような取り決めはない.

■免疫組織化学
- synaptophysin, chromogranin A, CD56, NSE がマーカーとして用いられる 図1d .
- CD56 と NSE は特異性が低い.

鑑別診断

▶低悪性度神経内分泌腫瘍の Grade 1 と Grade 2

- Grade 2 はより異型が強く, 核分裂像も多い 図1c . 小範囲の壊死を認めることがある.

▶大細胞神経内分泌癌（large cell neuroendocrine carcinoma）

- 低悪性度神経内分泌腫瘍と同様の神経内分泌構造をとるが, 構成細胞の異型が高度である.
- 大型の核, 顕著な核小体, 多数の核分裂像（通常 >20/10HPF）がみられる.
- 豊富な好酸性細胞質を特徴とする.

予後

- カルチノイド（NET Grade 1）は緩徐な経過をとる.
- 非定型的カルチノイド（NET Grade 2）は Grade 1 よりも悪性度が高い.

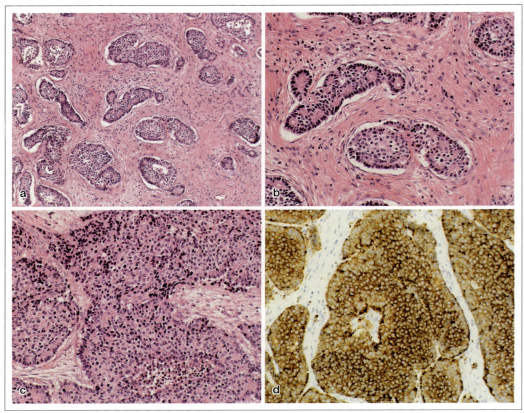

図1 カルチノイド
本症例は腺癌と共存する腫瘍で，カルチノイド，非定型的カルチノイド，大細胞神経内分泌癌に相当する像を呈する神経内分泌腫瘍成分を有する．
a：カルチノイド（NET Grade 1）．小型で異型の乏しい細胞がロゼット，類臓器構造を形成しており，カルチノイドに相当する部分である．
b：カルチノイド（NET Grade 1）．a の拡大像．小型で異型の乏しい細胞は好酸性細胞質をもち，ロゼット構造を呈する．
c：非定型的カルチノイド（NET Grade 2）．a, b と同一症例．a, b に比べて核異型が増し，核分裂像もみられる．
d：非定型的カルチノイド（NET Grade 2）．a〜c と同一症例．synaptophysin が強陽性である．

高悪性度神経内分泌癌
（high-grade neuroendocrine carcinoma）

疾患の概要

- 小細胞癌と大細胞神経内分泌癌を含む．
- NET Grade 3 にほぼ相当する．

臨床所見

好発年齢
- 幅広い年齢層に起こる．

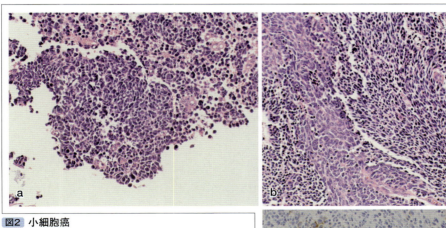
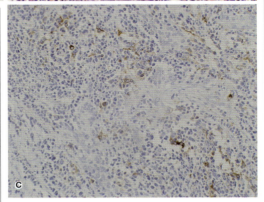

図2 小細胞癌
a：肺小細胞癌と同様の組織像を呈する．卵円形から短紡錘形の小型悪性細胞からなり，細胞質は乏しく核の木目込み像がみられる．
b：短紡錘形の小型悪性細胞からなり，細胞質は乏しく，クロマチンは繊細顆粒状で核小体は目立たない．扁平上皮癌成分と混在している．
c：chromogranin A に陽性である．

■ 臨床症状

- 不正出血，帯下，子宮頸部腫瘤を呈することが多い．
- 産生分泌されるアミン，ペプチドホルモンによって，まれに腫瘍随伴症候群を起こすことがある．

病理所見

■ 組織学的所見

小細胞癌

- 肺小細胞癌と同様の組織像を呈する．
- 腫瘍細胞は単調に増殖し非常に細胞密度が高く，びまん性ないしは神経内分泌/類臓器構造を呈する．
- 構成細胞は卵円形から短紡錘形の小型悪性細胞からなり，細胞質は乏しく核の木目込み像（nuclear molding）が特徴的である．クロマチンは繊細顆粒状で核小体は目立たない 図2a, b．
- 多数の核分裂像とアポトーシス像，広範な壊死，脈管侵襲，神経周囲浸潤が目立つ．
- 小細胞癌の診断は HE 所見でなされ，必ずしも神経内分泌マーカー（chromogranin A, synaptophysin）陽性所見を必要としない．
- 腺癌や扁平上皮癌と合併することがある．

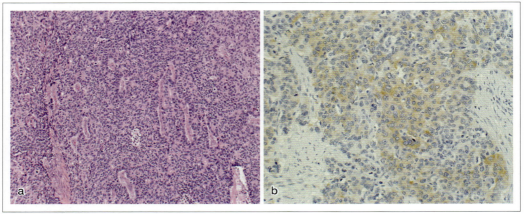

図3 大細胞神経内分泌癌
a：大型の腫瘍細胞が単調に増殖し，びまん性ないしは神経内分泌/類臓器構造を呈する．
b：synaptophysin に陽性である．

大細胞神経内分泌癌
- 腫瘍細胞は単調に増殖し，びまん性ないしは神経内分泌/類臓器構造を呈する 図3a．
- 構成細胞は豊富な細胞質，大型の核，粗造なクロマチン，顕著な核小体を特徴とする．
- 多数の核分裂像と広範な壊死が目立つ．
- 大細胞神経内分泌癌の診断は神経内分泌構造と構成細胞の特徴を基に，神経内分泌マーカー（chromogranin A, synaptophysin）陽性所見を参考にする．
- しばしば腺癌と合併する．

■ 免疫組織化学

- 小細胞癌，大細胞神経内分泌癌ともに，通常は神経内分泌マーカー（chromogranin A, synaptophysin）が陽性である 図2c, 3b．
- 小細胞癌の中には神経内分泌マーカー（chromogranin A, synaptophysin）が陰性のものがある．
- CD56 と synaptophysin は小細胞癌の感度の高いマーカーであるが，CD56 の特異性は低い．
- 小細胞癌が TTF-1 陽性を示すことはまれではなく，肺小細胞癌の転移と即断してはならない．

鑑別診断

▶小細胞癌と大細胞神経内分泌癌

- 小細胞癌にしては細胞質が豊富で比較的大型の細胞から構成されていても，核所見が小細胞癌の特徴を呈するときは小細胞癌と診断する．
- 小細胞癌と大細胞神経内分泌癌の中間的な形態を呈する腫瘍も存在するが，その取り扱いについての一定の見解はない．

```
子宮頸部神経内分泌細胞腫瘍
  ├→ 神経内分泌構造/類臓器構造（＋），chromogranin A/synaptophysin 陽性
  │    ├─ 核異型軽度，核分裂（－），壊死（－） ────────────→ カルチノイド 図1a, b
  │    ├─ 核異型やや高度，核分裂（＋/－），壊死（＋/－） ──→ 非定型的カルチノイド 図1c, d
  │    └─ 核異型高度，核分裂（＋＋），壊死（＋＋），小細胞癌の特徴（－） → 大細胞神経内分泌癌 図3
  └─ 小細胞癌の特徴（核の木目込み像，繊細顆粒状クロマチン，核小体なし） → 小細胞癌 図2
```

▶ **大細胞神経内分泌癌と腺癌，扁平上皮癌**

- 神経内分泌/類臓器構造と大細胞神経内分泌癌の特徴的な細胞所見を注意深く同定し，神経内分泌マーカーである chromogranin A，synaptophysin 陽性所見が得られた場合に大細胞神経内分泌癌と診断する．
- 腺管形成，角化，細胞間橋などの腺や扁平上皮への分化の有無を注意深く観察する．
- 明らかな腺癌や扁平上皮癌に神経内分泌マーカーの発現を認める場合もあるが，大細胞神経内分泌癌の形態所見がない限りは神経内分泌癌と診断しない．

▶ **神経内分泌癌を混在する腺癌**
（adenocarcinoma admixed with neuroendocrine carcinoma）

- 腺癌と神経内分泌癌が混在する場合は両者の混合癌と診断する．
- 混合癌の診断は一般には両成分が 30％ 以上占める場合になされる．

予後

- 早期病変でも予後不良である．

（大石善丈）

endometrial carcinoma and related lesions
子宮内膜癌と関連病変

疾患の概要

- 内膜に発生する上皮性悪性腫瘍であり、その85%は類内膜癌が占める 表1, 2.
- 内膜癌は臨床病理学的特徴からⅠ、Ⅱ型に分けられる.
- Ⅰ型腫瘍の典型例は類内膜癌 Grade 1, 2 で、子宮内膜異型増殖症を経て多段階発癌を示す. その発生にはプロゲステロンの分泌不全を伴うエストロゲン刺激の持続が関与し、比較的若年者に発生しⅠ期症例が多く、予後良好である. リスク因子として、肥満、糖尿病、排卵障害、不妊、初経年齢が若い、閉経年齢が遅いことが知られている.
- Ⅱ型腫瘍の典型は漿液性癌で、内膜増殖症を伴わず、萎縮性内膜を背景に高齢者

表1 子宮内膜癌の分類（子宮体癌取扱い規約 第3版）

子宮内膜癌（endometrial carcinoma）
a) 類内膜腺癌（endometrioid adenocarcinoma）
　◆変異型
　　(1) 扁平上皮への分化を伴う類内膜腺癌（endometrioid adenocarcinoma with squamous differentiation）
　　(2) 絨毛腺管型類内膜腺癌（endometrioid adenocarcinoma, villoglandular variant）
　　(3) 分泌型類内膜腺癌（endometrioid adenocarcinoma, secretory variant）
　　(4) その他（others）
b) 粘液性腺癌（mucinous adenocarcinoma）
c) 漿液性腺癌（serous adenocarcinoma）
d) 明細胞腺癌（clear cell adenocarcinoma）
e) 扁平上皮癌（squamous cell carcinoma）
f) 移行上皮癌（transitional cell carcinoma）
g) 小細胞癌（small cell carcinoma）
h) 未分化癌（undifferentiated carcinoma）
i) 混合癌（mixed carcinoma）

表2 子宮内膜腫瘍および前駆病変（WHO分類 2014）

Epithelial tumours and precursors

Precursors
　Hyperplasia without atypia
　Atypical hyperplasia/Endometrioid intraepithelial neoplasia

Endometrial carcinomas
　Endometrioid carcinoma
　　Squamous differentiation
　　Villoglandular
　　Secretory

Mucinous carcinoma

Serous endometrial intraepithelial carcinoma

Serous carcinoma

Clear cell carcinoma

Neuroendocrine tumours
　Low-grade neuroendocrine tumour
　　Carcinoid tumour
　High-grade neuroendocrine carcinoma
　　Small cell neuroendocrine carcinoma
　　Large cell neuroendocrine carcinoma

Mixed cell adenocarcinoma

Undifferentiated carcinoma

Dedifferentiated carcinoma

Tumour-like lesions
　Polyp
　Metaplasias
　Arias-Stella reaction
　Lymphoma-like lesion

- に発生し，進行が速く予後不良である．
- Ⅰ型とⅡ型腫瘍が併存する例，二者の中間的形態を示す例があり，Ⅰ型腫瘍が悪性度を増していく例もあると考えられる．
- 組織学的Grade分類の対象は類内膜癌と粘液性癌のみである（類内膜癌の項を参照）．
- Lynch症候群では大腸癌に次いで内膜癌の頻度が高く，ほとんどは類内膜癌である．その特徴として，若年者，体下部発生，同時性卵巣明細胞癌，組織学的に腫瘍周囲や腫瘍内リンパ球浸潤，未分化癌の併存が挙げられる．
- 子宮体癌のほとんどを内膜癌が占めるが，わが国での体癌の5年生存率は89%である．

染色体・遺伝子異常

- Ⅰ型腫瘍とⅡ型腫瘍では異なる遺伝子異常を示す．
- 類内膜癌で最も高頻度にみられるのは*PTEN*遺伝子異常である．マイクロサテライト不安定性，*KRAS*，*CTNNB1*（β-catenin遺伝子）の異常を示す例もある．*TP53*変異は20%未満の症例でみられるにすぎない．
- 漿液性癌のほとんどに*TP53*変異がみられる．*p16*（*p16*^{INK4a}）遺伝子不活性化も半数未満にみられる．一方，*PTEN*，*KRAS*，*CTNNB1*遺伝子異常やマイクロサテライト不安定性はまれである．

類内膜癌（endometrioid carcinoma）
同義：類内膜腺癌（endometrioid adenocarcinoma）

臨床所見

■好発年齢
- 閉経前後に好発する．そのピークは50代であるが，40歳未満に発生する例もある．

■臨床症状
- 主訴は不正出血が多いが，腹痛のこともある．

■画像所見
- MRI T2強調像で，正常内膜よりやや低信号を示す内膜の肥厚ないし腫瘍として観察される．T1強調像では子宮筋層と同程度の低信号を示し，拡散強調像では高信号を呈し，ADC値が低下する．

病理所見

■肉眼所見　
- 内膜腔側に隆起する外方性発育，隆起は軽度で筋層内に浸潤する内方発育があり，それぞれ限局型，びまん型に分ける．

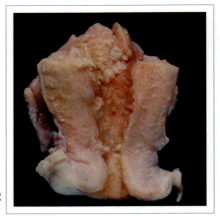

図1 類内膜癌の肉眼像
子宮底部内膜に外方性発育を示す限局性乳頭状腫瘍を認める．

■ 組織学的所見

- 子宮内膜腺類似異型腺管が間質浸潤を示し増殖する．腺管の癒合（篩状構造）による間質の消失，間質の線維形成性反応，正常内膜間質の壊死組織による置換が間質浸潤所見であるが，異型細胞が著しい乳頭状発育を示す場合も類内膜癌と診断する（高度構造異型）図2a．

- 腺腔を形成せずに充実性に増生する腺癌成分の割合により Grade を3段階に分類する．すなわち，充実性成分が5%以下を Grade 1（G1），6%以上50%以下を Grade 2（G2），50%を超える場合を Grade 3（G3）とする 図2b．

- 核異型が著明な場合には Grade を1段階上げる．ただし，通常類内膜癌では構築と細胞異型がほぼ相関するため，構築が Grade 1 に相当するにもかかわらず核異型が高度である場合や，免疫組織化学的に p53 発現異常（びまん性強陽性ないし完全陰性）を認める場合には漿液性癌の可能性や併存を考慮する必要がある．

- 『子宮体癌取扱い規約（第3版）』や WHO 分類で亜型とされている扁平上皮への分化，絨毛腺管型，分泌型以外に，粘液性分化，線毛（卵管）上皮変化，紡錘形変化，索状および硝子化，Sertoli 細胞類似など多彩な像を示す．

- 絨毛腺管型類内膜癌は，きわめて狭い間質を有する絨毛構造を形成し，類内膜癌 Grade 1 に分類される．構成する細胞の異型が軽度である点が漿液性癌とは異なる．

- 索状硝子化型類内膜癌は，硝子化を示す間質内に腫瘍細胞が主に索状に配列する．腫瘍細胞の異型が乏しい点が癌肉腫とは異なる．

- MELF（microcytic elongated and fragmented）パターンとして知られる筋層浸潤形式は，リンパ管侵襲を示す頻度が高いが，名称が示すように腫瘍細胞が扁平化や断片化し間質の炎症細胞浸潤を伴うことから，浸潤が見過ごされやすい 図2c, d．

- 子宮腺筋症合併例では，子宮内膜癌が単に腺筋症へ進展しているのか，筋層に浸潤しているのかを組織学的に判定することが重要である．前者の予後は内膜限局の場合と同様で，筋層浸潤には含めない．

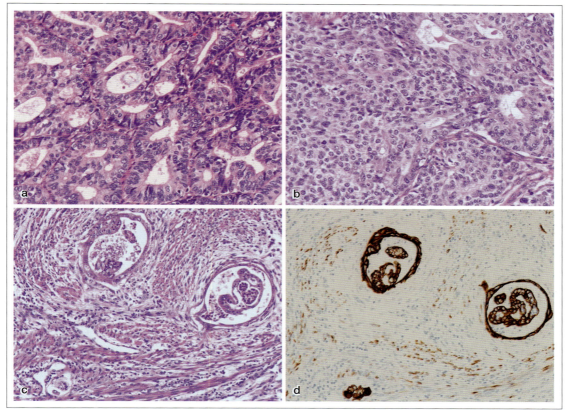

図2 類内膜癌
a：Grade 1．異型内膜腺が癒合管状構造すなわち間質浸潤性に増殖している．充実性成分はほとんど認めない．
b：Grade 3．充実性増殖を示す成分と明瞭な腺管構造が混在し，前者が量的に優位である．二者の核所見は類似している．
c：MELF パターン浸潤．筋層に浸潤する腫瘍細胞は扁平化や断片化し，周囲に炎症細胞浸潤を伴う．
d：免疫染色．c の扁平化した細胞は CAM5.2 陽性であり，リンパ管ではなく上皮性腫瘍細胞であることが確認できる．

■ 免疫組織化学

- 多くが estrogen receptor（ER），progesterone receptor（PgR）陽性，p53 発現異常は認めないが，分化度の低い腫瘍では ER，PgR 陽性症例の割合が低下する．
- β-catenin は上皮細胞膜陽性を示すが，20％の症例では遺伝子変異を反映し核陽性となる．
- DNA ミスマッチ修復機構異常がある症例では MLH1，MSH2 の発現が消失する．

鑑別診断

▶子宮内膜増殖症（endometrial hyperplasia），子宮内膜異型増殖症（atypical endometrial hyperplasia）

- エストロゲン刺激による真の過形成性変化と，概念的な上皮内腺癌に相当する腫瘍性増殖の両者を含む診断カテゴリーである．

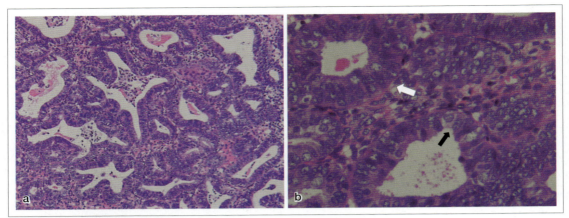

図3 子宮内膜異型増殖症，複雑型
a：内膜腺類似異型腺管の密な増殖を認めるが，間質浸潤は欠く．
b：aの強拡大．細胞異型，すなわち核の水胞状腫大，明瞭な核小体，細胞の配列の乱れを認める（⇨）．卵管上皮化生を示す腺管もみられる（➡）．

- 組織学的に，大小不同を示す不規則な形の腺の増殖により，間質に対する腺の割合が増加した領域的病変である．腺の子宮内腔に向かう規則的な配列は乱れる．腺上皮細胞は増殖期子宮内膜腺に類似することが多いが，化生性変化やプロゲステロン（内因性・外因性）の影響で核下・核上空胞を有する（いわゆる secretory hyperplasia）ことがある．
- 子宮内膜増殖症は，細胞異型を示さない子宮内膜非異型増殖症と細胞異型を示す子宮内膜異型増殖症とに分類されるが，子宮内膜非異型増殖症の「非異型（non-atypical）」はしばしば省略されることがある．癌への進展あるいは併存のリスクは，構造より細胞異型と関連する．細胞異型とは，核が基底膜に対して方向性を呈さずに不規則に重層化して配列する極性の乱れ，核腫大，細胞質に対する核の比（N/C 比）の増大，核の大きさと形の不均一化，核クロマチンの不均一な分布や核縁への凝集による核膜の肥厚と核の水胞状変化，大型の核小体の出現である 図3．
- 構造から単純型と複雑型に分けられる．単純型では腺管の占める面積が間質に対して1：1から2〜3：1，複雑型ではより腺管の割合が増す 図4．単純型異型増殖症はきわめてまれである．

▶子宮内膜上皮内腫瘍（endometrial intraepithelial neoplasia：EIN）

- 子宮内膜増殖症に替わる用語として，モルフォメトリーや分子生物学的手法を用いた解析の結果に基づき Mutter によって定義された．真の腫瘍性増殖を認識する点で子宮内膜増殖症とは必ずしも同一ではないが，WHO 分類 2014 では，子宮内膜異型増殖症とまとめた項目に分類されている．
- 組織学的に，腺管の領域（上皮と腺管内腔の合計）が間質領域よりも優位で，近隣の正常内膜腺上皮と細胞学的に明瞭な違いがある限局した病変で，病変の大きさが1mmを超えるものと定義される．
- 診断時の注意点として，周囲内膜と異なる像を呈する良性病変（内膜ポリープ，

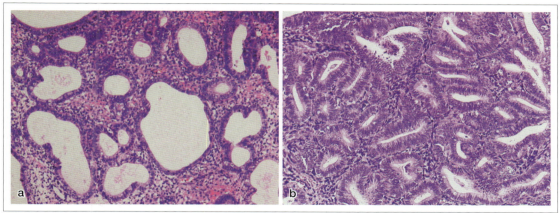

図4 子宮内膜（非異型）増殖症
a：単純型．腺管の占める面積が間質に対して2：1程度に増加している．腺は増殖期に類似し，異型は認めない．
b：複雑型．腺管が密に増殖しているが間質はかろうじて保持されている．有意な細胞異型は認めない．

分泌期内膜，再生，基底層）をEINと誤認しないこと，組織片が小さい場合にはEINの診断はできないことが挙げられる．
- 単純型非異型増殖症の5%，複雑型非異型増殖症の44%，異型増殖症の79%がEINに相当する．一方，EINの診断基準を満たす病変のうち，10%は単純型非異型増殖症，30%程度は複雑型非異型増殖症，残りが異型増殖症に相当する．

▶異型ポリープ状腺筋腫（atypical polypoid adenomyoma：APA）

- 子宮内膜腺とその周囲の平滑筋性ないし線維性増殖で構成される内膜の腫瘤形成性病変である．臨床的には子宮内膜ポリープや粘膜下筋腫が疑われる．通常径2cm以下，弾性硬であるが，径6cmに及ぶこともある．
- 好発年齢は30代後半〜40代（平均39歳）で，閉経後の患者は10%未満である．
- 患者の多くは未経妊で，不正出血，過多月経などの月経異常を主訴とすることが多い．20〜30%の患者は不妊症や肥満を合併する．
- 組織学的に，内膜腺の不規則な分岐・増生と平滑筋を主体とする間質の増生で構成される．腺上皮の核異型の程度は部位により異なり，高頻度（90%）に桑実胚様細胞巣（squamous morule）を伴う．腺管の間には短い束を形成して平滑筋線維が錯綜する 図5．
- 構成する腺の一部に腺癌に相当する構造異型を示す例では，筋層への浅い浸潤を伴うことがあり，保存的治療後の再発頻度が高いことから，APA-LMP（APA of low malignant potential）または"APA内に発生した腺癌"と呼ばれる．
- 周囲に，内膜増殖症（8.8%）や類内膜癌（8.8%）を合併することもある．この場合の予後は癌の臨床進行期による．
- 多くは良性の経過をたどるが，保存的治療後の再発や癌への進展例がある．
- 内膜癌発生のリスクは9%で，内膜異型増殖症患者での30〜45%よりは低い．

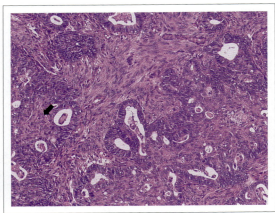

図5 異型ポリープ状腺筋腫
不整な形の内膜腺とその周囲の短い束を形成して錯綜する平滑筋線維の増殖を認める．squamous morule もみられる（➡）．

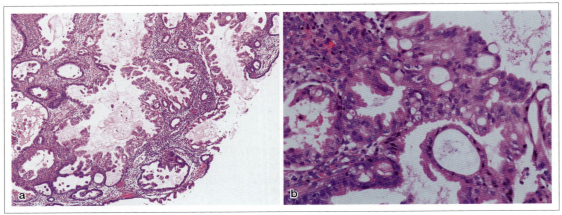

図6 papillary proliferation
a：ポリープ内に限局する乳頭状病変を認める．
b：aの強拡大．増殖する細胞には粘液性化生や好酸性化生を認め，異型はごく軽度である．

▶ papillary proliferation 図6

- 線維血管軸周囲に円柱上皮が増殖する増殖性病変である．異型はないかごく軽度で，種々の化生性変化を伴う．
- ポリープ内にみられることが多い．
- 限局性病変や複雑な乳頭状構造を示さない場合は良性であるが，複雑な分岐を示す場合や病変が広い場合には子宮内膜異型増殖症と同様のリスクがある．ただし，限られた生検検体で二者を鑑別することは困難であるため，全面搔爬が望ましい．

▶ 子宮内膜ポリープ（endometrial polyp）図7

- 内膜腺と線維性間質の限局性増生で構成される境界明瞭な隆起性病変である．
- 間質は線維性で，径が太い血管や拡張した血管を有し，間質の細胞密度の増加や核分裂像を認めることはあるが，periglandular cuffing（間質細胞が腺管に対して同心円状に配列する像）や腺の葉状構造や乳頭状増生は示さない．

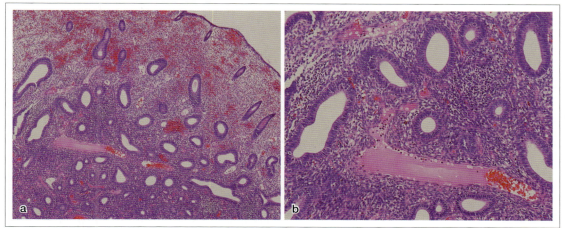

図7 子宮内膜ポリープ
a：右上に内膜表層が描出されている．内膜の基底層を中心に，不規則な配列を示す内膜腺と拡張した血管を有する線維性間質の増殖を認める．
b：強拡大像．腺は異型を欠き，間質は線維性で細胞密度が高い領域もあるが periglandular cuffing はみられない．

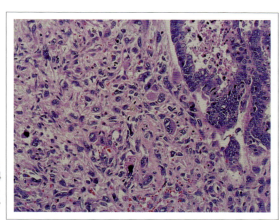

図8 癌肉腫
腺管を形成する異型細胞（癌）とその間質の紡錘形ないし多角形異型細胞（肉腫）の増殖を認める．いずれの成分も異型が高度である．

- 組織学的に，過形成型，萎縮型，機能型，頸管腺-内膜腺混合型，腺筋腫型と広範なバリエーションがあるが，これらを区別する臨床的意義はない．
- 40代に好発し，不正出血の原因となりうる頻度の高い病変である．
- タモキシフェン療法の既往を有する患者で頻度が高く（28～36%），大型化する傾向がある．

▶ **癌肉腫（carcinosarcoma）** 図8

- 癌とその間質の肉腫成分の混在する腫瘍で，ほとんどが癌の間葉形質転換である．
- 癌，肉腫ともに少なくとも一部には高異型度の成分を含み，癌と肉腫の割合は部位によって異なる．異所性成分（横紋筋，軟骨，脂肪への分化を示す悪性細胞）を含むこともある．
- 内膜にポリープ状腫瘤を形成し，下垂して外子宮口から腟内に突出することもあ

子宮内膜癌と関連病変

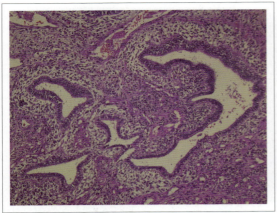
図9 腺肉腫
大きさや形態が不揃いの腺管とその周囲の periglandular cuffing を認める.

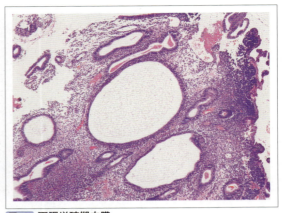
図10 不調増殖期内膜
増殖期内膜腺の間に, 局所的に腺管の囊胞状拡張を認める. 内膜腺の内腔に向かう方向性は保たれている.

る. 腫瘍の割面は脆く, 壊死や出血を伴う.
- 高齢者に好発し, 5年生存率はⅠ期40〜60%, Ⅱ期で25%, Ⅲ期では15〜20%である.
- タモキシフェン療法 (乳癌), 長期エストロゲン療法, 放射線照射はリスク因子である.

▶腺肉腫 (adenosarcoma) 図9

- 良性腺上皮と肉腫からなる低悪性腫瘍である.
- 腺は大きさや形態が不揃いの囊胞状拡張, 葉状凹凸を示す. 上皮は通常増殖期内膜腺に類似するが, 子宮内膜増殖症に類似した腺の密在や細胞異型, 分泌期様変化, 扁平上皮への分化を認めることもある. 肉腫成分の異型は軽度で, 核分裂像は1/10HPFのこともあるが, periglandular cuffing を認める. 異所性間質成分 (横紋筋や軟骨) がみられることもある.
- 上皮成分を欠く肉腫成分のみからなる領域が腫瘍の25%以上を占めるものを, 肉腫の過剰増殖を伴う腺肉腫と呼ぶ.
- 肉眼的に広い茎を有する隆起性腫瘤を形成し, 平均径5cmで, 割面は大小の囊胞形成とその周囲の充実成分からなるスポンジ状ないし浮腫状を呈する. 半数では外子宮口から腟内に突出するポリープ様病変として観察される.
- 閉経後に好発するが, 約40%は閉経前に発生する.
- タモキシフェン療法ないし骨盤内放射線照射と関連した発生例がある.

▶不調増殖期内膜 (disordered proliferative phase endometrium) 図10

- エストロゲン効果が遷延しプロゲステロン効果が加わらないことによる反応性変化である. 内膜腺の局所的な拡張や不規則な分岐を認める.
- 初経から間もない時期あるいは閉経直前に好発し, 単純型子宮内膜増殖症への移行型と考えられる.

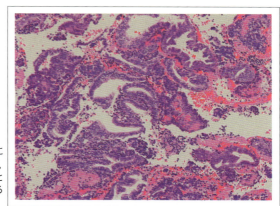

図11 内膜剥離
一見腺密度が増加しているように見える．間質細胞の核濃縮と凝集，出血，フィブリン析出から，腺との結合を失い間質が脱落していることが特徴である．

- 増殖期内膜を背景に，局所的に腺管の囊胞状拡張や腺管密度の増大を認め，その間や周囲に極性を保持した正常増殖期内膜腺が介在するが細胞異型は認めない．

▶内膜剥離（endometrial glandular and stromal breakdown）図11

- ホルモン異常に関連した出血を臨床的に機能性子宮出血というが，これに相当する組織像である．エストロゲン刺激の遷延とその後の消退により生じる無排卵性内膜剥離が80％を占め，思春期および更年期に好発する．
- 腺と間質がその結合を失い，間質の欠如や脱落により腺が密集し，一見構造異型を伴う腺の増生に類似する像を呈することがある．診断のポイントは胞体に乏しく核濃縮を示す間質細胞の凝集である．周囲には出血，間質内の核破砕物，拡張した毛細血管とフィブリン血栓を認める．個々の腺管は拡張を示すことはあっても不規則な分枝や核異型は示さない．上皮に化生変化を認めることがある．

▶内膜萎縮（endometrial atrophy）

- 閉経後出血の50〜80％は内膜萎縮による．

診断のポイント
- 類内膜癌と子宮内膜異型増殖症との鑑別点は間質浸潤の有無である．腺管の癒合による間質の消失，浸潤に対する間質の線維形成性反応，壊死組織による間質の置換が間質浸潤所見であるが，異型細胞が著しい乳頭状発育を示す場合も高度構造異型として腺癌と診断される．
- 異型腺管内の壊死や間質の泡沫様細胞浸潤は，高分化型類内膜癌や子宮内膜異型増殖症で認めることが多い．
- 細胞異型は類内膜癌の診断に必ずしも役立たない．
- 子宮内膜増殖症における細胞異型の判断（異型内膜増殖症か否か）は，弱拡大で周囲の増殖腺管と異なる所見（核密度の増加，大型核，クロマチンの濃染）を示す腺に注意してスクリーニングし，それが疑われる部分を強拡大にして再度周囲の腺管と比較する方法が実際的である．

- 萎縮内膜には，内膜そのものが薄くなり腺管が小型化し腺管密度も低下する単純性萎縮と腺管の拡張を伴う嚢胞性萎縮がある．いずれの場合も腺上皮は低円柱状ないし扁平化し1層に配列し，間質の密度は増加する．
- 搔爬検体では，内膜表層の上皮成分のみが採取され，これらの組織片の集簇があたかも構造異型に類似した配列を示すことがあるが，円柱状ないし低円柱状細胞が単層に配列し，核の偽重層化，細胞密度の増加，異型はみられない．

▶ 化生（metaplasia）

- 通常の子宮内膜ではみられない細胞分化を包括した概念で，病理総論的化生と同一ではない．"変化"という用語と同等に用いられる．
- 乳頭状合胞状，好酸性，線毛上皮，粘液上皮，鋲釘（ホブネイル），扁平上皮，分泌性，乳頭状があるが，複数の型が共存することが多い．
- 核腫大，核小体の明瞭化，変性による核濃染を認めることがあるが，多形性，N/C比の増大，核分裂像は認めない．
- 化生自体は良性変化であるが，癌の表層部や周囲にも生じる．

▶ 予後

- Grade 3の5年生存率は50%，Ⅰ期とⅡ期では80%である．

粘液性癌（mucinous carcinoma）
同義：粘液性腺癌（mucinous adenocarcinoma）

▶ 臨床所見

- 類内膜癌と同様である．

▶ 病理所見

■ 肉眼所見
- 類内膜癌と同様である．

■ 組織学的所見
- 『子宮体癌取扱い規約（第3版）』では細胞質内粘液を有する腫瘍細胞がほとんどを占める腺癌，WHO分類2014では50%以上を占める腺癌と定義されている．
- 類内膜癌と共存することが多く，類内膜癌の亜型とする考えもある．
- 多くは高分化腺癌，Ⅰ期である．細胞異型が乏しいことが多く，搔爬検体では癒合管状や乳頭状構造などの構造異型に注目しなければ癌の診断が困難なことがある．
- 小型管状構造を形成し，腺腔内や間質に好中球浸潤を伴い子宮頸部微小腺管過形成との鑑別を要することがある．

予後

- 類内膜癌と同様である.

漿液性癌（serous carcinoma）
同義：漿液性腺癌（serous adenocarcinoma）

臨床所見

■ 好発年齢
- 類内膜癌より高齢で，60歳以上に好発する.

■ 臨床症状
- 不正出血を主訴とすることが多いが，無症状で細胞診をきっかけに診断される例もある.

■ 画像所見
- 類内膜癌と同様である.

病理所見

■ 肉眼所見
- 類内膜癌と同様であるが，内膜肥厚や腫瘤を形成しないものもある.

■ 組織学的所見
- 卵巣の漿液性癌と類似する腫瘍である．乳頭状構造を示すことが多いが，管状構造や胞巣を形成することもある．腫瘍細胞は重積，内腔への突出，きわめて高いN/C比と異型を示し，核分裂像が目立つ 図12．壊死や砂粒小体を認めることもまれではない.
- リンパ管浸潤や筋層深く浸潤する傾向があり，70%の症例では診断時にすでに腫瘍が子宮外に進展（Ⅲ期以上）している.
- 子宮筋層への浸潤が1/2以内でも子宮外への転移・再発をきたすことがある.

■ 免疫組織化学
- ER陰性，p53発現異常，p16陽性を示すことが多い.

鑑別診断

▶絨毛管状構造を呈する類内膜癌

- 類内膜癌の項を参照.

▶漿液性子宮内膜上皮内癌
　（serous endometrial intraepithelial carcinoma：SEIC） 図13

- 漿液性癌と同様の著明な異型を示す上皮が，既存の内膜腺上皮を置換する．間質

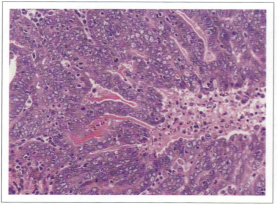

図12 漿液性癌
きわめて N/C 比が高く異型が目立つ細胞が，管状構造を呈して増殖している．腫瘍細胞の内腔への突出を認め，核分裂像も目立つ．

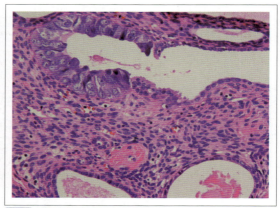

図13 漿液性子宮内膜上皮内癌
著明な異型を示す円柱上皮が既存の内膜腺上皮を置換する．背景の内膜腺は萎縮性である．

への浸潤は示さない．漿液性癌の前駆病変と考えられる病変である．
- ほとんどが閉経後にみられ，萎縮性内膜を背景に，内膜表面の狭い領域や内膜ポリープ内にみられることが多い．内膜細胞診で異型細胞が検出されても，生検や掻爬材料では病変が確認できないことがある．
- 子宮外，特に腹膜へ広がっていることがあり，その場合の予後は不良である．

▶ 予後

- 5年生存率は 33%．Ⅰ期とⅡ期でも 70% と予後不良である．
- 他の組織型と混在する場合，漿液性癌成分が 5% 以上あれば純粋型の漿液性癌と同様に予後不良である．

明細胞癌（clear cell carcinoma）
同義：明細胞腺癌（clear cell adenocarcinoma）

▶ 臨床所見

■ **好発年齢**
- 閉経後に好発する．

■ **臨床症状**
- 類内膜癌と同様，主訴は不正出血が多いが，腹痛のこともある．
- 診断時にはすでに進行していることが多い．

■ **画像所見**
- 類内膜癌と同様である．

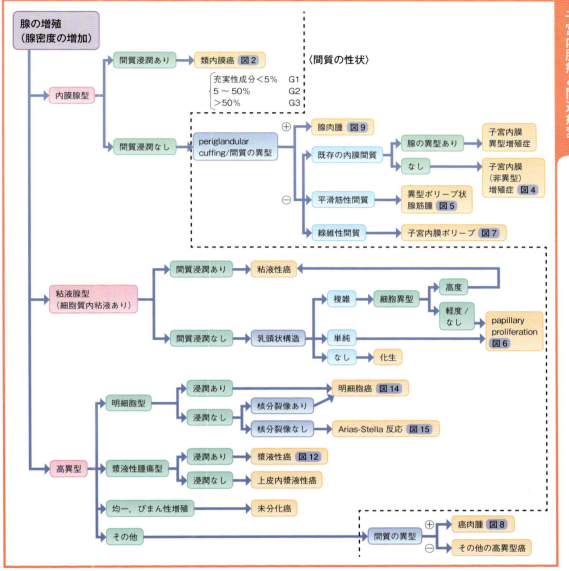

病理所見

■ 肉眼所見
- 類内膜癌と同様であり，特異な像は知られていない．

■ 組織学的所見　図14
- 淡明な細胞質を有する多角形ないし円柱状細胞ないし核が内腔側へ突出するホブネイル型細胞を主体とする腫瘍細胞が，乳頭状，管状，充実性に増生する．
- 核異型は中等度～高度であり，核の偽重層化は目立たない．核分裂像が多くないこともある．
- しばしば間質に好酸性無構造の基底膜物質の沈着を認める．

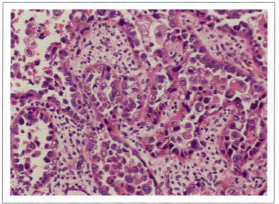

図14 明細胞癌
ホブネイル型細胞を主体とする腫瘍細胞が，乳頭状，管状構造を形成して増生している．核異型は高度で，核の偽重層化は目立たない．

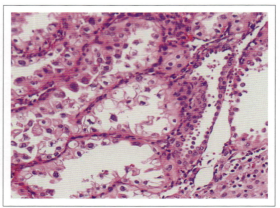

図15 Arias-Stella 反応
淡明な細胞質を有する大型細胞ないしホブネイル型の細胞で構成される腺を認める．核腫大と核の大小不同が目立ち，核クロマチンは濃縮しているが核分裂像は認めない．

■免疫組織化学

- p53 発現異常，ER 陰性，PgR 陰性を示すことが多いが，p53 発現異常の割合は漿液性癌よりも低い．

鑑別診断

▶分泌型類内膜癌（secretory type endometrioid carcinoma）

- 分泌初期の内膜腺に類似した，グリコーゲンを含む明瞭な核下・核上空胞を有する円柱状腫瘍細胞の管状ないし乳頭状構造を呈する浸潤性増殖で構成される腫瘍である．
- 核異型は軽度で，ホブネイル型腫瘍細胞は認めない．純粋な分泌型類内膜癌はまれで，周囲に通常型類内膜癌成分を認めることが多い．

▶ Arias-Stella 反応（Arias-Stella reaction）図15

- 妊娠，絨毛性疾患，ホルモン療法（黄体ホルモン大量療法）時に内膜腺にみられる反応性変化である．
- 腺上皮細胞は大型化，細胞質の淡明ないし好酸性変化，核腫大と核の大小不同，核の内腔への突出および重層化，核クロマチンの濃縮を示す．内膜腺の拡張により，間質が狭小化し，腺管の back to back 配列を示すことがある．浸潤性増生を欠き Arias-Stella 反応を示さない内膜腺と混在し，核分裂像をほとんど認めず，間質には部分的であっても脱落膜反応を認める．

予後

- 漿液性癌と類内膜癌 Grade 3 との中間で，5 年生存率は 40%，Ⅰ期とⅡ期では 80% である．

未分化癌（undifferentiated carcinoma）

臨床所見

■ 好発年齢
- 年齢は30〜80歳と広く分布し，平均50歳である．

■ 臨床症状
- 類内膜癌と同様である．
- 半数以上が進行癌として診断される．

病理所見

■ 肉眼所見
- 特徴的な肉眼像はない．

■ 組織学的所見
- 組織学的に分化方向が不明瞭な癌腫である．中型ないし大型で均一な細胞の充実性ないし索状配列で構成される．腫瘍細胞の結合は緩く，N/C比は高く，核小体や核分裂像，壊死が目立つ．ラブドイド細胞や多形性がみられることがある．
- 類内膜癌（Grade 1，Grade 2）と比較的明瞭な境界を示して併存することが多く，その場合は"脱分化癌"と呼ばれる 図16．
- 脱分化癌では，内膜内腔側（腫瘍表層に）に類内膜癌が，その深部に未分化癌を認める傾向にあり，術前の生検では類内膜癌成分のみが採取されることがある．
- 未分化癌は類内膜癌 Grade 3 との鑑別，脱分化癌は未分化癌成分の量により類内膜癌 Grade 2 ないし類内膜癌 Grade 3 との鑑別が重要である．類内膜癌では，腫瘍細胞の結合性が良好で，充実性成分と管腔形成成分が混在し，二者の核所見が類似している．これに対し，未分化癌では細胞の結合性が緩く，脱分化癌にお

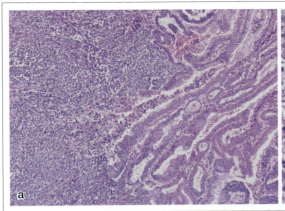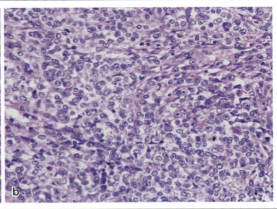

図16 脱分化癌
a：子宮内膜に，管状構造が明瞭な成分（類内膜癌 Grade 1）（右）とびまん性に増殖する腫瘍を認め，二者の境界は明瞭である．
b：aの未分化成分の強拡大．N/C比が高い異型細胞がびまん性に増殖する．腫瘍細胞は明瞭な核小体を有し，均一な印象であり，結合性は緩い．

ける充実性成分は，管腔形成成分に比して異型が高度で，管腔形成成分と比較的明瞭な境界を示して領域的に分布する．

■ 免疫組織化学
- cytokeratin 陽性例は約 50% で，少数の腫瘍細胞が巣状に陽性を示すことが多い．
- EMA 陽性を示すことが多いが，その場合も陽性細胞は少数で巣状に分布する．
- vimentin 陽性を示す．
- ER および PgR は陰性である．
- 内分泌マーカー陽性例もある．

予後

- 5 年生存率は 25% で，類内膜癌 Grade 3（5 年生存率は 70%）より不良である．

神経内分泌腫瘍（neuroendocrine tumor：NET）

- まれな腫瘍で，通常の内膜癌が神経内分泌方向への分化を示すことによって起こる．
- 分類方法など基本的には頸部の場合と同様なので，「子宮頸部内分泌腫瘍」の項を参照されたい．

混合細胞腺癌（mixed cell adenocarcinoma）
同義：混合癌（mixed carcinoma）

- 『子宮体癌取扱い規約（第 3 版）』では複数の組織型が混在（少ない成分が 10% 以上を占める）する腫瘍を，WHO 分類 2014 では 2 種類以上の組織型で構成され，少なくとも一方がⅡ型内膜癌であり，かつ少ない成分が 5% を超える腫瘍をさす．
- いずれの場合も，含まれる組織型と割合を明記することが重要である．

（清川貴子）

endometrial stromal sarcoma and related lesions

子宮内膜間質肉腫と関連病変

疾患の概要

- 子宮内膜間質腫瘍は，内膜の増殖期間質細胞に由来あるいは内膜間質細胞への分化を示す腫瘍であるが，歴史的に疾患概念，分類，呼称の変遷を経てきた．WHO分類2014では，近年の分子遺伝学的知見も考慮し，表1 のように分類されている．各腫瘍の定義は以下のとおりである．
- 子宮内膜間質結節（ESN）は良性の内膜間質腫瘍で，明瞭な境界を有し，増殖期内膜間質細胞に類似する細胞からなる．筋層組織への腫瘍胞巣の分葉状あるいは指状突出が3mm未満，かつ3個未満までは許容されるが，脈管侵襲がみられるものは除外され，低悪性度子宮内膜間質肉腫と診断される．
- 低悪性度子宮内膜間質肉腫（LGESS）は増殖期内膜間質細胞に類似する細胞からなり，子宮筋層および/あるいは脈管への浸潤，侵襲を示す悪性腫瘍である．核分裂像の多寡は問わない．
- 高悪性度子宮内膜間質肉腫（HGESS）は高異型度の類円形細胞からなる内膜間質由来の悪性腫瘍であり，しばしば線維粘液腫様を呈する低異型度の紡錘形細胞成分を伴う．
- 未分化子宮肉腫（UUS）は子宮内膜あるいは筋層から発生する腫瘍で，高度の細胞異型を示し，特定の分化を示さないものである．
- 卵巣性索腫瘍類似子宮腫瘍（UTROSCT）は卵巣性索腫瘍類似で，内膜間質成分を欠く腫瘍である．
- HGESSには，WHO分類2003や『卵巣腫瘍取扱い規約（第2版）』でUUSと呼ばれていた腫瘍の一部が含まれる．
- UUSは，未分化子宮内膜肉腫（undifferentiated endometrial sarcoma：UES）と呼称されることもあるが，内膜間質との類似性はないため推奨されない．
- 以下に，悪性腫瘍であるLGESS，HGESS，UUSに焦点を絞って解説する．

表1 子宮内膜間質腫瘍と関連腫瘍の分類（WHO分類2014）

1. 子宮内膜間質結節（endometrial stromal nodule：ESN）
2. 低悪性度子宮内膜間質肉腫（low-grade endometrial stromal sarcoma：LGESS）
3. 高悪性度子宮内膜間質肉腫（high-grade endometrial stromal sarcoma：HGESS）
4. 未分化子宮肉腫（undifferentiated uterine sarcoma：UUS）
5. 卵巣性索腫瘍類似子宮腫瘍 （uterine tumor resembling ovarian sex cord tumor：UTROSCT）

LGESS は子宮原発の間葉系悪性腫瘍のなかでは 2 番目に頻度が高いが，他はまれで，特に UTROSCT はきわめてまれである．

染色体・遺伝子異常

- LGESS では，t(7;17)(p21;q15) 転座とそれに由来する *JAZF1-JJAZ1 (SUZ12)* 融合遺伝子が約 50% の症例で検出される．
- HGESS の典型例では，t(10;17)(q22;p13) 転座とそれに由来する *YWHAE-FAM22* 融合遺伝子が検出される．
- UUS は多様な染色体異常を示す．比較的均一な腫瘍では t(7;17) 転座が検出されることがある．

低悪性度子宮内膜間質肉腫
(low-grade endometrial stromal sarcoma：LGESS)

臨床所見

■ 好発年齢
- さまざまな年齢層に発生するが，平均は 50 代前半で，他の子宮原発肉腫よりやや若い傾向にある．

■ 臨床症状
- 不正出血，腹痛，骨盤腔内腫瘤などが多いが，無症候のこともある．
- 転移巣が発見の契機になることも少なくない．

病理所見

■ 肉眼所見　図1
- 黄色，淡褐色，あるいは灰白色の比較的軟らかな腫瘍である．
- 子宮内膜や筋層内に境界の不明瞭な多発結節や癒合結節を形成することが多い．
- 太い脈管内に腫瘍栓がみられることがある．

■ 組織学的所見　図2a〜c
- 増殖期の子宮内膜間質細胞に類似する核/細胞質（N/C）比の大きな短紡錘形細胞が，びまん性に増殖する．
- 子宮筋層内にさまざまな形状の胞巣をなして浸潤性に増殖するが，周囲の間質反応は概して乏しい．
- らせん動脈類似の小血管のまわりに，渦を巻くような配列がしばしばみられる．
- 腫瘍細胞間に硝子様の膠原線維性間質の介在が目立つこともある（collagen plaque）．
- 平滑筋分化を伴うことが少なくないが，それ以外にも横紋筋芽細胞様変化，横紋筋変化，線維粘液腫様変化，上皮様配列，性索細胞様分化，腺成分の存在など，多彩な像がみられる．

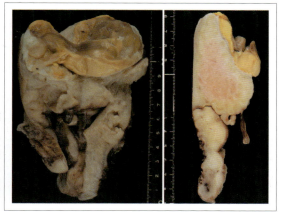

図1 低悪性度子宮内膜間質肉腫の肉眼像
本症例では，子宮底部に内膜間質結節様の境界明瞭な黄色充実性腫瘍がみられるが，周囲の子宮壁は著明に肥厚しており，白色調を呈する腫瘍組織が境界不明瞭に浸潤性に増殖している．

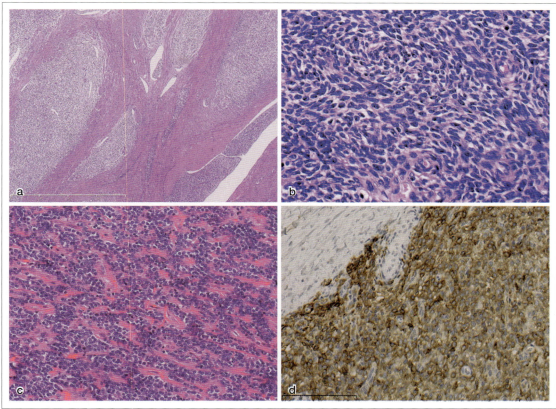

図2 低悪性度子宮内膜間質肉腫
a：組織像（弱拡大像）．筋層に分け入るような浸潤性増殖がみられ，高度の脈管侵襲を伴っている．
b：組織像（強拡大像）．増殖期子宮内膜間質細胞に類似した短紡錘形細胞が，らせん動脈様小動脈周囲を取り巻くような渦巻き状配列や流れるような配列を示して，増殖している．
c：組織像（中拡大像）．増殖期子宮内膜間質細胞類似の細胞が，硝子様間質の介在を伴って索状，胞巣状に増殖している．
d：CD10免疫染色（強拡大像）．腫瘍細胞にびまん性に陽性像がみられる．周囲の筋層はCD10陰性である．

■ 免疫組織化学

- 典型例ではCD10のびまん性陽性像を見るが 図2d，陰性例も存在する．
- estrogen receptor（ER），progesterone receptor（PgR），WT1も通常は陽性

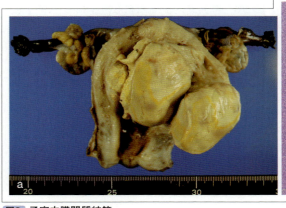
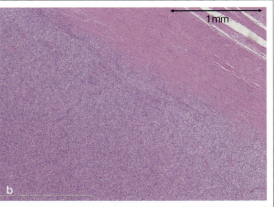

図3 子宮内膜間質結節
a：肉眼像．黄色で境界明瞭な充実性腫瘍が，子宮内腔に突出するように増殖している．
b：組織像．青色を帯びた腫瘍が，周囲の子宮筋層に対して圧排性に増殖している．境界はおおむね明瞭である．

である．

- 平滑筋分化を伴う腫瘍では，筋系マーカーである desmin, h-caldesmon, smooth muscle actin（SMA）陽性を示す．

鑑別診断

▶子宮内膜間質結節（endometrial stromal nodule：ESN）図3

- 黄色の境界明瞭な腫瘍で，子宮内腔にポリープ状に突出するように増殖することが多い．
- 組織学的には圧排性に増殖し，筋層内に3mm以上の深さの浸潤を示さない．
- 脈管侵襲はない．

▶富細胞性平滑筋腫（cellular leiomyoma）

- 腫瘍内に大きな血管を含み，周囲組織との間に裂隙形成がみられる．
- 腫瘍辺縁では周囲の子宮筋層に連続性に移行する像がみられる．
- 筋系マーカーである desmin，h-caldesmon がびまん性に陽性である．

▶腺の乏しい腺筋症（adenomyosis）

- 筋層の肥厚はみられるが，結節形成はまれである．
- 周囲に対して圧排性に増生することは少ない．
- 典型的な腺筋症像を確認することが診断上重要である．

▶腺肉腫（adenosarcoma）

- 良性上皮成分と肉腫成分からなる腫瘍で，多くはポリープ状を呈する．
- 組織学的に葉状，乳頭状増殖を示し，上皮細胞周囲に間質が密に増殖する．

▶ **腺筋腫（adenomyoma）**

- 肉眼的には平滑筋腫と類似の像を示す.
- 間質には平滑筋成分が豊富にみられ，内膜間質成分は少量である.

▶ **血管内平滑筋腫症（intravascular leiomyomatosis）**

- 筋系マーカーである desmin，h-caldesmon がびまん性に陽性である.
- 未分化神経外胚葉性腫瘍（primitive neuroectodermal tumor），胎児型横紋筋肉腫（embryonal rhabdomyosarcoma）なども鑑別に挙がるが，それらに特徴的なマーカーの発現を確認することで鑑別は可能である.

治療，予後

- 発生頻度がまれで，治療法に関する前方視的研究はほとんど行われてこなかったため，標準治療法は確立していない.
- 現在の標準術式は単純子宮全摘術および両側付属器摘出術であり，術後治療としてホルモン療法，化学療法，放射線療法などが検討される.
- 進行期が最も重要な予後因子であり，Ⅰ期とⅡ期の5年生存率は約90%，Ⅲ期では50%となる.

高悪性度子宮内膜間質肉腫
（high-grade endometrial stromal sarcoma：HGESS）

臨床所見

■好発年齢
- 28〜67歳に発症し，平均50歳である.

■臨床症状
- 不正出血，閉経後出血などのほか，骨盤内腫瘤で発症することもある.

病理所見

■肉眼所見　図4a
- 子宮内腔にポリープ状の結節を形成することが多い.
- 筋層内の腫瘤形成もみられるが，浸潤部の境界は不明瞭である.
- 割面は淡褐色から灰白色で，壊死や出血巣を伴うことが多い.

■組織学的所見　図4b, c
- N/C比の高い異型細胞が，密にびまん性，胞巣状，索状などを呈して増殖する比較的均一な腫瘍である.
- 間質は乏しいが，腫瘍内には毛細血管網が発達している.
- 管腔様あるいはロゼット様配列がしばしばみられる.

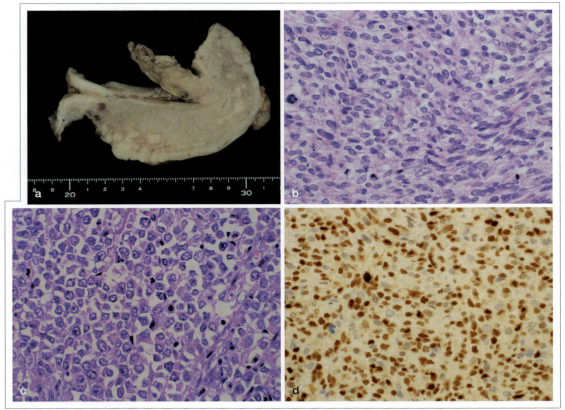

図4 高悪性度子宮内膜間質肉腫
a：肉眼像．子宮壁は著明に肥厚しており，白色調の腫瘍が境界不明瞭に，ところどころ多結節状を呈しつつ浸潤性に増殖している．内腔にポリープ状に突出する部分もみられ，同部では出血や壊死もみられる．
b：組織像．類円形から楕円形の腫瘍細胞の増殖からなり，紡錘形細胞の流れるような配列もみられる．核分裂像が目立つ．
c：組織像．類円形，多稜形の腫瘍細胞がシート状配列を示して，上皮様に増殖している．腫瘍細胞同士の接着性は低い．
d：cyclin D1 免疫染色．腫瘍細胞にびまん性に強発現がみられる．

- 高度の筋層浸潤，脈管侵襲を示す．
- 特徴的なのは，LGESS に相当する紡錘形細胞成分が混在することである．
- 高悪性度成分の腫瘍細胞は，類円形ないし上皮様を呈しており，核のクロマチンは粗く，核縁は不正で，核分裂像も多い（通常高倍率 10 視野で 10 個を超える）．

■ 免疫組織化学　図4d

- 高悪性度成分では，CD10，ER，PgR は陰性であり，cyclin D1 がびまん性に強陽性を示す．KIT（CD117）がしばしば陽性であるが，DOG-1 は陰性である．
- 低悪性度成分は，LGESS と同様である．

▶ 鑑別診断

▶ 類上皮平滑筋肉腫（epithelioid leiomyosarcoma）

- 腫瘍内に毛細血管の発達はみられない．

- 腫瘍細胞は好酸性の豊富な胞体を有し，核には多形性がみられる．
- 筋系マーカーdesmin，h-caldesmon，SMAは通常陽性である．
- CD10は通常，陰性である．

▶胃腸管間質腫瘍（gastrointestinal stromal tumor）

- 消化管以外にも大網，腸間膜，腹膜から発生することがある．
- 多くは紡錘形細胞の増殖からなるが，上皮様を呈することもある．
- DOG-1陽性である．

治療，予後

- 治療はLGESSに準じるが，ERやPgRが陰性のことが多く，ホルモン療法は推奨されない．
- 予後はLGESSより悪く，UUSよりはよい．
- 腹膜播種や肺転移をきたすことが多い．

未分化子宮肉腫（undifferentiated uterine sarcoma：UUS）

臨床所見

■好発年齢
- 閉経後に発生し，平均は60歳である．

■臨床症状
- 不正出血，骨盤腔内腫瘤で発見されることが多い．
- 2/3の症例では，病期の進行した状態（Ⅲ期あるいはⅣ期）で発見される．

病理所見

■肉眼所見
- 大きな腫瘤を形成することが多く，子宮内腔にポリープ状に増殖したり，筋層内に結節を形成する．
- 割面では灰白色調を呈し，高度の壊死や出血巣を伴う．

■組織学的所見　図5
- 筋層へ破壊性浸潤を示す．
- 多形性の強い異型細胞が，錯綜するように増殖したり，特定の配列を示さずにシート状，びまん性に増殖したりする．
- 低悪性度あるいは高悪性度内膜間質肉腫成分がみられることがあり，LGESSの脱分化が示唆される．

■免疫組織化学
- 多形性が目立つ腫瘍では，CD10，p53，cyclin D1が陽性で，ER，PgRは陰性．
- 比較的均一な腫瘍では，CD10は通常陽性で，p53，ER，PgRはしばしば陽性

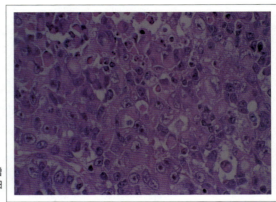

図5 未分化子宮肉腫
多形性の目立つ腫瘍細胞が密に増殖している．多核細胞や横紋筋細胞様細胞がしばしばみられる．

である．cyclin D1 は陰性．

鑑別診断

▶多形性の目立つ平滑筋肉腫（leiomyosarcoma）

- 束状増殖を示す．
- 広い好酸性胞体，葉巻様核，核周囲の空胞などがみられる．
- 筋系マーカーの desmin，h-caldesmon，SMA が通常陽性である．

▶肉腫成分過剰増殖を伴う腺肉腫
（adenosarcoma with sarcomatous overgrowth）

- 典型例では良性上皮成分が含まれる．
- 過剰増殖した肉腫成分には横紋筋肉腫をはじめとしてさまざまな成分がみられることがある．

▶癌肉腫（carcinosarcoma），未分化癌（undifferentiated carcinoma）

- これらも鑑別に挙がるが，悪性上皮成分の確認が鑑別のポイントになる．

- 子宮内膜間質腫瘍（endometrial stromal tumors：ESTs）は多彩な像を呈する腫瘍であることを理解しておく．ESTs は，①平滑筋分化，②線維粘液腫様変化，③性索様分化，④Müller 管上皮型の腺管成分，⑤横紋筋分化，⑥上皮様配列など，さまざまな変化や成分を伴うことがある．
- 治療や予後予測のためには ESTs の良悪の鑑別，悪性度の評価には浸潤性増殖の有無，破壊性浸潤の有無，腫瘍細胞の形態学的特徴などの観察が必要である．壊死，出血，核分裂像の頻度などは，必ずしも良悪や悪性度の指標にならないことに留意する．

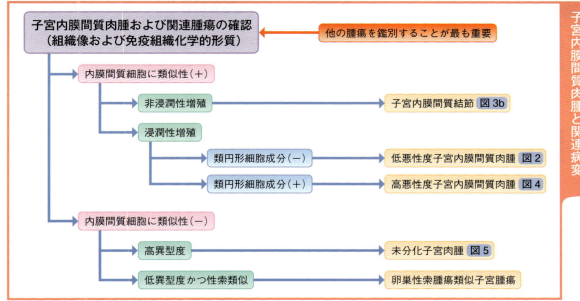

治療，予後

- 不完全摘出例やⅢ・Ⅳ期症例に対しては，化学療法や放射線療法を中心とする治療が推奨されている．
- 平均生存期間は2年未満である．

（高澤　豊）

leiomyosarcoma and related lesions
平滑筋肉腫と関連病変

疾患の概要

- 平滑筋腫瘍（smooth muscle tumor）は，平滑筋への分化を示す細胞からなる腫瘍で，平滑筋由来とみなされている．分類に関しては，WHO分類2014においてもこれまでと本質的な変更はない．ここでは 表1 のように分けて述べる．
- 平滑筋肉腫と平滑筋腫との区別は，多くの場合は容易であるが，通常の診断基準では区別が困難なものについて悪性度不明な平滑筋腫瘍（smooth muscle tumor of uncertain malignant potential：STUMP）というカテゴリーを設けている．

表1　子宮の平滑筋腫瘍の分類

1. 平滑筋肉腫（leiomyosarcoma）
   a．通常型平滑筋肉腫（usual leiomyosarcoma）/紡錘細胞型平滑筋肉腫（spindle cell leiomyosarcoma）
   b．類上皮平滑筋肉腫（epithelioid leiomyosarcoma）
   c．類粘液平滑筋肉腫（myxoid leiomyosarcoma）
2. 悪性度不明な平滑筋腫瘍
   （smooth muscle tumor of uncertain malignant potential：STUMP）
   a．通常型 STUMP（ususal STUMP）/紡錘細胞型 STUMP（spindle cell STUMP）
   b．類上皮型 STUMP（epithelioid STUMP）
   c．類粘液型 STUMP（myxoid STUMP）
3. 平滑筋腫（leiomyoma）
   a．通常型平滑筋腫（usual leiomyoma）/紡錘細胞型平滑筋腫（spindle cell leiomyoma）
   b．組織学的変異型（histological variants）
     1）活動性核分裂型平滑筋腫（mitotically active leiomyoma）
     2）富細胞平滑筋腫（cellular leiomyoma）
     3）奇怪な形の核を伴う平滑筋腫（leiomyoma with bizarre nuclei）
     4）類上皮平滑筋腫（epithelioid leiomyoma）
     5）類粘液平滑筋腫（myxoid leiomyoma）
     6）脂肪平滑筋腫（lipoleiomyoma）
   c．増殖パターンによる変異型（growth pattern variants）
     1）びまん性平滑筋腫症（diffuse leiomyomatosis）
     2）解離性平滑筋腫（dissecting leiomyoma）・胎盤分葉状平滑筋腫（cotyledonoid leiomyoma）
     3）静脈内平滑筋腫症（intravenous leiomyomatosis）
     4）転移性平滑筋腫（metastasizing leiomyoma）

- 平滑筋腫瘍は，通常型（usual type）である紡錘細胞型（spindle cell type）から，まず類上皮型（epithelioid type）と類粘液型（myxoid type）とを分ける．紡錘細胞型平滑筋肉腫（spindle cell leiomyosarcoma），類上皮平滑筋肉腫（epithelioid leiomyosarcoma），類粘液平滑筋肉腫（myxoid leiomyosarcoma）には，それぞれ悪性としての診断基準がある．
- 良性である平滑筋腫も，類上皮型，類粘液型のほかに，活動性核分裂型平滑筋腫（mitotically active leiomyoma），富細胞平滑筋腫（cellular leiomyoma），奇怪な形の核を伴う平滑筋腫（leiomyoma with bizarre nuclei）など，普通良性腫瘍ではみられない核分裂数や細胞密度の上昇，核異型を示す組織学的変異型をとるものがある．
- 平滑筋腫には，普通の良性腫瘍ではみられない増殖パターンを示すびまん性平滑筋腫症（diffuse leiomyomatosis），解離性平滑筋腫（dissecting leiomyoma），静脈内平滑筋腫症（intravenous leiomyomatosis），転移性平滑筋腫（metastasizing leiomyoma）といった発育様式に基づく変異型もある．

染色体・遺伝子異常

- 平滑筋腫では70％程度みられる*MED12*遺伝子変異が平滑筋肉腫では10％もないため，平滑筋腫-平滑筋肉腫シークエンスを経るものは少ないと考えられている．
- 平滑筋肉腫では多くの例で多彩な染色体異常が見出されているが，疾患特異的なものは確認されていない．
- *TP53*や*P16*遺伝子の不活化や変異が検出される例もある．

通常型平滑筋肉腫（leiomyosarcoma of usual type）
同義：紡錘細胞型平滑筋肉腫（spindle cell leiomyosarcoma）

臨床所見

■ 好発年齢
- 40代以降に好発する．

■ 臨床症状
- 不正出血や下腹部痛を主訴とすることが多い．

■ 画像所見
- 画像的に特異的所見となるものは確立されていないが，典型的な平滑筋腫の像とは異なり，出血，壊死，浸潤傾向がうかがわれることが多い．
- 少なくとも「肉腫疑い」以上の術前診断で手術されてくることが多いが，「子宮筋腫」の術前診断で手術された例の中にも0.1〜0.3％の割合で平滑筋肉腫が含まれている可能性がある．

病理所見

■ 肉眼所見
- 通常単一腫瘤として存在するが，平滑筋腫を伴うこともある．その場合もほとんどの例で最大腫瘤である．
- 腫瘍-非腫瘍境界は，平滑筋腫ほど明瞭ではないことが多く，周囲筋層から容易に用手分離できないことがある．
- 割面では，内部は軟らかく，しばしば出血や壊死部分を伴う 図1 ．
- 平滑筋腫で通常みられる筋状あるいは渦巻状の模様が不鮮明化あるいは消失している 図1 ．

■ 組織学的所見
- 次の3所見のうち2所見以上が確認されることが，組織学的診断基準として最も用いられている．
    ① 地図状腫瘍細胞壊死（geographic tumor cell necrosis） 図2a
    ② 核分裂像≧ 10/10HPF 図3
    ③ 中等度以上の核異型を有する腫瘍細胞のびまん性増殖 図3
- 細胞密度の上昇，異常核分裂像の出現，浸潤性境界などもしばしば観察される悪性を疑うべき所見であるが，これらは良性の平滑筋腫でも示すことがあり，診断基準として必要十分な所見とはされていない．
- 脈管侵襲をみることがある．

■ 免疫組織化学
- 筋系マーカーである desmin, h-caldesmon, smooth muscle actin（SMA）は，多くの腫瘍細胞が陽性所見を示すが，時にマーカーの一部の発現が減弱している例もある．複数のマーカーについて検討し，総合的に判断することが必要である．
- estrogen receptor（ER），progesterone receptor（PgR）は，症例により種々であるが，腫瘍細胞の多くで陰性化している例もある．
- 内膜間質細胞マーカーであるCD10が時に一部陽性になる例もあるが，染色強度は概して弱い．
- 増殖マーカーのKi-67陽性率は症例によりさまざまであるが，多くの例で15%

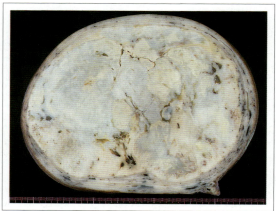

図1 通常型平滑筋肉腫の肉眼像
割面では筋状あるいは渦巻状の模様が不鮮明化し，出血や壊死巣が不規則に散在している．
（本山悌一．平滑筋腫瘍．石倉浩ほか編．子宮腫瘍病理アトラス．東京：文光堂；2007. p.263.）

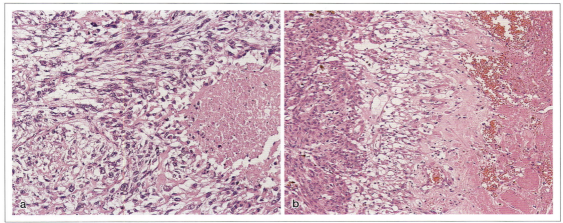

図2 平滑筋肉腫と平滑筋腫にみられる壊死
a：地図状腫瘍細胞壊死．壊死部は生きた腫瘍組織の中に突如として現れる．面積が小さい巣だけの場合も少なくないので，見落とさないよう注意が必要である．
b：梗塞型壊死（硝子様壊死）．右側の出血を伴う壊死組織と左側の生きた平滑筋腫組織との間に肉芽組織ができている．この部はやがて線維化～硝子化へと変化していく．

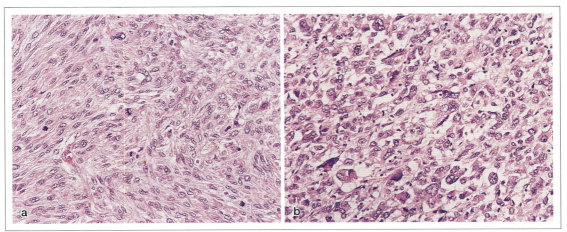

図3 通常型平滑筋肉腫
a：核異型は中等度であるが，核分裂像が多数みられる．　　b：核異型が高度であり，核分裂像もみられる．

　　以上である．
- p53，p16 の過剰発現を示す例もある．

鑑別診断

▶通常型平滑筋腫 (leiomyoma of usual type)

- 腫瘍細胞は紡錘形で，次の3項目をすべて満たす．
    ① 地図状腫瘍細胞壊死：無
    ② 核分裂像＜ 4/10HPF（多くは＜ 2/10HPF）
    ③ 核異型：無～軽度

▶活動性核分裂型平滑筋腫（mitotically active leiomyoma）

- 核分裂像が4〜15/10HPFと増加している平滑筋腫をいう．
- 細胞密度は高いこともあるが，核異型はあっても軽度，地図状腫瘍細胞壊死はない．
- 妊娠中，黄体期あるいはプロゲステロン剤使用中であることが多い．

▶富細胞平滑筋腫（cellular leiomyoma），卒中性変化を伴う平滑筋腫（leiomyoma with apoplectic change）

- 富細胞平滑筋腫は細胞密度が高い平滑筋腫をいう．出血性梗塞を伴う平滑筋腫を卒中性変化を伴う平滑筋腫と称するが，肉眼的に肉腫を思わせることがある．富細胞平滑筋腫を背景とすることが多い．
- 細胞密度が高くなるほど割面が軟らかく黄色調に見え，卒中性変化があるとそこに出血部分が加わる．
- 浸潤性境界を伴うことが少なくなく，そのため腫瘍−非腫瘍境界が不鮮明になることがある．
- 核異型に乏しく，核分裂像は4/10HPF未満で，地図状腫瘍細胞壊死は認めない．
- 卒中性変化を伴う平滑筋腫は，妊娠中や産褥期あるいは経口避妊薬使用中に多い．

▶奇怪な形の核を伴う平滑筋腫（leiomyoma with bizarre nuclei）

- 好酸性の細胞質と多形性の核を有する大型異型細胞を含む平滑筋腫をいう．異型平滑筋腫（atypical leiomyoma）は同義であるが，この名称は腫瘍の性格について誤解を招きかねないので，使われない方向にある．
- 大型異型細胞からなる巣が多発するが，背景には典型的な通常型平滑筋腫の像がみられる 図4 ．
- 核分裂像が10/10HPF以上になることはなく，地図状腫瘍細胞壊死も認めない．

▶悪性度不明な平滑筋腫瘍（smooth muscle tumor of uncertain malignant potential：STUMP）

- 通常の診断基準では平滑筋肉腫の基準は満たさないものの，平滑筋腫とも言い切れないものをいう．主として紡錘形の細胞よりなる平滑筋腫瘍に関しては，次のものがSTUMPに該当する．
    ① 地図状腫瘍細胞壊死様の変化はあるが核異型に乏しく，核分裂像も10/10HPF未満のもの
    ② 高度の核異型を有する細胞がびまん性に認められるが，地図状腫瘍細胞壊死はなく，核分裂像も10/10HPF未満のもの
    ③ 地図状腫瘍細胞壊死も核異型も認められないが，核分裂像が15/10HPF以上と著しく増加しているもの
- STUMPと診断された例で，臨床経過により結果的に平滑筋肉腫であることが判明したものは，10〜40％程度と推測される．
- STUMPの診断は，境界悪性腫瘍や低悪性度腫瘍を意味するものではない．

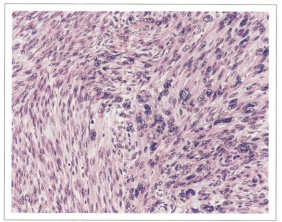

図4 奇怪な形の核を伴う平滑筋腫
右側に核異型を伴う大型細胞の集合がみられるが，左側には異型を欠く紡錘形細胞の束状増殖からなる通常型平滑筋腫の像がみられる．

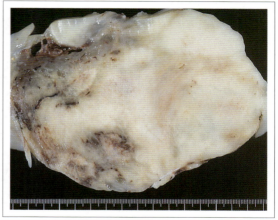

図5 類上皮平滑筋肉腫の肉眼像
筋状あるいは渦巻状の模様がほとんど消失し，黄白色調で均質化した面が増え，光沢感も出ている．

予後

- 全病期を通しての5年生存率はよくても30％程度，Ⅰ期に限ると50％程度である．
- 再発は2年以内に起こることが多い．血行性肺転移による再発が最も多く，次いで骨盤内局所再発が続く．

類上皮平滑筋肉腫（epithelioid leiomyosarcoma）

臨床所見

- 通常型平滑筋肉腫と異なる特異的な所見は知られていない．

病理所見

肉眼所見
- 腫瘍-非腫瘍境界が不整であることが多い．
- 割面では内部は軟らかく，出血や壊死部分を伴うが，通常型ほど顕著ではない．
- 筋状あるいは渦巻状の模様はみられず，黄白色調で光沢感がある 図5 ．

組織学的所見
- 腫瘍細胞は多辺形で，好酸性で豊富な細胞質をもつか，淡明化した細胞質をもつ 図6 ．
- 腫瘍細胞は，シート（sheet）状，胞巣（nest）状あるいは索（cord）状に並ぶ．時に網状（plexiform）に配列する．
- 次のいずれかの所見が確認されるときには，類上皮平滑筋腫瘍においては確実な肉腫と診断される．

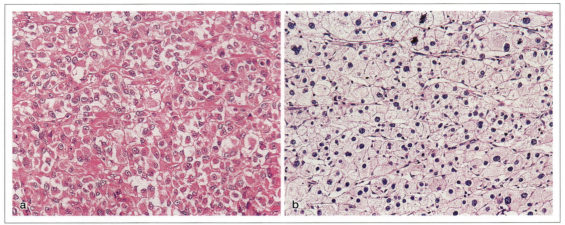

図6 類上皮平滑筋肉腫
a：好酸性の豊富な細胞質をもつ類上皮平滑筋肉腫細胞　　b：淡明で広い細胞質をもつ類上皮平滑筋肉腫細胞

① 地図状腫瘍細胞壊死，② 核分裂像≧5/10HPF
- 核異型は必ずしも高度ではないが，びまん性に中等度以上の異型を示す場合，核分裂像が3/10HPF以上5/10HPF未満のものも肉腫として扱われる．

■ 免疫組織化学
- desmin，h-caldesmon，SMA は基本的に陽性所見を示すが，マーカーの一部の発現が著しく減弱する例がある．しかし，その場合も明瞭な陽性細胞が完全に消失することはない．また，非上皮性細胞マーカーである vimentin が多くの細胞で陽性となる．淡明細胞ではいずれの免疫染色においても陽性所見は不明瞭なことがある．
- ER，PgR は，症例により種々であるが，多くの腫瘍細胞で陰性化している例がある．
- CD10 が陽性を示すことはまずない．
- 上皮マーカーである cytokeratin（CK），特に CK8/18 が陽性になることがある．
- HMB-45 抗体でまれに陽性に染まることがあるが，Melan-A が陽性になることはない．
- human placental lactogen（hPL）や inhibin が陽性となることはない．
- Ki-67 陽性率は10〜20%程度の例が多い．

鑑別診断

▶類上皮平滑筋腫（epithelioid leiomyoma）
- 地図状腫瘍細胞壊死を欠き，核異型はないか，あっても軽度で，核分裂像は3/10HPF 未満である．

▶悪性度不明な類上皮平滑筋腫瘍（epithelioid STUMP）
- 類上皮平滑筋腫瘍においては，STUMP の診断は地図状腫瘍細胞壊死が認めら

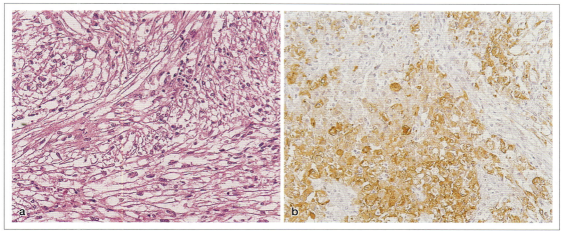

図7 血管周囲性類上皮細胞腫（PEComa）
a：細胞質が淡明化したり，紡錘形となった腫瘍細胞が束状に増殖したりして，平滑筋腫瘍にきわめてよく似た像を示すことがある．
b：相当数の細胞が Melan-A 陽性となる．平滑筋腫瘍で Melan-A 陽性となることは原則としてない．

れないもので，核分裂像が 3/10HPF 以上 5/10HPF 未満か核異型が中等度以上のいずれかのものに適用する．

▶血管周囲性類上皮細胞腫（perivascular epithelioid cell tumor：PEComa）

- 淡明な細胞の増殖や紡錘形細胞の増殖がみられることがあるが 図7a ，腫瘍細胞が血管周囲性に配列する傾向があり，周囲筋層に舌状に浸潤していく傾向がある．
- HMB-45 抗体で多くの腫瘍細胞が陽性となる．Melan-A 陽性細胞 図7b ，desmin や SMA 陽性細胞もある．
- CK は陰性である．
- 結節性硬化症を伴っていることがある．

▶胎盤部トロホブラスト腫瘍（placental site trophoblastic tumor：PSTT），類上皮トロホブラスト腫瘍（epithelioid trophoblastic tumor：ETT）

- 両染性あるいは好酸性の細胞質を有する上皮様細胞からなる．
- inhibin 陽性細胞，hPL 陽性細胞が多数である．
- desmin，h-caldesmon，SMA などの筋系マーカーは陰性となる．

▶悪性黒色腫（malignant melanoma）

- 脈管侵襲が顕著なことが多い．
- Melan-A，S-100 蛋白陽性細胞が多数となる．
- 筋系マーカー，CK は陰性である．

▶未分化癌（undifferentiated carcinoma）

- 部分的に腺への分化がうかがわれることがある．
- 筋系マーカー陰性．CK，特に CK8/18 が陽性である．

予後

- 通常型平滑筋肉腫に比べて長期の臨床経過をとることがある．
- 通常型平滑筋肉腫に比べて遷延性再発をきたすことが多く，術後数年以上を経てからのこともある．
- 臨床的に悪性経過をとる割合は，類上皮平滑筋腫瘍のほうが通常型平滑筋腫瘍よりもはるかに高く，12〜40％である．

類粘液平滑筋肉腫（myxoid leiomyosarcoma）

臨床所見

- 通常型平滑筋肉腫と異なる特異的な所見は知られていないが，画像診断的には変性筋腫が疑われることがある．

病理所見

■ 肉眼所見

- ゼラチン様の塊を形成し，腫瘍はしばしば大きくなる ．

■ 組織学的所見

- 粘液様間質の海に腫瘍細胞が浮かんでいるような像を示し，そのため腫瘍細胞の細胞密度は低く，視野当たりの核分裂像の割合も小さい ．
- 次のいずれかの所見が確認されるときには，類粘液平滑筋腫瘍においては肉腫と診断される．

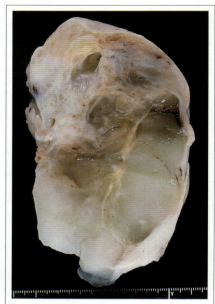

図8 類粘液平滑筋肉腫の肉眼像
ゼラチン様の塊をつくる．これが表面を破って子宮外に出ているか否かは予後を考えるうえできわめて重要である．

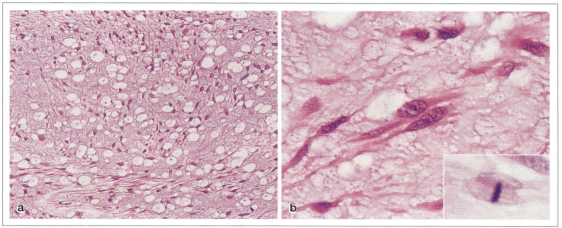

図9 類粘液平滑筋肉腫
a：腫瘍細胞は粘液様基質の海の中にバラバラになって浮いている．
b：拡大を上げて見ると，細胞の大きさにしては核が大型で細胞質からはみ出ているものもあれば，多核のものもある．核分裂像が認められることもある（挿入図）．

① 核分裂像≧2/10HPF
② 周囲筋層への穿通性浸潤
③ 高度の核異型　図9b
④ 腫瘍細胞壊死（類粘液平滑筋肉腫においては必ずしも典型的な地図状とはならない）

- 粘液様間質は，PAS反応陰性，アルシャンブルー染色（pH2.5）強陽性である．

■ **免疫組織化学**

- desmin，h-caldesmon，SMAは陽性所見を示す腫瘍細胞もあるが，減弱あるいは陰性化している腫瘍細胞もある．
- ER，PgRも多くの腫瘍細胞で陰性化している例がある．
- Ki-67陽性率は10〜15％程度のものが多い．

診断のポイント

- 平滑筋肉腫か否かの診断には，腫瘍中にみられる壊死の種類が重要である．
- 平滑筋肉腫においては地図状腫瘍細胞壊死が診断的意義を有する．凝固壊死（coagulative necrosis），凝固性腫瘍細胞壊死（coagulative tumor cell necrosis），腫瘍細胞壊死（tumor cell necrosis）などの用語が同義語として使われてきたが，地図状腫瘍細胞壊死が最もその性格をついている．生きている腫瘍細胞部分に直に接して壊死に陥った部分が突如として出現し，壊死は細胞の輪郭がおぼろげながらわかる凝固壊死の像を示している．地図状とは海に浮かぶ島々を俯瞰して見ることを想像すればよい　図2a．
- 梗塞型壊死（infarct-type necrosis）と硝子様壊死（hyaline necrosis）とは同義であるが，この型の壊死は平滑筋肉腫にも平滑筋腫にも起こる．腫瘍細胞生存部と非生存部との間に線維組織や肉芽組織からなる中間帯が介在する　図2b．

鑑別診断

▶類粘液平滑筋腫（myxoid leiomyoma），粘液性領域を伴う平滑筋腫（leiomyoma with myxoid areas）

- 腫瘍−非腫瘍境界明瞭で，周囲筋層への穿通性浸潤を欠く．
- 腫瘍細胞壊死は認めず，核異型はあっても軽度，核分裂像も認めない．

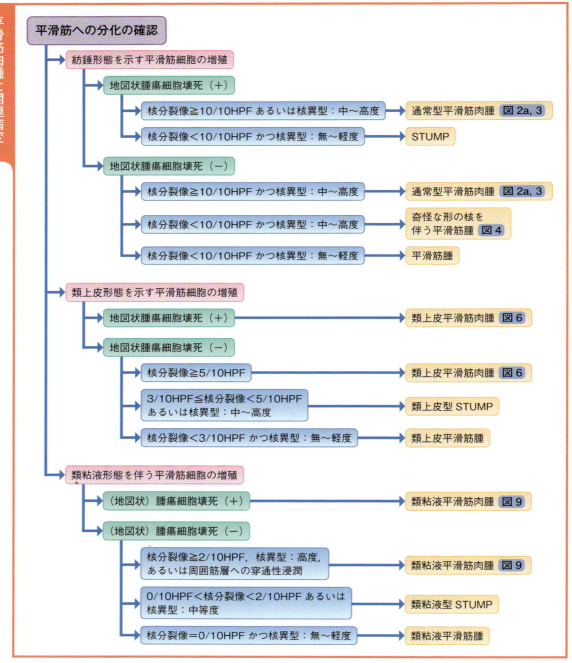

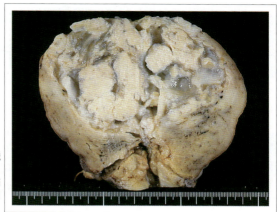

図10 水腫状平滑筋腫の肉眼像
このような肉眼像から類粘液平滑筋腫瘍と誤認され，組織型もそのまま類粘液平滑筋腫とされている例が少なくない．しかし，粘液様物が貯留している部分がみられるが，類粘液平滑筋腫瘍の粘液様物ほどの強い粘性はない．不規則に充実部分も残っている．

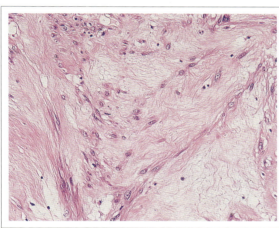
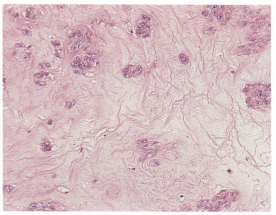

図11 水腫状平滑筋腫
腫瘍細胞は，個々にバラバラにというよりは，数個固まって浮腫液の中に浮いているものが多い．

▶悪性度不明な類粘液平滑筋腫瘍（myxoid STUMP）

- 類粘液型STUMPについては意見が十分には集約されていないが，腫瘍細胞壊死が認められないもので，核異型が中等度以上のものか，核分裂像が1つでも認められ2/10HPF未満のものが相当すると考えられる．

▶水腫状平滑筋腫（hydropic leiomyoma），水腫状変性を伴う平滑筋腫（leiomyoma with hydropic change）

- 肉眼的に水腫状，場所により粘液腫様に見え，不規則に充実部分が残る．粘液腫様部分でも強い粘性はない 図10．
- 腫瘍細胞は数個以上の塊で浮腫液中に散らばる傾向がある 図11．
- 腫瘍細胞壊死はなく，核異型はあっても軽度，核分裂像は2/10HPF未満である．
- 浮腫液間質は，PAS反応陰性，アルシャンブルー染色は大部分陰性，陽性部があっても弱陽性である．

（本山悌一）

malignant mixed epithelial and mesenchymal tumors and related lesions

悪性上皮性・間葉性混合腫瘍と関連病変

疾患の概要

- 上皮性・間葉性混合腫瘍とは，上皮性と間葉性の両成分から構成される腫瘍である 表1 ．上皮性成分と間葉性成分のいずれかが，あるいは両方が悪性を示す場合を悪性上皮性・間葉性混合腫瘍という．
- 子宮体部由来と子宮頸部由来に分類されるが，子宮体部由来では上皮性成分が内膜腺上皮に類似することが多く，子宮頸部由来では上皮性成分が子宮頸管腺上皮や扁平上皮に類似することが多い．
- 部分像のみでは，良悪性の鑑別が困難なことがある．
- 悪性上皮性・間葉性混合腫瘍では，骨盤への放射線治療や乳癌に対するタモキシフェン内服との関連が疑われている．

表1 子宮の上皮性・間葉性混合腫瘍の分類

子宮体部	1. **悪性上皮性・間葉性混合腫瘍** 　　（malignant mixed epithelial and mesenchymal tumors） 　　a. 腺肉腫（adenosarcoma） 　　b. 癌線維腫（carcinofibroma） 　　c. 癌肉腫（carcinosarcoma） 　　　1）同所性癌肉腫（homologous carcinosarcoma） 　　　2）異所性癌肉腫（heterologous carcinosarcoma） 2. **良性上皮性・間葉性混合腫瘍** 　　（benign mixed epithelial and mesenchymal tumors） 　　a. 腺線維腫（adenofibroma） 　　b. 腺筋腫（adenomyoma） 　　c. 異型ポリープ状腺筋腫（atypical polypoid adenomyoma：APA）
子宮頸部	1. **悪性上皮性・間葉性混合腫瘍** 　　a. 癌肉腫（carcinosarcoma） 　　　1）同所性癌肉腫（homologous carcinosarcoma） 　　　2）異所性癌肉腫（heterologous carcinosarcoma） 　　b. 腺肉腫（adenosarcoma） 2. **良性上皮性・間葉性混合腫瘍** 　　a. 腺筋腫（adenomyoma）

染色体・遺伝子異常

- 癌肉腫においては TP53 や PTEN などの子宮類内膜癌と共通の遺伝子異常がみられる.
- ポリープ状異型腺筋腫において MLH-1 promoter のメチル化が 40% 程度に報告されている.

悪性上皮性・間葉性混合腫瘍

腺肉腫（adenosarcoma）
同義：ミュラー管腺肉腫（Müllerian adenosarcoma）

疾患の概要

- 多くの場合，低悪性度の間葉性成分と良性上皮性成分からなる腫瘍である．上皮成分が軽度の異型を示すこともある．
- 腫瘍全体の 25% 以上が高悪性度の肉腫成分からなる場合には，肉腫成分過剰増殖を伴う腺肉腫（adenosarcoma with sarcomatous overgrowth）と診断される．

臨床所見

■ 好発年齢
- 多くは閉経後に発生するが，30% は思春期を含む閉経前に発症する．

■ 臨床症状
- 不正出血，帯下増量．
- 腟内に腫瘤が突出する場合もある．

■ 画像所見
- 多数の隔壁で境界されてレース状に見える腫瘍がポリープ状に子宮腔内に突出する．

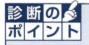

- タモキシフェンは乳癌においては抗エストロゲン療法の治療薬として古くから使われてきた．『科学的根拠に基づく乳癌診療ガイドライン』では乳癌の術後再発予防と対側乳腺の発癌予防のために乳癌の治療後 5 年をめどに勧められている．しかし，往々にして，5 年以上の長期間投与されている患者も多い．タモキシフェンは子宮にはエストロゲン作用があるといわれている．タモキシフェンによる子宮体癌発生への影響については多くの疫学調査がなされているが，増加なし〜やや増加に留まっている．
- 間葉系腫瘍については，子宮平滑筋腫が大きくなることや腺肉腫の増加が指摘されている．

病理所見

■ 肉眼所見
- 子宮腔内に向かって外向性に塊状腫瘤を形成する.
- 表面は平滑である. 割面では粘液を入れた多数の小型の腔が認められる.
- 一般的に出血, 壊死は認められないが, 肉腫成分が過剰増殖（sarcomatous overgrowth）をきたすと出血壊死が認められる.

■ 組織学的所見　図1
- 子宮内膜腺上皮に類似した異型のない上皮成分からなる拡張した腔が形成され, その腔の周辺に細胞密度の高い肉腫成分が取り囲む.
- 間葉性成分が管腔内に張り出し腺管を引き伸ばし, あたかも乳腺葉状腫瘍（phyllodes tumor）のような葉状パターンを呈することもある. 間葉性成分の細胞密度は腺管の近傍に特に高く, 密に集簇し, peripheral cuffing と称される.
- 肉腫成分は通常は細胞異型が軽度な, 低悪性度子宮内膜間質肉腫, 低悪性度線維芽細胞肉腫である. 核分裂像は 2〜4/10HPF ないしはこれ以上である.
- 腺肉腫は肉腫成分の構成の違いにより同所性腺肉腫（homologous adenosarcoma）と異所性腺肉腫（heterologous adenosarcoma）に分けられる. 異所性成分としては横紋筋肉腫などがある.
- 上皮性成分は体部においては内膜腺上皮で, 異型は乏しい. 扁平上皮化生や卵管上皮化生を示すこともある.
- まれに子宮頸部にも発生するが, この場合, 上皮性成分は頸管腺上皮に類似し, 間葉性成分は低悪性度子宮内膜間質肉腫が多い.

■ 免疫組織化学
- 典型例では間質性成分が CD10, estrogen receptor（ER）, progesteron receptor（PgR）が陽性となる.
- 転移巣の組織所見の構成は肉腫成分のみの場合がほとんどである.

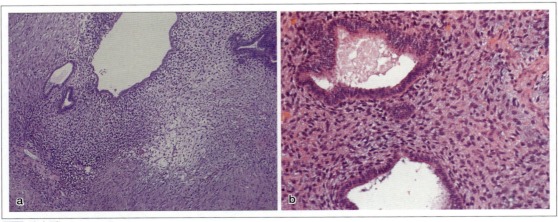

図1　腺肉腫
a：腺上皮に近い部分は間葉性細胞の密度が高くなっている（peripheral cuffing）.
b：上皮性成分は細胞異型に乏しく, 腺腔が拡張している. 間葉性成分は未分化な線維芽細胞様肉腫である.

鑑別診断

▶腺線維腫（adenofibroma）

- 間葉性成分を構成する細胞に異型，核分裂像は認められず，上皮周辺への peripheral cuffing も認められない．
- 腫瘍の全体像が検索できて初めて診断できる疾患であることから，生検材料，ポリペクトミー材料での診断は困難である．

▶子宮頸部横紋筋肉腫（rhabdomyosarcoma）

- 子宮頸部の場合は，20～30代に多く発生する．
- 腫瘍細胞は，desmin，myogenin が必ず陽性となる．
- 子宮頸部原発のものは腟原発に比して予後がよい．

▶癌肉腫（carcinosarcoma）

- 上皮性成分も間葉性成分も異型が強く，細胞密度が高い．高悪性度である．

予後

- 25～40％が局所または骨盤内に再発をきたす．筋層浸潤は危険因子の1つである．しかし遠隔転移はまれで，生命予後はよい．
- sarcomatous overgrowth をきたした症例は血行性転移を起こしやすく，予後不良である．
- 5年以上の長期にわたっての経過観察が必要である．

癌線維腫（carcinofibroma）

- 癌腫成分とともに異型の乏しい間葉性成分が増生する，きわめてまれな腫瘍である．

癌肉腫（carcinosarcoma）
同義：悪性混合性ミュラー管腫瘍（malignant mixed Müllerian tumor）

疾患の概要

- 癌腫成分と肉腫成分からなる悪性腫瘍であり，上皮性・間葉性混合腫瘍のなかでは最も頻度の高い腫瘍である．

臨床所見

■好発年齢

- 40歳以上の女性に多い（平均70歳）．

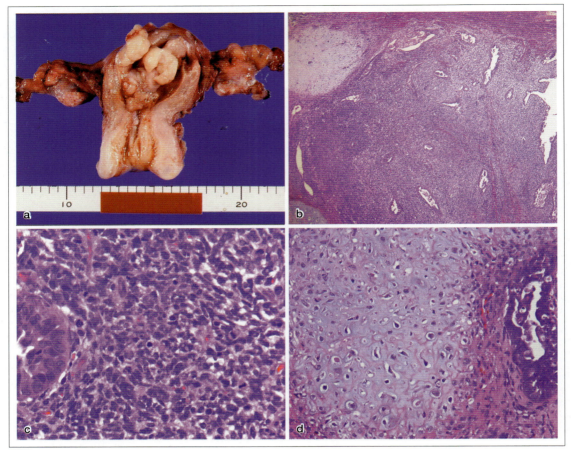

図2 癌肉腫
a：肉眼像．子宮底部に茎をもつポリープ様の結節が子宮腔内を充満している．ポリープの表面および背景粘膜上皮は平滑である．
b：腺腔構造が明瞭な癌腫成分と充実性増殖を示す肉腫成分
c：同所性癌肉腫．子宮内膜間質肉腫に類似した肉腫成分
d：異所性癌肉腫．軟骨形成を示す軟骨肉腫に類似した肉腫成分

■臨床症状
- 不正出血，子宮の腫大．腟に腫瘤が突出する場合もある．

■画像所見
- 内膜腔を占拠する境界明瞭で大きな粘膜下筋腫様の腫瘤として認められる．
- 造影MRIで腫瘤内に早期濃染し，平衡相まで遷延する増強域を認める．

病理所見

■肉眼所見
- 壊死，出血を伴う外向性，隆起性増殖を示し，子宮内腔に大型の塊状腫瘤を形成する 図2a．
- 腫瘍は軟らかく，出血，壊死を認め，変性も強い．

■組織学的所見 図2b～d
- 高悪性度の癌腫成分と異型の強い肉腫成分が混在する．癌腫成分と肉腫成分は明

瞭に区別される場合もあるが，境界が不明瞭なこともある．
- 癌腫成分は，類内膜癌，漿液性癌などの腺癌成分が多い．
- 肉腫成分は多彩である．平滑筋肉腫，子宮内膜間質肉腫，未分化肉腫が単独またはさまざまな割合で混在している場合は，同所性癌肉腫（homologous carcinosarcoma）と呼ばれる．肉腫成分として横紋筋肉腫，軟骨肉腫，骨肉腫などの本来子宮に存在しない異所性成分が含まれる場合は，異所性癌肉腫（heterologous carcinosarcoma）と呼ばれる．
- 多くの場合，腫瘍は筋層内に浸潤し，脈管浸潤を伴う．
- 肉腫成分は多くの場合，癌腫の肉腫様変化であり，両成分の起源は同一である（まれに独立して肉腫成分が発生する場合もある）．このため，進行期分類は子宮内膜癌の進行期分類を用いる．

鑑別診断

▶子宮体部類内膜癌（endometrioid carcinoma）

- 脱分化をきたして未分化癌（undifferentiated carcinoma）の成分を有する場合，肉腫成分との鑑別が困難になる．
- 高分化の成分が存在すること，脱分化した成分も肉腫としては増殖能が低い点が鑑別点となる．

予後

- 一般の子宮類内膜癌に比べて，予後不良である．
- 筋層深部への浸潤，漿液性癌あるいは明細胞癌の存在は，予後不良の因子である．
- 進行期Ⅰ期では肉腫成分の組織型が関係し，異所性成分を含む場合は予後不良，肉腫成分が同所性成分のみの場合は予後良好である．

良性上皮性・間葉性混合腫瘍

腺線維腫（adenofibroma）

疾患の概要

- 上皮性，間葉性両成分からなる良性腫瘍である．
- 比較的まれな腫瘍で，上皮性成分は子宮内膜上皮細胞に類似しており，乳頭状管状構造を示す．間葉性成分は線維芽細胞に類似している．

臨床所見

■ 好発年齢
- 閉経前後〜閉経後の女性が多い．

■ 臨床症状
- 不正出血，下腹部痛．

病理所見

■ 肉眼所見
- 分葉状のポリープ様の腫瘍で体部，頸部いずれにも発生する．
- 割面は褐色のものから白色のものまで多彩である．内部には粘液を入れた腔をもつこともある．

■ 組織学的所見
- 上皮性成分と間葉性成分のいずれもが増殖している．
- 上皮は内膜腺上皮あるいは頸管腺上皮からなり，間葉性成分は上皮を圧排して腺管内腔に突出するように増殖し葉状となる．上皮は扁平上皮化生や卵管上皮化生を示すこともある．
- 間葉性成分は線維芽細胞と内膜間質細胞からなる．
- 間葉性成分の細胞密度は低く，腺管周囲に細胞密度が高い層を形成することはない．また細胞異型も核分裂像も認めない．脂肪細胞や横紋筋を伴うこともある．

鑑別診断

▶内頸部ポリープ（endocervical polyp），子宮内膜ポリープ（endometrial polyp）

- 間質は浮腫状で，細胞密度は低い．
- 肥厚した血管が目立つ．
- 上皮の反応性増生が主体である．

▶腺肉腫（adenosarcoma）

- 腺肉腫は，管腔周囲への細胞の集簇（peripheral cuffing），細胞異型，核分裂像（＞4/10HPF）を認める．
- 腺線維腫は，腫瘍の全体を検索し，肉腫成分がないことを確認したうえで診断される．

予後

- 良性腫瘍であり，予後良好である．

腺筋腫（adenomyoma）

疾患の概要

- 内膜間質細胞を伴った子宮内膜腺管が平滑筋に囲まれた腫瘍である．

臨床所見

■ 好発年齢
- 20代から閉経前に発生し，平均40歳である．

■ 臨床症状
- 不正出血や月経困難症．

■ 画像所見
- 粘膜下のポリープ状の腫瘤．
- MRI T2強調像で低信号の有茎性ポリープ状の腫瘤で，内部に出血を含む．

病理所見

■ 肉眼所見
- 頸部より体部に発生することが多い．
- 漿膜面に発生することもあるが，多くは子宮腔内，時に頸管内に突出して増殖する境界明瞭な白色結節である．
- 硬く，割面は渦巻状で嚢胞を認める場合もある．

■ 組織学的所見　図3
- 内膜腺上皮を子宮内膜間質が覆い，さらに外側を平滑筋束が囲む．腺腔は拡張していることが多い．

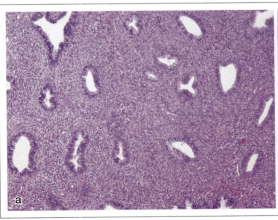
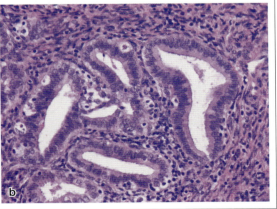

図3　腺筋腫
a：内膜腺上皮で覆われた拡張した腔を子宮内膜間質が覆い，さらに外側を平滑筋束が囲む．腺上皮が扁平上皮化生や卵管上皮化生をきたす場合もある．
b：内膜腺上皮は核の偽重層を示すも細胞異型は乏しい．腺腔の拡張を示す．

悪性上皮性・間葉性混合腫瘍と関連病変

- 腺上皮が扁平上皮化生や卵管上皮化生をきたす場合もある．
- 平滑筋細胞の異型性は乏しいことが多いが，時に強い核異型を示すことがある．
- 子宮頸部発生の場合，上皮は頸管腺上皮で覆われる．

鑑別診断

▶ **異型ポリープ状腺筋腫（atypical polypoid adenomyoma）**

- 上皮成分の異型性で区別する．

予後

- 良性腫瘍であり，良好である．

異型ポリープ状腺筋腫（atypical polypoid adenomyoma：APA）

疾患の概要

- 異型子宮内膜腺管と平滑筋成分が密に混ざり合ったポリープ状の腺筋腫である．

臨床所見

■好発年齢
- 生殖年齢の女性に好発する．

■臨床症状
- 不正出血，過多月経，不妊．

■画像所見
- 子宮体下部茎をもつ粘膜下のポリープ状の腫瘤として認められる．
- MRIにおいてT2強調像における信号強度は不均一，もしくは筋層より高信号で，内部に内膜と同等の信号強度を示す部分がある．

病理所見

■肉眼所見
- 子宮体下部から発生する大型のポリープ様病変を呈する．

■組織学的所見 図4
- 上皮成分はN/C比が増加し核小体は明瞭で，核の重層化を認める．線毛上皮化生，粘液上皮化生が認められることがある．
- 内膜腺上皮は細胞異型，構造異型を示し，部分的に桑実様細胞巣（morule）を示すことがある．壊死を伴うことがある．内膜間質細胞は認めない．
- 腺管は分葉状構造をとり，この腺管を取り囲むように密な平滑筋組織がlobular

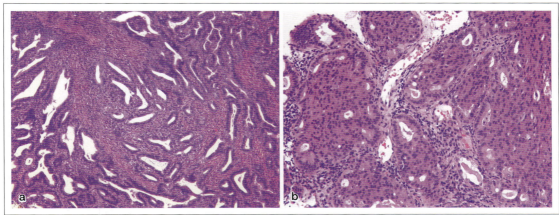

図4　異型ポリープ状腺筋腫
a：腺管は迂曲し，back to back を示して密に増殖している（図3b と比較）．
b：強い morule 形成（扁平上皮化生）を示す．間質線維化反応（desmoplastic reaction）は認めない．類内膜癌 Grade3 との鑑別に注意．

- pattern をとって存在することが特徴である．
- 時に子宮類内膜癌に匹敵する異型性や壊死が存在する．

鑑別診断

▶子宮内膜ポリープ（endometrial polyp）

- 間質の平滑筋細胞の増生が乏しい．上皮の異型も軽度である．

▶筋層に浸潤する類内膜癌（endometrioid carcinoma）

- APA は類内膜癌の筋層浸潤との鑑別が必要なポリープ様病変として分離された疾患である．肉眼所見がわからない場合は，鑑別が困難である．まず，超音波像などから形態を確認することが重要である．
- 明らかな間質浸潤（間質の desmoplastic reaction，脈管浸潤）が認められたときには躊躇せず，類内膜癌と診断する．
- 体部筋層へ浸潤する類内膜癌の場合には胞巣の周囲に CD10 陽性の間質細胞が認められる部分がある．

診断のポイント

- APA は 30 代を中心とした若年女性に好発する腫瘍である．若年女性であることから，妊孕性温存を求められることが多い．
- 筋層浸潤をきたした類内膜癌との鑑別に苦慮する場合が多い．間質浸潤が明らかな場合を除き，肉眼的に polypoid な病変においてはまず APA を念頭に置いて，肉眼像を確認して診断にあたることが肝要である．
- APA の上皮性成分は多くの場合，morule 形成を伴い，類内膜癌 Grade 3 との鑑別が必要となる．上皮性成分の異型性を過大に評価しないことが肝要である．

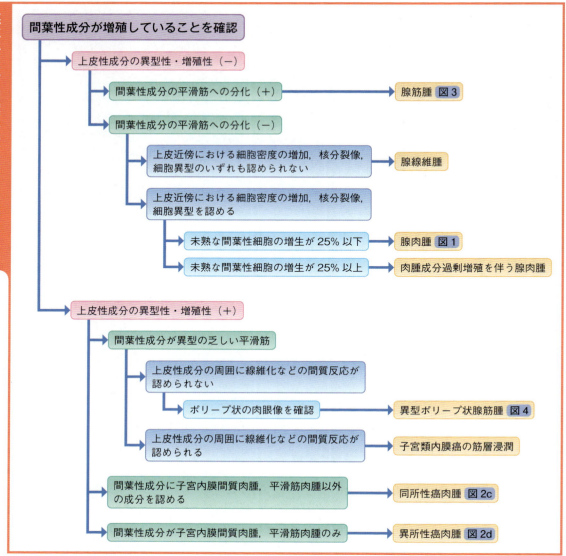

予後

- ポリペクトミーのみでは半数近くが再発する．
- APA 患者の約 10% には類内膜癌が続発する可能性がある．このため，厳重な経過観察が必要である．

（若狭朋子）

trophoblastic diseases
絨毛性疾患

疾患の概要

- 『絨毛性疾患取扱い規約（第3版）』の分類を 表1 に示す．WHO分類2014もほぼ同様である．
- 絨毛でのトロホブラストの異常増殖と間質の浮腫を特徴とする絨毛の病変を胞状奇胎（奇胎）という．
- 奇胎は必ずしも肉眼的に絨毛が囊胞状を呈するとは限らず，組織学的検索が必須である．超音波診断の進歩により異常妊娠が早期に指摘され，掻爬されるようになった．よって絨毛間質浮腫が軽度の症例が多い．
- 存続絨毛性疾患のリスクは，全胞状奇胎（全奇胎）で10～15%，部分胞状奇胎（部分奇胎）では0～3%であり，両者の鑑別は重要である．全奇胎の正確な診断が肝要である．
- 早期（妊娠10週以下）の全奇胎では絨毛腫大とトロホブラストの増生が軽度のことが多く，八つ頭状の絨毛の輪郭，絨毛間質の細胞増加，毛細血管の増生，間質細胞の核崩壊像が診断上重要な所見となる．
- 部分奇胎では，正常大と腫大した輪郭の不規則な絨毛が認められ，トロホブラストの増殖は局所的で軽度である．
- 概して奇胎診断ではunderdiagnosisの傾向があり，全奇胎が部分奇胎，部分奇胎が水腫様流産や単なる流産とされやすい．
- 絨毛癌の診断は原則的に内膜掻爬検体ではなく子宮摘出検体で行う．
- 胎盤部トロホブラスト腫瘍では中間型トロホブラスト（intermediate trophoblast）のシート状増殖，血管周囲ないし腔内での増殖，平滑筋線維に分け入るような増殖像が特徴的である．

表1 絨毛性疾患の分類

1 胞状奇胎（hydatidiform mole）
（1）全胞状奇胎（全奇胎）（complete hydatidiform mole）
（2）部分胞状奇胎（部分奇胎）（partial hydatidiform mole）
（3）侵入胞状奇胎（侵入奇胎）（invasive hydatidiform mole）
2 絨毛癌（choriocarcinoma）
3 中間型トロホブラスト腫瘍（intermediate trophoblastic tumor）
（1）胎盤部トロホブラスト腫瘍（placental site trophoblastic tumor：PSTT）
（2）類上皮性トロホブラスト腫瘍（epithelioid trophoblastic tumor：ETT）

（日本産科婦人科学会，日本病理学会編．絨毛性疾患取扱い規約．第3版．東京：金原出版：2011. p.14より抜粋）

- 類上皮性トロホブラスト腫瘍の特徴的所見は中間型トロホブラストのシート状・索状・上皮様の増殖と地図状の壊死ないし硝子様変性である．
- 過大着床部では像が多彩であり結節の形成はみられない．着床部結節/斑は小結節状病変であり，異型のない中間型トロホブラストの胞巣状，索状の増殖と間質の硝子様物質が特徴的である．

胞状奇胎

全胞状奇胎（complete hydatidiform mole）

臨床所見

■ 臨床症状
- 生殖年齢で，無月経（妊娠）後の不正出血を主訴とすることが多い．

■ 画像所見
- 超音波断層検査で multivesicular pattern，"snow storm" pattern を示し，胎嚢や胎児は認められない．妊娠早期ではこれらの像が観察されないことが多い．

病理所見

■ 肉眼所見
- 典型例では大部分の絨毛が腫大し，ブドウの房状を呈する．その奇胎嚢胞は径が約1mm〜数cmに及ぶ．吸引掻爬材料では奇胎絨毛が虚脱し嚢胞が不明なことがある．
- 妊娠早期では絨毛の腫大は確認し難い．
- 奇胎が疑われる症例では検体をすべて組織標本にして検索する．通常，胎芽，胎児成分，臍帯や羊膜は存在しない．

■ 組織学的所見
- 大部分の絨毛間質が水腫状変化を示し，絨毛の輪部は不規則で，しばしば貝殻模様（scalloping）である．
- トロホブラストの増殖が広範囲に認められる ．細胞性トロホブラスト，合胞体性トロホブラスト，および中間型トロホブラストの増埴よりなる．その程度，異型性は症例により異なるが，存続絨毛症との相関性はない（存続絨毛症とは，奇胎をはじめ，分娩，流産，異所性妊娠など，あらゆる妊娠の終了後，hCG値の測定や画像検査などにより侵入胞状奇胎〈侵入奇胎〉または絨毛癌などの続発が臨床的に疑われるが，病巣の組織学的確認が得られないか，得られてもその所見が不明確なために診断を確定しえないものをいう）．
- 間質に槽（cistern）形成，トロホブラストの封入像（trophoblastic inclusion）をみる．
- 妊娠10週未満の早期全奇胎では水腫状腫大とトロホブラストの増殖が軽度のこ

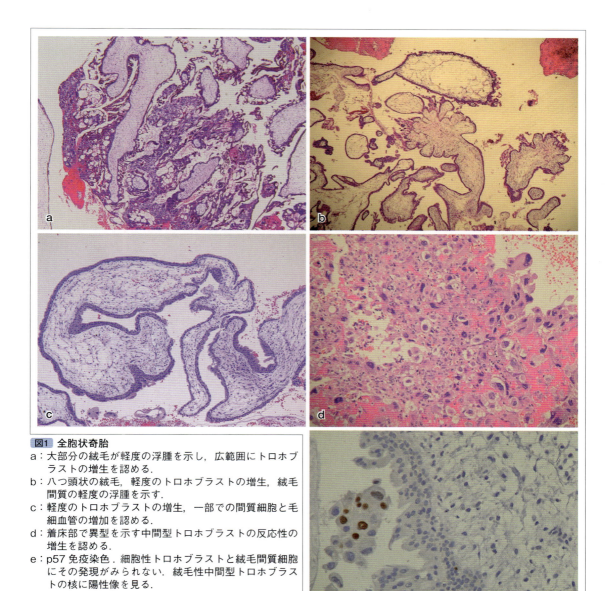

図1 全胞状奇胎
a：大部分の絨毛が軽度の浮腫を示し，広範囲にトロホブラストの増生を認める．
b：八つ頭状の絨毛，軽度のトロホブラストの増生，絨毛間質の軽度の浮腫を示す．
c：軽度のトロホブラストの増生，一部での間質細胞と毛細血管の増加を認める．
d：着床部で異型を示す中間型トロホブラストの反応性の増生を認める．
e：p57 免疫染色．細胞性トロホブラストと絨毛間質細胞にその発現がみられない．絨毛性中間型トロホブラストの核に陽性像を見る．

とが多く，部分奇胎や水腫様流産との鑑別が容易ではない．八つ頭状の絨毛の輪郭，絨毛間質の細胞増加，毛細血管の増生，間質細胞の核崩壊像が全奇胎の診断ポイントとなる 図1b, c．

- 着床部内膜では異型を伴う中間型トロホブラストの反応性増生をみる 図1d．後述の胎盤部トロホブラスト腫瘍との鑑別が問題となる．
- まれに全奇胎で胎児成分を認めることがあるが，双胎の一方が全奇胎であることが多い（胎児共存全奇胎）．

■ **免疫組織化学**

- 通常の絨毛では p57^{kip2}（p57）の発現が細胞性トロホブラスト，中間型トロホブ

ラスト，絨毛の間質細胞，血管内皮細胞，着床部脱落膜細胞の核にみられる．一方，全奇胎の細胞性トロホブラストや間質細胞の核は p57 を発現しない 図1e .

部分胞状奇胎（partial hydatidiform mole）

臨床所見

■臨床症状
- 全奇胎とほぼ同じである．

■画像所見
- 超音波断層検査で，典型例では胎盤の多くの部分が囊胞状変化を示し，胎児が認められる．

病理所見

■肉眼所見
- 一部の絨毛が囊胞状を示すが，肉眼的にいつも囊胞状を呈すとは限らない．
- 肉眼的に囊胞状を示すことは妊娠早期では比較的まれである．胎児を認めることが多い．

■組織学的所見
- 正常大と水腫状腫大を呈する2種の絨毛がみられる．
- 浮腫状絨毛は輪郭が不規則で貝殻模様，フィヨルド状を示し，間質に槽形成，トロホブラストの封入像をみる 図2a, b .
- トロホブラストの増殖は必ず存在し，局所的で軽度である 図2b, c .
- 胎児の有核赤血球をいれる血管（約90%の症例）や胎児成分が認められる．

■免疫組織化学
- p57の発現が細胞性トロホブラスト，中間型トロホブラスト，絨毛の間質細胞，血管内皮細胞，着床部脱落膜細胞の核にみられる 図2d .

鑑別診断 表2

▶全胞状奇胎（complete hydatidiform mole）

- 存続絨毛症の合併は全奇胎では10～15%，部分奇胎では0～3%である．よって両者の鑑別が重要である．
- ほぼすべての絨毛の浮腫をみる．八つ頭状の絨毛 図1b が観察されれば全奇胎の可能性が高い．
- トロホブラストの増生が高度で広範囲にみられ，細胞性トロホブラストと合胞体性トロホブラストの増生よりなる．部分奇胎では局所的で主に合胞体性トロホブラストの増生よりなり，しばしば細胞質がレース状，空胞状となる．
- 絨毛間質の線維化はまれである．

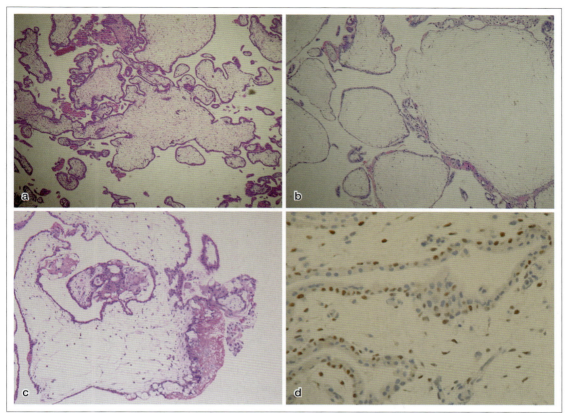

図2 部分胞状奇胎
a：正常大と腫大した絨毛が認められ，後者では輪郭が不規則で間質にトロホブラストの封入を認める．局所性で軽度のトロホブラストの増生を認める．
b：浮腫状に腫大した絨毛が認められ，槽の形成と局所性で軽度のトロホブラストの増生を認める．
c：絨毛間質は浮腫状で槽の形成と主として合胞体性トロホブラストの局所性の増殖を示す．
d：p57免疫染色．細胞性トロホブラストと絨毛間質細胞に発現をみる．水腫様流産と通常の流産絨毛と同様の反応である．

- 胎児成分はみられない．胎児成分や有核赤血球がみられた場合には胎児共存全奇胎（全奇胎と正常胎児との双胎）が考えられる．
- 多くの絨毛が部分奇胎様で，一部の絨毛が全奇胎様のときには，全奇胎の可能性が高い．
- p57免疫染色が全奇胎と部分奇胎の鑑別に有用である（前記参照）．

▶水腫様流産（hydropic abortion） 図3

- 浮腫の程度は部分奇胎に比して軽度である．
- 絨毛の浮腫は軽度で，その輪郭はフットボール状，球状である．部分奇胎でみられる貝殻模様，フィヨルド状の絨毛はまれ．
- トロホブラストの増生を認めないことが奇胎との鑑別点として最も重要である．

▶間葉性異形成胎盤（placental mesenchymal dysplasia）

- 通常は妊娠20週以降にみられる．
- 臨床的，画像的に部分奇胎や胎児共存全奇胎が疑われたときに，この病変を鑑別

表2 全胞状奇胎，部分胞状奇胎，水腫様流産の鑑別

			全奇胎	部分奇胎	水腫様流産
組織学的所見	胎児成分		なし	あり	あり
	絨毛形態	水腫状変化	大部分	一部	一部
		輪郭	貝殻模様 八つ頭状	貝殻模様 フィヨルド様	球状 フットボール状
	絨毛間質	槽形成	あり	あり	あり
		間質細胞の増生	あり	なし	なし
		毛細血管の増生	あり	なし	なし
		線維化	まれ	あり	あり
		核崩壊像またはアポトーシス	あり	まれ	まれ
	栄養膜細胞	増殖	広範囲	局所的	なし
		増殖栄養膜細胞	CT, ST, IT	主にST	なし
		異型性	しばしばあり	なし	なし
		間質への封入	あり	あり	まれ
		着床部栄養膜細胞の異型性	あり（IT）	あり（軽度）	なし
免疫組織化学的所見（p57^{Kip2}染色）			陰性	陽性	陽性
染色体核型			46, XX あるいは 46, XY	triploid（ほとんど），diploid（まれ）	diploid, aneuploid, trisomy など
遺伝子解析			雄核発生 （父方2haploid）	父方2haploid 母方1haploid	父方および母方の両haploid

CT：cytotrophoblast（細胞性栄養膜細胞），ST：syncytiotrophoblast（合胞体栄養膜細胞），IT：intermediate trophoblast（中間型栄養膜細胞）
（日本産科婦人科学会，日本病理学会編．絨毛性疾患取扱い規約．第3版．東京：金原出版；2011. p.19 より抜粋）

診断に加える必要がある．
- 妊娠週齢に比して大きな胎盤である．
- 絨毛幹（stem villi）の浮腫状の腫大，間質血管の増生，間質細胞の増生をみる．
- トロホブラストの増生はみられない．
- 免疫組織学的には一部の絨毛の間質細胞で p57 の発現がみられない．

侵入胞状奇胎（invasive hydatidiform mole）

 臨床所見

- 奇胎娩出後の一時管理中に hCG 値の減衰パターンが経過非順調型を示すことによってその発症が疑われる．
- 奇胎娩出後，14〜16週以内には hCG はカットオフ値以下に降下するため，16週を超えてもカットオフ値以上の場合に侵入奇胎や絨毛癌（存続絨毛症）が疑われる．

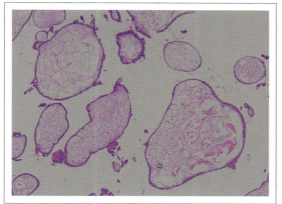

図3 水腫様流産
多くの絨毛が軽度の間質浮腫を示す．その輪郭は球状，フットボール状で，トロホブラストの増生は認めない．

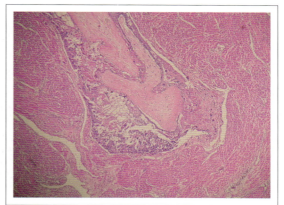

図4 侵入胞状奇胎
子宮筋層内に奇胎絨毛の侵入をみる．

病理所見

■肉眼所見
- 典型例では筋層内に嚢胞状の絨毛をみる．内膜や筋層に出血をみることが多い．
- 肉眼診断は容易ではない．

■組織学的所見
- 原則的に子宮摘出検体で診断する．内膜掻爬検体での判断は困難なことが多い．
- 侵入奇胎の大部分は全奇胎で，一部が部分奇胎である．
- 奇胎絨毛が筋層内，筋層内血管内にみられる 図4 ．
- 化学療法後例ではトロホブラストの増生がみられない絨毛であっても侵入奇胎と診断する．

鑑別診断

▶癒着胎盤（placenta accreta）

- 絨毛が脱落膜を介することなく直接筋層に付着する変化を癒着胎盤という．
- 癒着胎盤では，絨毛は奇胎絨毛ではない．浮腫やトロホブラストの増生はみられない．

妊娠性絨毛癌（gestational choriocarcinoma）

臨床所見

■臨床症状
- 不正出血が主な症状である．

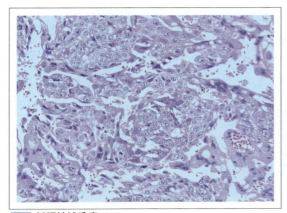

図5 妊娠性絨毛癌
細胞性トロホブラスト，合胞体性トロホブラスト，中間型トロホブラストの充実性の増殖よりなる．

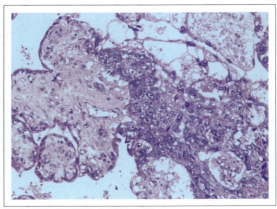

図6 胎盤内絨毛癌（妊娠39週）
絨毛の一部の表面に異型を示すトロホブラストの充実性増殖を認める．

- 転移病巣（肺，消化管，腹腔内，脳など）での出血を契機に他科で発見されることも少なくない．
- 奇胎娩出後，hCG値の減衰パターンの経過非順調型などより，絨毛癌の発症が疑われる．

■ 画像所見
- 病巣部の凝血塊の存在と豊富な血流である．

病理所見

■ 肉眼所見
- 比較的境界明瞭な円形の腫瘤で，血管破壊傾向が強いため出血が顕著である．
- 柔軟脆弱で暗赤色を呈する．中央部は出血・壊死が著しく，周辺に不規則帯状の腫瘍実質をみる．

■ 組織学的所見
- 3種のトロホブラストのシート状増殖をみる 図5．
- 一般に細胞異型は高度で，細胞性トロホブラストの核分裂像が高頻度にみられる．
- 腫瘍は固有の間質と栄養血管に乏しく，腫瘍組織が直接血液に接する．
- 出血・壊死が顕著なためトロホブラストの増殖が認めにくいことがしばしばあり，腫瘍周辺部からの十分なサンプリングが重要である．
- 絨毛癌の診断には絨毛形態を伴わないことが診断基準であるが，胎盤内絨毛癌（intraplacental choriocarcinoma）では正常の絨毛が認められる 図6．この病変は周産期娩出胎盤に偶発的にみられる．母と新生児の厳重な経過観察が肝要である．
- 原則的に内膜生検や内膜掻爬検体ではなく，子宮摘出材料で診断する．

中間型トロホブラスト腫瘍

胎盤部トロホブラスト腫瘍（placental site trophoblastic tumor：PSTT）

疾患の概要

- 胎盤着床部の中間型トロホブラストの増殖により子宮に腫瘤を形成する絨毛性腫瘍をいう．

臨床所見

臨床症状

- 先行妊娠から数か月〜数年後の不正出血あるいは無月経が初発症状である．他に特徴的な自覚症状に乏しい．
- 正期産後の発症が50〜70％と多い．次いで流産，中絶後であり，時に奇胎後に発症する（10％）．先行妊娠では女児を娩出することが多い（約80％以上）．
- 血中hCG値は1,000mIU/mL以下のことが多い．血中human placental lactogen（hPL）は高値にならないことが多い．

画像所見

- 超音波断層法，CT，MRI検査などでは，充実性または一部囊胞性の混在する子宮筋層内腫瘤像や血管豊富な所見を呈することが多い．
- 絨毛癌とも類似し，PSTTに特異な画像所見は乏しい．

病理所見

肉眼所見

- 比較的境界明瞭な腫瘤の形成．軟，充実性で，時に点状の出血を伴う．
- 腔内に突出，あるいは筋層内に限局する灰白色の結節．
- 悪性経過を示す症例では出血・壊死が広範で，筋層を越えて漿膜に浸潤し，付属器や腟壁，膀胱に及ぶものもある．
- 子宮体部に好発し，頸部にも発生する．

組織学的所見

- 着床部の中間型トロホブラストに類似する細胞のシート状増殖．
- 細胞は類円形，多稜形で紡錘形のものも混在する．胞体は豊かで淡明，弱好酸性である．核は類円形で単核のものが多いが多核のものも少なからず混在する．
- 筋層を破壊することなく平滑筋線維の間隙を分け入るように浸潤増殖する 図7a ．
- 血管周囲に増殖し，かつ血管内に侵襲する．しばしば壁にフィブリノイド変性を伴う 図7b ．
- 絨毛を認めることはまれである．

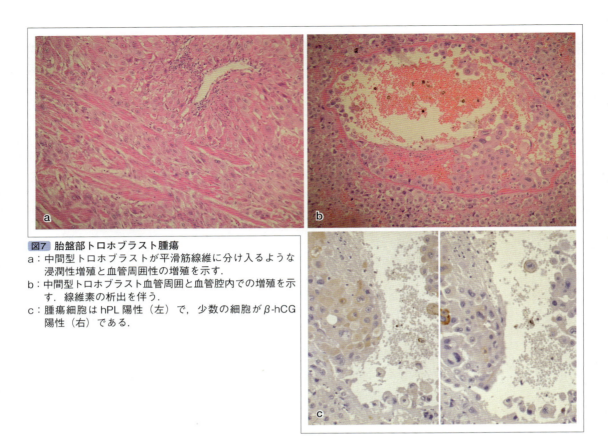

図7 胎盤部トロホブラスト腫瘍
a：中間型トロホブラストが平滑筋線維に分け入るような浸潤性増殖と血管周囲性の増殖を示す．
b：中間型トロホブラスト血管周囲と血管腔内での増殖を示す．線維素の析出を伴う．
c：腫瘍細胞は hPL 陽性（左）で，少数の細胞が β-hCG 陽性（右）である．

- 腫瘍周辺部には着床部の組織学的変化をみる．
- 悪性例では，患者の高年齢，大きな腫瘤の形成，筋深層への浸潤あるいは貫通，細胞密度が高い，胞体が淡明，壊死が広範，核分裂像が高倍率10視野で5個以上という傾向がある．

■ 免疫組織化学

- cytokeratin（CK）はびまん性に陽性．hPL が陽性で，少数の細胞が β-hCG 陽性である 図7c．α-inhibin が陽性，一部の細胞は placental alkaline phosphatase が陽性．
- MIB-1 染色では約 10% 以上の細胞が陽性のことが多い．

▶ 予後

- 先行妊娠〜発症までの期間が 48 か月以上では，予後不良である．

類上皮性トロホブラスト腫瘍（epithelioid trophoblastic tumor：ETT）

▶ 疾患の概要

- 絨毛膜型の中間型トロホブラストの増殖により主に子宮に腫瘤を形成する絨毛性

腫瘍をいう．

 ## 臨床所見

■ 臨床症状
- 初発症状は不正出血のことが多い．
- 先行妊娠より診断までの期間は数か月～10 数年である．
- 先行妊娠は正期産後の発症が 40～70％，次いで，流産，中絶後が約 15％．奇胎後の発症は 15～40％．
- 血中 hCG は PSTT と同様に絨毛癌に比して低値である．2,500mIU/mL 以下のことが多い．
- 原発部位は子宮頸部から子宮体下部のことが多く，子宮頸癌との鑑別を要する．
- 約 35％ の症例に転移がみられ，肺転移が最も多い．

■ 画像所見
- PSTT と類似することが多い．

- 奇胎は必ずしも肉眼的に絨毛が囊胞状を呈するとは限らず，組織学的検索が必須である．超音波診断の進歩により異常妊娠が早期に指摘され，掻爬されるようになった．よって絨毛間質の浮腫が軽度の症例が多い．奇胎が疑われる症例では検体をすべて組織学的に検討する必要がある．全奇胎が部分奇胎，部分奇胎が水腫様流産，単なる流産と underdiagnosis される傾向がある．
- 奇胎では全奇胎を正確に診断する必要がある．早期の全奇胎では絨毛腫大とトロホブラストの増生が軽度のことが多い．八つ頭状の絨毛の輪郭，絨毛間質の細胞増加，毛細血管の増生，間質細胞の核崩壊像が診断ポイントとなる．部分奇胎との鑑別には p57 の免疫染色が有用である．
- 部分奇胎と水腫様流産の鑑別は容易ではない．部分奇胎では浮腫状と正常大の 2 つの population の絨毛をみる．絨毛の輪郭は不規則でフィヨルド様である．トロホブラストの過形成は局所性で合胞体性トロホブラストが主体である．水腫様流産では絨毛の輪郭は球状，フットボール状であり，トロホブラストの増生はない．両者の鑑別の困難な症例では "hydropic placental tissue" と診断し，hCG 測定による経過観察をお願いする．
- 絨毛癌の診断は原則的に内膜掻爬検体ではなく子宮摘出検体で行う．
- PSTT の診断ポイントは，中間型トロホブラストのシート状増殖，血管周囲ないし腔内での増殖，平滑筋線維を分け入るような増殖像である．
- ETT の診断ポイントは中間型トロホブラストのシート状，索状，上皮様の増殖と地図状の壊死ないし硝子様変性である．頸部では扁平上皮癌との鑑別が重要である．ETT では病変周囲に着床部の像がみられ，p63 が陽性である．扁平上皮癌では明らかな角化がみられ，p63 が陰性である．
- PSTT と ETT では中間型トロホブラストの結節状の増生を認めるが，過大着床部では結節の形成はみられない．過大着床部では像が多彩であり，変性した細胞が多い．

病理所見

■ 肉眼所見
- 境界明瞭で，黄白色，軟の充実性腫瘤である．時に浸潤性発育を示す．
- しばしば石灰化巣が散在する．

■ 組織学的所見
- 絨毛膜の中間型トロホブラストに類似したほぼ均一な単核細胞が膨張性に増殖し上皮様，胞巣状，帯状，索状配列を示す 図8a ．
- 充実性増殖巣のなかに好酸性の硝子様物質や壊死を容れる 図8b ．角化物に類似する．
- 核分裂像は高倍率10視野で平均2個である．
- しばしば小石灰化をみる．
- 病理学的因子と予後の関連性は明らかではない．

■ 免疫組織学
- hPL，β-hCG，PLAP，Mel-CAM，α-inhibin が一部陽性である．
- 通常の絨毛膜の中間型トロホブラストと同様に核に p63 の発現をみる．

鑑別診断

▶胎盤部トロホブラスト腫瘍（PSTT）

- 肉眼的に ETT に比して浸潤傾向がより強い．
- 地図状の壊死，硝子化はまれである．
- 血管周囲，血管内の増殖や平滑筋線維を分け入るような増殖は ETT ではまれ．
- PSTT では p63 陰性．ETT では p63 陽性である．
- まれに PSTT と ETT が混在してみられる症例がある．

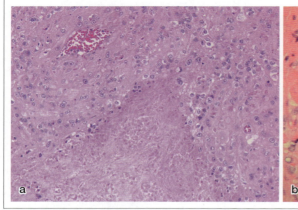 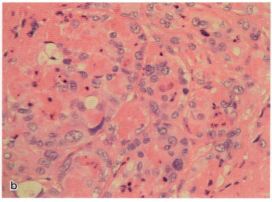

図8　類上皮性トロホブラスト腫瘍
a：腫瘍細胞の充実性，胞巣状，索状の増殖と地図状の壊死（硝子様変性）が特徴的である．
b：腫瘍細胞の胞巣状，上皮様の増殖と硝子様物質を示す．角化型扁平上皮癌と類似する．

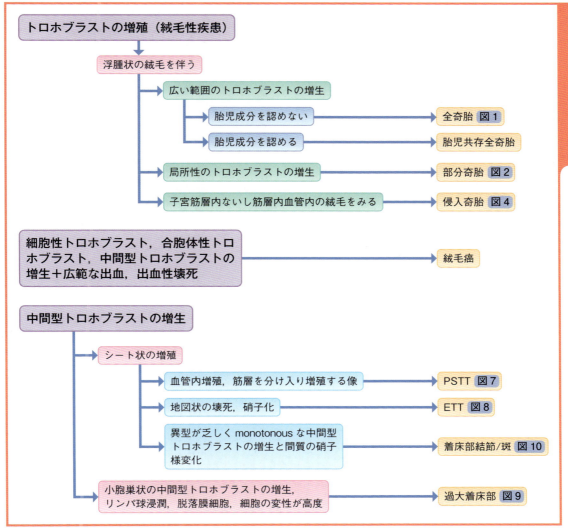

▶過大着床部（exaggerated placental site）

- 着床部での中間型トロホブラストの過剰な非腫瘍性増殖をいう．以前は"syncytial endometritis" "benign chorionic invasion" と称されていた反応性病変であり，より正確には "exaggerated placental site reaction" であろう．
- 肉眼的，組織学的に結節の形成はない．組織学的な変化である．
- PSTT, ETT などの腫瘍としばしば誤診されやすい．
- 正常妊娠，流産，特に奇胎の内膜掻爬で偶然観察されることが多い．
- 内膜から筋層にかけて中間型トロホブラスト，合胞体性トロホブラスト，異型巨核細胞が浸潤増殖する．本来の組織構造の破壊はない．
- これらのトロホブラストの核縁は不明瞭なことが多く，変性を伴っている．
- 増殖細胞間に小型の内膜腺が残存し，またリンパ球の巣状浸潤や脱落膜細胞が混在し，全体的には多彩な像を呈する 図9 ．

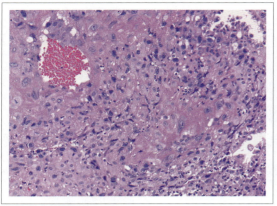
図9 過大着床部
中間型トロホブラスト，リンパ球浸潤，脱落膜細胞が混在し，像が多彩である．

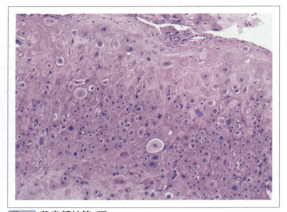
図10 着床部結節/斑
腫瘍細胞の充実性，異型のない中間型トロホブラストの増生と間質の硝子様物質が特徴的である．

- PSTT や ETT でみられるような中間型トロホブラストの結節状，シート状の増殖はない．

▶子宮頸部の扁平上皮癌（squamous cell carcinoma）

- 着床部の変化はまれ．一部で異形成を認めることがある．
- 角化がみられることがある．
- 免疫組織学的には p16 が陽性であり，p63 は陰性である．

▶着床部結節/斑（placental site nodule/plaque）

- 通常は顕微鏡的な小結節であり，時に灰褐色，出血性の結節を肉眼的に認める．
- 絨毛膜部の異型のない中間型トロホブラストの反応性の増殖で，組織学的に境界明瞭な小結節ないし斑状の良性病変である．
- 患者は生殖年齢の女性で，不正出血に対して内膜搔爬がなされ，内膜や筋浅層部に混在して偶然見出されることが多い．
- 組織学的には硝子化が高度の病変で中間型トロホブラストの整然とした増殖をみる．間質は硝子化し，周辺部にリンパ球浸潤を伴うことが多い 図10．
- 症例によっては結節の中央部にフィブリノイド変性を伴うらせん動脈の痕跡を認める．核分裂像はほとんど認めない．
- この病変はいまだ完全に吸収されない involuted placental site と考えられており，分娩や流産後に子宮内に数年留まっているものもある．
- MIB-1 染色では陽性細胞は 5% 以下のことが多い．
- 着床部結節（斑）の予後は良好であり，再発することはない．内膜搔爬で確定診断がつけばそれ以上の加療の必要はない．

（福永真治）

other primary uterine tumors and metastatic uterine tumors

その他の原発性子宮腫瘍と転移性子宮腫瘍

疾患の概要

- 第3章でこれまで述べられてきた子宮腫瘍以外の子宮原発腫瘍はまれであるが，主なものとして 表1 に示す腫瘍がある．
- いずれもまれであるがゆえに，一般的な腫瘍，特にその特殊型との鑑別や原発性か否かが問題になることが多い．
- 悪性黒色腫は，腟や外陰に比べて頻度は低いが，頸部にも発生する．青色母斑様の紡錘形メラノサイトが発生母地と推測されている．
- 胚細胞型腫瘍は，頸部にも体部にも発生する．
- 子宮でみられる悪性リンパ腫の多くは，リンパ節原発（節性）の悪性リンパ腫の続発病変であるが，原発として頸部や体部に発生することもある．ただし，子宮原発とするためには，ほかに原発となる他臓器病変がないという条件を満たす必要がある．
- 血管周囲性類上皮細胞腫は，かつて子宮では平滑筋腫瘍と診断されていたことが多かったが，現在では異なる疾患単位として独立している．
- アデノマトイド腫瘍は中皮由来の良性腫瘍であるが，肉眼的にも顕微鏡的にも悪性腫瘍と疑われることがある．
- 子宮頸部への直接浸潤や転移は，子宮体癌など女性器癌のほか直腸や膀胱などの骨盤臓器癌からのものが大部分であるが，遠隔転移では消化器癌（特に胃癌）と乳癌が多い．
- 子宮体部への直接浸潤や転移は，卵巣癌，子宮頸癌など骨盤臓器癌が多いが，遠隔転移ではやはり消化器癌と乳癌が多い．

表1 その他の主な子宮原発腫瘍

悪性黒色腫（malignant melanoma）
胚細胞型腫瘍（tumor of germ cell type）
悪性リンパ腫（malignant lymphoma）
血管周囲性類上皮細胞腫（perivascular epithelioid cell tumor：PEComa）
アデノマトイド腫瘍（adenomatoid tumor）

悪性黒色腫 (malignant melanoma)

臨床所見

■ 好発年齢
- 成人に発生し，多くは中高年である．

■ 臨床症状
- 不正出血で気づかれることが多い．

病理所見

■ 肉眼所見
- 黒色調のポリープ状，あるいは外向性発育病変を形成し，しばしば潰瘍を伴う．
- 腫瘍のメラニン含有量によって黒色調の程度はさまざまである．黒色調を欠く無色素性のものもある．

■ 組織学的所見
- 上皮様から紡錘形までさまざまな形態を示す異型細胞の増殖よりなる ．
- 子宮頸部では，必ずしも皮膚における原発巣のような上皮内病変が存在するとは限らない．

■ 免疫組織化学
- S-100蛋白，HMB-45，Melan-A/MART-1が陽性を示す．

鑑別診断

▶ 未分化癌 (undifferentiated carcinoma)

- 被覆上皮が消失した，分化の方向が明らかではない異型の強い腫瘍細胞よりなる病変では，しばしば悪性黒色腫との鑑別が難しい．
- 免疫染色でHMB-45，Melan-A/MART-1陰性，cytokeratin (CK) 陽性であれば未分化癌の可能性を考える．

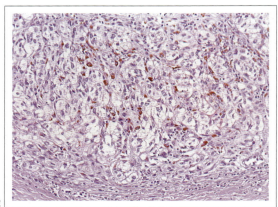

図1 悪性黒色腫
異型を呈するメラノサイトの増殖像

▶**悪性末梢神経鞘腫瘍**（malignant peripheral nerve sheath tumor：MPNST）

- 無色素性の場合に鑑別が難しいことがある．
- MPNST は HMB-45，Melan-A/MART-1 陰性である．

▶**転移性子宮腫瘍**

- 特に無色素性で junctional activity を認めない悪性黒色腫の場合に，しばしば問題となる．
- 悪性黒色腫では時に CK，EMA 陽性となることがあるので，HMB-45，Melan-A/MART-1 陽性の確認が重要である．

予後

- 早期に血行性転移をきたし，多くは 2 年未満で死亡する．

胚細胞型腫瘍（tumor of germ cell type）

臨床所見

好発年齢
- 頸部発生例は小児に多いが，体部発生例は成人にもみられる．

臨床症状
- 多くは不正出血である．

病理所見

肉眼所見
- 胚細胞腫瘍の組織亜型によって異なる．

組織学的所見
- 組織亜型の像は，それぞれ卵巣原発の胚細胞腫瘍のものと基本的に同じである．
- 悪性のものでは卵黄嚢腫瘍成分を含むことが多いが，絨毛癌成分を含むこともある 図2．
- 奇形腫のみのこともある．

免疫組織化学
- PAX8 陰性．また卵黄嚢腫瘍では AFP や SALL4 が陽性となる．
- 栄養膜細胞方向への分化があると，細胞質の広い hCG-β 陽性の合胞性栄養膜細胞類似細胞の混在も認められる 図2d．

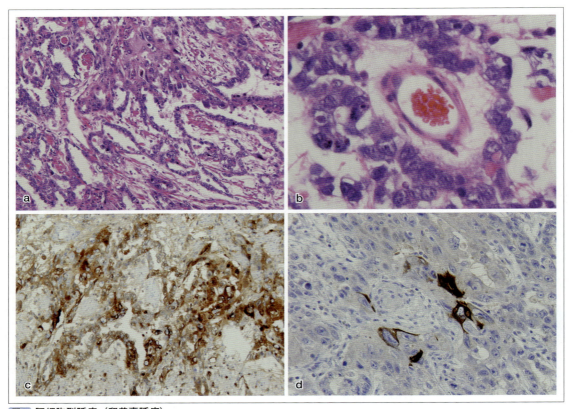

図2 胚細胞型腫瘍（卵黄嚢腫瘍）
endodermal sinus pattern (a) や Schiller-Duval body (b) を認め，AFP 陽性を示す (c)．広い好酸性細胞質を有する合胞性栄養膜細胞（syncytiotrophoblast）類似の大型異型細胞の出現を認める部分では hCG-β が陽性である (d)．

鑑別診断

▶胚細胞腫瘍様表現型を伴う通常型癌
（common carcinoma with germ cell tumor-like phenotype）

- 通常型癌のなかでは明細胞癌，類内膜癌などが胚細胞腫瘍様の像を示すことがあるが，その場合も通常型癌の典型像を腫瘍のなかに有する．
- 通常型癌では免疫染色で PAX8 陽性，SALL4 陰性，Oct4 陰性である．

予後

- 卵巣胚細胞腫瘍同様，化学療法に対する反応はよい．

悪性リンパ腫（malignant lymphoma）

臨床所見

好発年齢
- 幅広い年齢層に認められる（平均50代）.

臨床症状
- 不正出血のほか，局所の痛みや性交痛などがある.
- 子宮周囲組織への進展により，水腎症に至る例もある.

病理所見

肉眼所見
- 淡褐色ないし黄色調，肉質あるいはゴム様で軟らかく，多くは境界不明瞭な病変を形成する.

組織学的所見
- 上皮下に腫瘤あるいは外向性病変を形成し，表層上皮は保たれていることが多い.
- 頸部，体部ともに，びまん性大細胞型B細胞リンパ腫の頻度が高い 図3 .

免疫組織化学
- LCA陽性，CK陰性．B細胞性リンパ腫ではCD79a, CD20陽性 図3 ，T細胞性ではCD3陽性，Hodgkin病や未分化大細胞型リンパ腫ではCD30が陽性である.

鑑別診断

▶骨髄細胞肉腫（myeloid sarcoma）

- 骨髄芽球ないし未熟骨髄細胞から構成される，髄外に腫瘤を形成する骨髄増殖性疾患で，子宮病変が急性骨髄性白血病や骨髄異形成症候群に先行または同時期に

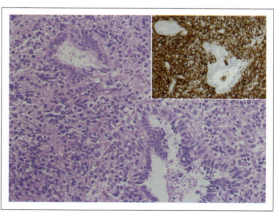

図3 子宮内膜原発悪性リンパ腫
異型単核細胞が既存の腺管を残したまま，内膜間質内をびまん性に広がる．免疫染色でこれらはCD20陽性Bリンパ球であることがわかる（挿入図）.

みつかることがある．
- 免疫染色にて MPO 陽性，CD68 陽性である．

> ### 予後

- CD20 抗原を認識する分子標的治療（リツキシマブ）や化学療法，放射線療法の組み合わせで長期予後の改善が見込まれる．

血管周囲性類上皮細胞腫
(perivascular epithelioid cell tumor：PEComa)

> ### 臨床所見

■ 好発年齢
- 広い年齢層でみられるが，閉経前の成人例が多い（平均 51 歳）．

■ 臨床症状
- 腹部腫瘤感や不正出血を認める．

> ### 病理所見

■ 肉眼所見
- 周囲と境界不明瞭な充実性腫瘍を形成，あるいは内膜間質肉腫に類似の"舌状（tongue-like）"浸潤先端像を呈する．

■ 組織学的所見
- 淡明ないし好酸性細胞質を有する，上皮様あるいは紡錘形状細胞の錯綜，束状配列像を呈する ．

■ 免疫組織化学
- HMB-45 陽性 ，Melan-A/MART-1 陽性，併せて筋系マーカー（desmin, caldesmon, SMA など）が陽性となる．CK, CD34, c-kit は陰性．

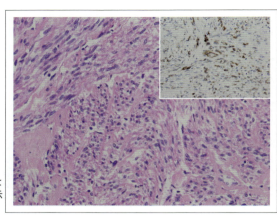

図4 血管周囲性類上皮細胞腫
紡錘形細胞が錯綜し，挿入図のように pathy な HMB-45 陽性像を示す．

鑑別診断

▶ 平滑筋系腫瘍

- 特に類上皮平滑筋腫瘍で似た組織像を示すが，免疫染色で HMB-45 は陰性である．

予後

- 多くは良性の経過をたどるが，腫瘍径が 5cm 以上，高度の細胞異型，核分裂像の増加（>1/50 高倍視野）を伴うときには予後不良の経過を示すことがある．

アデノマトイド腫瘍（adenomatoid tumor）

臨床所見

好発年齢
- 主に性成熟期女性にみられる．

臨床症状
- 他の疾患で切除された摘出子宮に偶発的にみつかることが多い．

病理所見

肉眼所見
- 通常，漿膜側の子宮筋層内に認められる 図5a ．多くは大きなものでも数 cm 程度までである．
- 境界が不明瞭なことが少なくない．

組織学的所見
- 扁平な中皮細胞が上皮細胞様に大小さまざまな管腔構造を形成する 図5b ．境界明瞭な場合もあるが，良性腫瘍ながら子宮平滑筋内に侵入性に発育し境界不明瞭な病変をつくることもある．
- 嚢胞状の大きな空隙形成，あるいは腫瘍細胞自体が空胞化し印環細胞様の形態を示すこともある．

免疫組織化学
- 各種中皮マーカー（calretinin, D2-40, WT1）および CK（AE1/AE3, CAM5.2 など）に陽性となる．

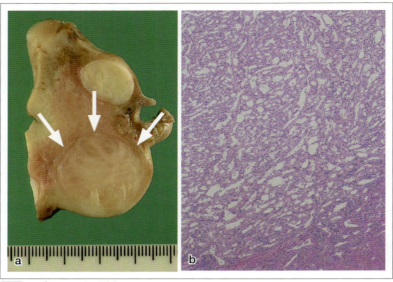

図5 アデノマトイド腫瘍
a：結節性病変（⇨）は，図右上方にある通常型平滑筋腫に比べて境界が不明瞭である．
b：中皮細胞が上皮細胞様に腺腔様構造をとりながら増殖している．境界は明瞭ではなく，筋肉内に侵入するような像を呈している．

鑑別診断

▶腺癌（adenocarcinoma）

- 一般に腺癌のほうが異型は強く，細胞分裂像などの増殖活性が高い．
- 腺癌は中皮マーカー陰性である．

▶血管腫（hemangioma）

- 血管腫はCD31，factor Ⅷ陽性．
- アデノマトイド腫瘍は内腔に血液を入れることはなくCD31，factor Ⅷ陰性．

▶リンパ管腫（lymphangioma）

- D2-40を除き，中皮マーカー陰性である．

頸部の転移性腫瘍（metastatic tumors to the cervix）

病理所見

■肉眼所見

- 多くの場合，子宮頸部の基本的形状は変わらないか，変化してもやや頸部が腫大し，硬い腫瘤や粘膜のびらんを形成するに留まることが多い．

■組織学的所見

- 原発腫瘍の種類によって，さまざまな進展様式を示す．表層の上皮は保たれてい

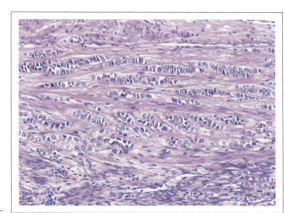

図6 乳腺小葉癌の子宮転移
索状の浸潤増殖を示している．

ることが多い．
- 乳腺小葉癌，胃の印環細胞癌の頻度が高い ．

■ **免疫組織化学**
- 原発病変によって種々の染色態度を示す．
- CK7 陰性，CK20 陽性，PAX8 陰性の上皮性腫瘍の場合は，転移性の可能性が高い．

鑑別診断

▶原発性子宮腫瘍（primary uterine tumors）

- 上皮内病変の存在が確認できれば子宮原発と考えるが，病巣が大きくなり上皮内病変が消失したものでは時に鑑別困難で，複数の免疫染色を組み合わせた検討が必要となる．

▶悪性黒色腫（malignant melanoma）

- 悪性黒色腫の子宮転移例では junctional activity を欠く．
- 免疫染色では S-100 蛋白，Melan-A/MART-1，HMB-45 などに陽性．

予後

- 生殖器外からの転移の場合，発見時にすでに進行していることが多く，一般に予

・転移性子宮腫瘍を疑うには，①原発性内膜癌としては不自然な組織形態，②既存の腺管を破壊せずに間質を置換する形で広がる腫瘍，③内膜などに前駆病変になりうる像がない，④子宮漿膜面に主座を持つような腫瘤形成がある．これら4項目のうち1つでもあれば，原発臓器を推定したうえで，免疫染色パネルなどを用いて，転移性腫瘍の可能性について検討してみるとよい．

後不良である．

体部の転移性腫瘍（metastatic tumor to the corpus）

病理所見

■ 肉眼所見
- 子宮の形がほぼ変わらず，体部筋層が全体に腫大する場合が多い 図7a．

■ 組織学的所見
- 内膜へ進展する例もあるが，多くは体部筋層内に転移巣を形成する．
- 胃癌，乳癌，大腸癌，膵癌からの転移例が多く，胃印環細胞癌や乳癌の小葉癌の転移例では，腫瘍細胞の孤立性のびまん性浸潤像を筋層内に認める．消化器癌の転移例は，壊死巣を伴う腫瘍胞巣が筋層内に広がる例が多い 図7b, d．
- まれに腎癌，膀胱癌，胆囊癌，甲状腺癌が子宮へ転移する．

■ 免疫組織化学
- 子宮原発上皮性腫瘍の多くはCK7陽性，CK20陰性であるが，CK7陰性，CK20陽性 図7c の腺癌は腸管癌由来の可能性を，CK7陽性，CK20陽性の場合は膵癌や尿路上皮癌由来の可能性が示唆される．

鑑別診断

▶ 原発性子宮腫瘍（primary uterine tumors）
- 内膜との連続性がみられず，腫瘍胞巣内に広い壊死巣を伴う場合は，転移性腫瘍の可能性を考え，臨床経過，既往歴などに留意する．

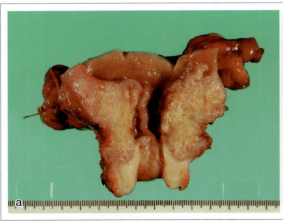
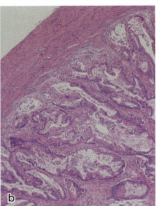
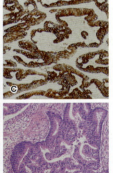

図7 転移性子宮腫瘍（十二指腸乳頭部癌の子宮転移例）
a：肉眼像．体部筋層が腫大して見える．
b, c：組織像は壊死性背景を伴う管状腺癌(b)で，CK20陽性(c)を示す．
d：原発巣の十二指腸乳頭部癌

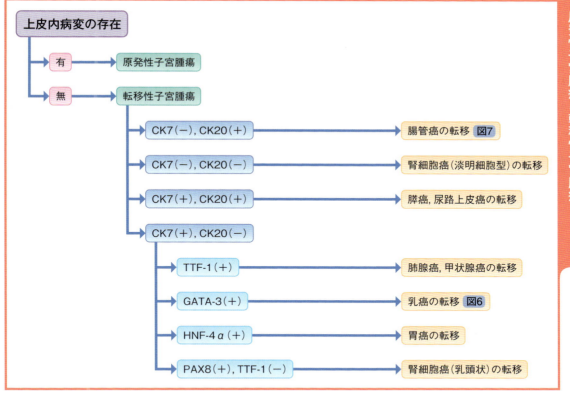

予後

- 多くは進行例で，予後不良である．

（渡邊麗子）

4章 卵巣腫瘍の概要と鑑別診断

serous carcinoma and related lesions
上皮性腫瘍（表層上皮性間質性腫瘍）
漿液性癌と関連病変

疾患の概要

- 漿液性腫瘍は卵管上皮への形態的類似性を示す卵巣上皮性腫瘍の一亜型で，良性，境界悪性，悪性の3つのカテゴリーに分けられる 表1．悪性である漿液性癌は必ずしも卵管上皮に類似していないが，良性および境界悪性漿液性腫瘍から進展して生じる例があり，免疫組織化学的表現型が卵管上皮を構成する分泌細胞（secretory cells）と共通する．
- WHO分類2014では漿液性癌は低異型度（low-grade），高異型度（high-grade）に二分される．その根拠として漿液性境界悪性腫瘍との関連，背景にある遺伝子異常，予後などが挙げられる 表2．漿液性癌の約90〜95%が高異型度，5〜10%が低異型度である．高異型度漿液性癌は卵巣癌（上皮性悪性腫瘍）全体の60〜70%程度を占める．
- 漿液性境界悪性腫瘍は典型的なものと微小乳頭型とに分けられるが，微小乳頭型は典型的漿液性境界悪性腫瘍と低異型度漿液性癌の間にある一連のスペクトラムのなかに位置づけられる．

表1 卵巣漿液性腫瘍の分類（WHO分類2014による）

悪性	低異型度漿液性癌（low-grade serous carcinoma） 高異型度漿液性癌（high-grade serous carcinoma）
境界悪性	漿液性境界悪性腫瘍/異型増殖性漿液性腫瘍 （serous borderline tumor/atypical proliferative serous tumor） 漿液性境界悪性腫瘍-微小乳頭型（非浸潤性低異型度漿液性癌） 〔serous borderline tumor– micropapillary variant (non-invasive low-grade serous carcinoma)〕
良性	漿液性囊胞腺腫（serous cystadenoma） 漿液性腺線維腫（serous adenofibroma） 漿液性表層乳頭腫（serous surface papilloma）

表2 低異型度および高異型度漿液性癌の臨床病理学的特徴

	低異型度漿液性癌	高異型度漿液性癌
前駆病変	漿液性境界悪性腫瘍	卵巣表層上皮・卵管采漿液性上皮内癌
遺伝子異常	BRAF, KRAS 変異	TP53 変異
予後	良好	不良

> 染色体・遺伝子異常

- 高異型度漿液性癌では高頻度に *TP53* 遺伝子変異が認められるほか，*BRCA1*，*BRCA2* 遺伝子胚細胞系列変異，体細胞変異，プロモーター領域のメチル化をみることがある．
- 低異型度漿液性癌では *KRAS*，*BRAF* 遺伝子変異が認められる．
- 微小乳頭型漿液性境界悪性腫瘍の約半数の例で *BRAF*，*KRAS* 遺伝子の変異が認められる．遺伝子発現パターンは典型的な漿液性境界悪性腫瘍よりもむしろ低異型度漿液性癌に近い．

高異型度漿液性癌（high-grade serous carcinoma）
同義：高異型度漿液性腺癌（high-grade serous adenocarcinoma）

 臨床所見

■ 好発年齢
- 50〜60代に好発し，平均年齢は56歳である．

■ 臨床症状
- 腹囲増大のほか，悪心・嘔吐，腹痛，食思不振をみることが多い．

■ 画像所見
- 血流豊富で，多彩な内部構造を示す骨盤内腫瘤として認められる．約80%の症例では卵巣外に進展しており，腹水貯留，大網腫瘤をしばしば伴う．
- 胸水貯留をみることがある．

■ 既往歴，家族歴
- 乳癌の既往歴，卵巣癌ないし乳癌の家族歴があることがある．

 病理所見

■ 肉眼所見
- しばしば両側卵巣に存在し，診断時には卵巣外に進展している例が多い．卵管・卵管采にも腫瘤が併存していることがある．
- 大きさはさまざまで，最大径が20cmを超える例がある一方で，1cm未満のこともある．
- 出血・壊死を伴う充実部と囊胞部が混在し，乳頭状増殖がうかがわれる．
- しばしばS状結腸，直腸に癒着しており，大網では播種結節が認められる（いわゆる omental cake）．
- 進行例であっても，卵巣が外見上正常であったり，腫大がわずかであることがある．時に主として卵巣の表面のみに存在する．
- 臍部皮膚への転移は "Sister Mary Joseph の結節" と呼ばれる．

■ 組織学的所見
- 不規則な乳頭状ないし微小乳頭状，あるいは充実性増殖を示し，不整形ないし裂

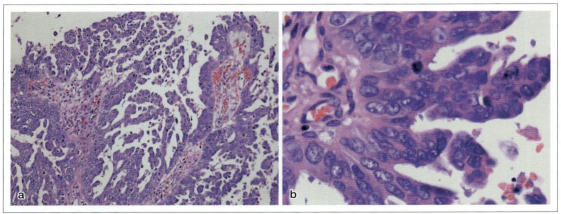

図1 高異型度漿液性癌
a：乳頭状ないし微小乳頭状増殖を示し，随所で裂隙状の空隙が形成されている．
b：核大小不同，核形不整が顕著で，核小体が明瞭となっている．核分裂も多数認められる．

隙状の腺腔の形成をみる ．
- 腫瘍細胞は高度の核大小不同，核形不整を示し，奇怪な核を有する細胞もしばしば混在する．多数の核分裂を認める（強拡大10視野当たり13個以上）図1b．
- 細胞質は好塩基性かつ暗調で，多数の核分裂像，広範な壊死を認める．腫瘍細胞が鋲釘様外観（hobnail appearance）を示すことがある．30〜40％の例で砂粒小体を認める．
- 充実性増殖が主体で，線維血管性の芯を伴っている場合には，尿路上皮癌に類似することがある．卵巣移行上皮癌は現在，高異型度漿液性癌の形態的亜型であると考えられている．

■ 免疫組織化学
- CA125，Leu-M1，Ber-Ep4，B72.3，EMA，estrogen receptor（ER），progesterone receptor（PgR），WT1，p53，p16，D2-40，PAX8が陽性となる．
- p53蛋白はびまん性（腫瘍細胞の60％以上）に強く染色される場合（変異パターン）に陽性とする．変異がない場合には腫瘍細胞が陰性の細胞と弱陽性の細胞が混在するが，切断型変異（truncating mutation）が生じている場合はすべての細胞が陰性となる．
- cytokeratin（CK）7陽性，CK20陰性である．
- 中皮マーカーであるcalretinin，CK5は陰性である．
- TTF-1陽性であることがある．

鑑別診断

▶ **腹膜原発漿液性癌**（primary peritoneal serous carcinoma）

- 以下の基準を満たす場合に腹膜原発であると判断する．
  ① 両側卵巣の大きさが正常である，あるいは腫大していても良性疾患によるものである．

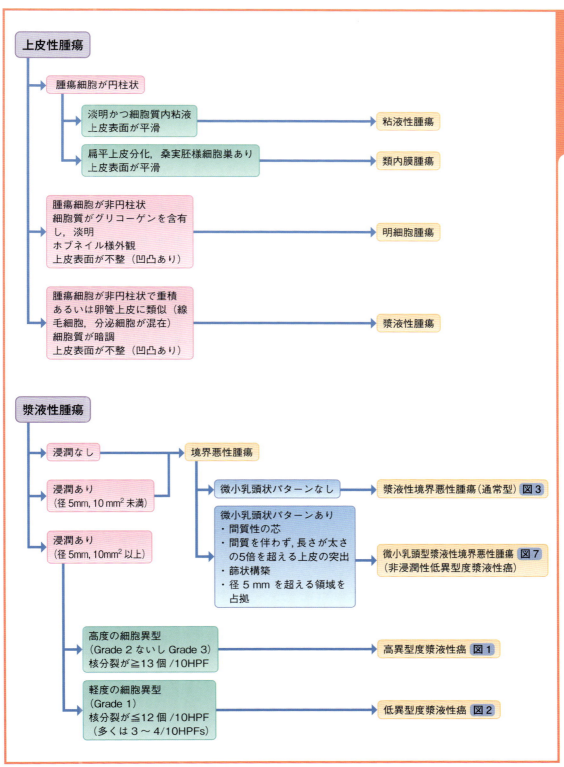

② いずれか一方の卵巣表面に存在する腫瘍よりも大きい腫瘤が腹膜に存在する．
③ 卵巣に腫瘍が存在しない，あるいは存在していても間質浸潤を伴わずに表面に限局しているか，浸潤が卵巣皮質に留まっており，その最大径が5mm未満である．

▶子宮体部内膜原発漿液性癌の転移
(metastasis of primary endometrial serous carcinoma)

- 腫瘍が主として両側卵巣の表面に存在し，体部筋層内，卵巣門部で脈管侵襲がみられる場合は体部から卵巣への転移と考える．
- 子宮内膜上皮内癌（endometrial intraepithelial carcinoma）を認めることがある．
- WT1は陰性ないし弱陽性である．

▶類内膜癌（endometrioid carcinoma）

- 構成細胞は円柱状で，腺腔の内腔面は平滑である．
- 間質性の芯を有する乳頭状増殖，扁平上皮への分化あるいは桑実胚様細胞巣をみる．
- 細胞異型が比較的軽度で，内膜症を伴っていることが多い．
- β-catenin陽性（腫瘍細胞の核）である一方で，WT1，p53，p16は陰性であることが多い．

▶明細胞癌（clear cell carcinoma）

- 腫瘍細胞の細胞質が淡明かつ鋲釘様外観を示す．漿液性癌でも鋲釘様外観はみられることがあるが，一部でみられるに過ぎない．
- 基底膜物質の沈着による間質硝子化（stromal hyalinization）がみられる．
- HNF-1β陽性，WT1陰性，ER陰性である．

▶悪性中皮腫（malignant mesothelioma）

- 腫瘍が主として腹膜に存在している．
- 漿液性癌と比較して細胞の多形性に乏しく，乳頭状増殖部の細胞密度が低い．
- CK5，calretinin，thrombomodulinが陽性であるのに対して，B72.3，Ber-Ep4，CEA，CA125，ERが陰性である．

予後

- 進行例（Ⅲ期/Ⅳ期）では化学療法が施行された場合でも，生存率は25%未満である．
- 腫瘍減量術後の残存腫瘍量が予後因子として重要である．
- *BRCA1*および*BRCA2*遺伝子の胚細胞変異がある例は比較的予後良好である．

低異型度漿液性癌 (low-grade serous carcinoma)
同義：低異型度漿液性腺癌 (low-grade serous adenocarcinoma)

臨床所見

■ 好発年齢
- 40〜50代に好発する．

■ 臨床症状
- 腹囲増大，腹水貯留などをみるが，無症状で偶然みつかることがある．

■ 画像所見
- 嚢胞を形成し，しばしば線維性隔壁，血流豊富な結節形成を伴う．

病理所見

■ 肉眼所見
- 漿液性境界悪性腫瘍に類似し，嚢胞形成，石灰化を伴う乳頭状発育を示す．
- 両側発生が多い．

■ 組織学的所見
- 小胞巣を形成しながら，あるいは微小乳頭状ないし篩状構造を呈しながら浸潤・増殖する 図2a．
- 核異型は軽度（Grade 1）で，小型の核小体を有し，比較的均一である．著しい核の多形性は認められない 図2b〜d．
- 核分裂は高異型度漿液性癌よりも少ない（強拡大10視野当たり2〜3個未満）．
- 多数の砂粒小体を伴うことがある．広範に砂粒小体がみられる場合は砂粒癌（psammocarcinoma）と呼ばれる．
- 高頻度に漿液性境界悪性腫瘍が併存する．

■ 免疫組織化学
- 腫瘍細胞は高異型度漿液性癌と同様にER陽性となるが，PgR陽性率は低い．
- p53は通常は陰性である．

鑑別診断

▶ 漿液性境界悪性腫瘍 (serous borderline tumor)

- 浸潤を伴うことがあるが，径5mmないし10mm^{2}未満である（微小浸潤を伴う漿液性境界悪性腫瘍）．
- 浸潤性インプラントは形態的には低異型度漿液性癌と同様であるが，顕微鏡的サイズ，あるいは1〜2cm未満であることが多い．

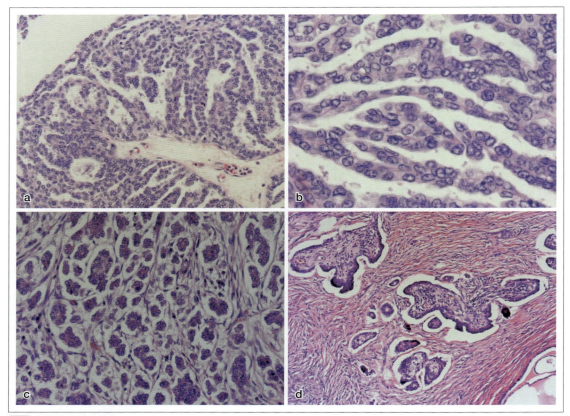

図2 低異型度漿液性癌
a：微小乳頭状発育を示しており，一見微小乳頭状パターンを示す漿液性境界悪性腫瘍に類似する．
b～d：核の腫大，大小不同，核形不整は比較的軽度である．

> ### 予後
> - 高異型度漿液性癌と比較して予後良好で，進行例（Ⅲ期/Ⅳ期）の5年生存率は85%程度である．
> - 化学療法に対する反応性はよくない．

漿液性境界悪性腫瘍（serous borderline tumor：SBT）
同義：異型増殖性漿液性腫瘍（atypical proliferative serous tumor）

> ### 臨床所見
>
> **■好発年齢**
> - 30～50歳に好発し，平均年齢は42歳である．
>
> **■臨床症状**
> - 腹部腫瘤を認めるが，無症候性で，偶然みつかることもある．
> - 進行例では腹水貯留をみることがある．

■ 画像所見
- 内部構造が複雑な囊胞性腫瘍として描出される.

病理所見

■ 肉眼所見
- 囊胞性腫瘍で,多くは径5cmを超える.囊胞内腔面には顆粒状ないしポリープ様の隆起を認める.
- 単房性ないし多房性囊胞を形成するものが大部分を占めるが(囊胞腺腫),線維腫様の間質から構成される充実性成分が主体で,その中で小囊胞を形成したり(腺線維腫),囊胞部と充実部が混在することがある(囊胞腺線維腫).
- 粘液性腫瘍でみられるほどの多数の囊胞は形成しない.
- 囊胞内容液は水様(漿液性)のことが多いが,粘液性のこともある.
- 約30%は両側性で,約50%では卵巣表面で乳頭状発育を示す.
- 骨盤内あるいは上腹部への進展をみることがある.

■ 組織学的所見
- 豊富な線維性間質で構成される乳頭状増殖が特徴的で,太い枝からより細い枝が分かれる樹枝状の階層型分枝(hierarchical branching)を示す 図3a .
- 腫瘍細胞は立方状ないし円柱状で,卵管の線毛細胞,無線毛細胞に類似するが,豊富な好酸性の細胞質を有するやや大型の鋲釘様細胞が主体を占めることもある 図3b .
- 種々の程度の細胞重積を示し,表面では複数の細胞から構成される小集塊が浮遊しているように見える.
- 軽〜中等度の核大小不同,核形不整を示し,核分裂像をみることはまれである.
- 砂粒小体を約1/4の例で認める.
- 微小浸潤の程度(径5mm,10mm^{2}未満)を超える破壊性間質浸潤は認めない.

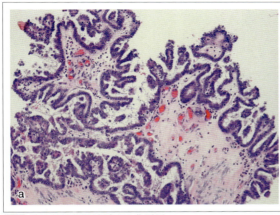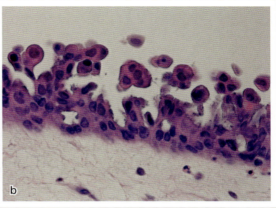

図3 漿液性境界悪性腫瘍の典型例
a:分枝するに従って径が細くなる階層型分枝を特徴とする乳頭状発育
b:好酸性細胞質を有し,軽〜中等度の核大小不同,核形不整を示す細胞が重積しながら増生している.随所で小型の細胞集塊が浮遊しているように見える.破壊性間質浸潤は認められない.

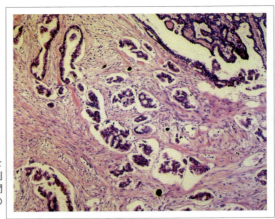

図4 漿液性境界悪性腫瘍の典型例で認められる微小浸潤巣
径 5 mm あるいは 10 mm² に満たない範囲で，腫瘍細胞の集塊が不規則に間質内に侵入している．集塊と間質との間に裂隙が形成されているのが特徴的である．

微小浸潤 図4
- 約 10～15％ の症例で認められ，特に妊婦で頻度が高い．
- 一般的には微小浸潤は予後に影響を与えないと考えられているが，長期の経過観察により，インプラントの有無とは独立した予後因子であるという報告もある．

腹膜インプラント
- 漿液性境界悪性腫瘍の腹膜播種病変である．
- 破壊性浸潤の有無によって浸潤性インプラントと非浸潤性インプラントに分けられ，後者はさらに上皮成分を主体とする上皮型（epithelial-type），高度の間質反応を伴う線維形成型（desmoplastic-type）の 2 型に分けられる．
- 非浸潤性が多く，88％ を占める．
- 非浸潤性インプラントは腹膜表面ないし腹膜が嵌入する脂肪小葉の隔壁に沿って分布する．上皮型非浸潤性インプラントは SBT としての形態を保持しているのに対し，線維形成型非浸潤性インプラントでは高度の肉芽組織型間質反応が惹起される 図5 ．
- 浸潤性インプラントの場合は腫瘍細胞が腹膜直下の線維脂肪織，脂肪小葉内に浸潤する 図6 ．

リンパ節病変
- 約 20～30％ の症例で認められる．
- 組織学的にはリンパ節の辺縁洞で細胞集塊が浮遊する程度のものから，管腔内で乳頭状に増殖し，典型的 SBT に類似するもの，微小乳頭状パターンを示すもの，線維形成性の間質反応を伴いながら既存のリンパ節の構築を破壊し，結節を形成するものまでさまざまである．
- 従来は予後に大きな影響は与えないと考えられていたが，径 1mm を超え，かつ間質反応を伴っている結節性病変を形成している場合には再発率が高いことが報告されている．

■ **免疫組織化学**
- 通常の漿液性境界悪性腫瘍と同様である．

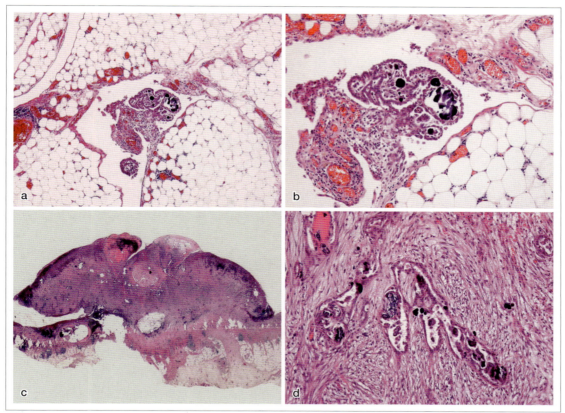

図5 漿液性境界悪性腫瘍の非浸潤性腹膜インプラント
a, b：上皮型インプラント．大網の漿膜表面に小腫瘍塊が付着しており，直下の脂肪組織の破壊は認められない（a）．形態的には卵巣の原発巣と同様で，軽〜中等度の異型を示す細胞の乳頭状増殖から構成される．砂粒小体がみられることもある（b）．
c, d：線維形成型インプラント．腹膜表面に付着する板状ないし結節状隆起として認められる．既存の腹膜表面の輪郭は保持されており，直下の線維脂肪組織への腫瘍の進展は認められない（c）．線維形成性の間質反応を背景に腫瘍腺管が認められる．内腔側では軽度の腫瘍細胞の重積，乳頭状増生が認められる（d）．

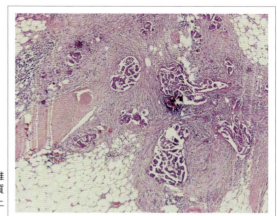

図6 漿液性境界悪性腫瘍の浸潤性腹膜インプラント
大網の脂肪組織を破壊し，微小乳頭状，あるいは迷路様の複雑な構築を示しながら増殖している．周囲では線維形成性間質反応を伴っている．非浸潤性線維形成型インプラントとは上皮成分と間質との間に裂隙が形成されている点でも異なる．

漿液性癌と関連病変

鑑別診断

▶低異型度漿液性癌（low-grade serous carcinoma）

- 微小浸潤（径5mmないし10mm²未満）を超える間質浸潤を認める．
- 微小乳頭状増殖を示すことが多い．

▶漿液粘液性（内頸部様）境界悪性腫瘍
〔seromucinous (endocervical-like) boderline tumor〕

- 漿液性境界悪性腫瘍に類似した階層型分枝を示す乳頭状増殖がみられるが，上皮は子宮頸部の頸管腺上皮の類似した粘液上皮と線毛上皮で構成される．
- 間質では好中球浸潤が多い．

▶良性漿液性腫瘍（漿液性嚢胞腺腫）
〔benign serous tumor (serous cystadenoma)〕

- 大きさは通常10cm以下だが，30cmに達することもある．10～20%は両側性で，特に高齢者でその頻度が高い．内容液は水様かつ透明である．
- 単房性嚢胞を形成することが多いが（嚢胞腺腫），線維腫様間質からなる充実性成分と嚢胞成分が混在したり（嚢胞腺線維腫），充実性成分が主体であることがある（腺線維腫）．卵巣表面に存在する場合には表層性乳頭腫と呼ばれる．
- 卵管上皮と同様の形態を示す上皮から構成され，細胞異型，細胞の重積は認められない．

予後

- 予後良好な腫瘍であり，10年生存率はⅠ期では95%，Ⅰ～Ⅳ期では91%，Ⅱ～Ⅳ期でも71%だが，再発例，死亡例も存在する．
- 予後不良因子としては，病期のほか，①微小浸潤，②微小乳頭状パターン，③腹膜病変（インプラント）の形態，④リンパ節病変，⑤腫瘍の残存，⑥悪性転化，などが挙げられる．
- 浸潤性インプラントでは死亡率が34%であるのに対して，非浸潤性では4.7%である．
- 浸潤性インプラントには化学療法が推奨されているが，有効性があることを示す客観的な証拠は十分ではない．
- 20年以上にわたる経過観察では，非浸潤性インプラントであっても死亡例が少なくなく，再発率が34%，死亡率が20%であると報告されている．

微小乳頭型漿液性境界悪性腫瘍
(serous borderline tumor, micropapillary variant)
同義：非浸潤性低異型度漿液性癌
(non-invasive low-grade serous carcinoma)

臨床所見

■好発年齢
- 通常の漿液性境界悪性腫瘍と同様に30～50歳に好発し，平均年齢は45歳である．

■臨床症状
- 腹部腫瘤として認められるが無症候性で，偶然みつかることもある．
- 進行例では腹水貯留をみることがある．

■画像所見
- 内部構造が複雑な囊胞性腫瘍として描出される．

病理所見

■肉眼所見
- 通常の漿液性境界悪性腫瘍と同様である．
- 60～80％の症例は両側性で，卵巣表面で外向性発育を示す頻度が40～60％と高く，卵巣外進展を伴うⅡ期以上の症例が60～70％を占める．

■組織学的所見
- 微小乳頭状パターンはSBTの5～10％で認められる．
- 典型的SBTでみられる間質性の芯を有する樹枝状の階層型分枝とは異なり，囊胞壁や広い間質性の芯から直接上皮が細長い突起を伸ばすように発育する（「メ

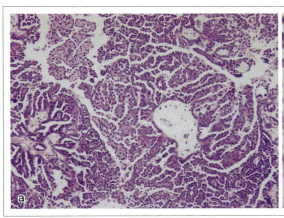
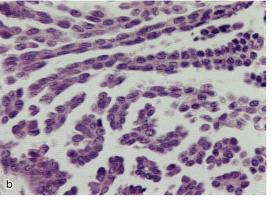

図7 微小乳頭状パターンを示す漿液性境界悪性腫瘍
a：広い間質から構成される芯から直接腫瘍細胞が細長い突起を伸ばすように増殖している（メズーサの頭様外観）．
b：突起部の長さはその太さの5倍以上で，間質性の芯を伴わない．細胞異型は軽度で，典型的な漿液性境界悪性腫瘍と比較して均一である．著しい多形性，核分裂像の増加などは認められない．

ズーサの頭」様外観）図7．
- 間質性の芯を欠くかあってもごくわずかで，丈が幅の5倍を超える細長い上皮の重積を示し，細胞異型が軽度である領域が径5mmを超える．
- 典型的なSBTよりも腫瘍細胞のN/C比が高く，かつ形態が均一である．篩状構造を示すこともある．核分裂も多い．
- 典型的なSBTが混在することがある．
- 浸潤性インプラントを起こすリスクが高く，全症例の約1/4にみる．

■ 免疫組織化学
- WT1，PAX8が陽性となる．p53蛋白は陰性である．

鑑別診断

▶漿液性境界悪性腫瘍（serous boderline tumor）
- 微小乳頭状増殖がみられることがあるが，径5mm未満である．

予後

- 卵巣に限局し，かつ間質浸潤がない場合には典型的SBTと予後は変わらない．I期症例では死亡例がなく，再発もまれである．
- II期以上では生存率は典型的SBTが85〜100%であるのに対して，微小乳頭状パターンを示す例では70%程度であり，インプラントが非浸潤性の場合には典型的SBTと同様である．

（三上芳喜）

mucinous carcinoma and related lesions

上皮性腫瘍（表層上皮性間質性腫瘍）
粘液性癌と関連病変

疾患の概要

- 粘液性腫瘍（mucinous tumor）は，細胞質内に粘液を有する高円柱状の上皮細胞からなる腫瘍で，良性，境界悪性，悪性に分類される．従来「内頸部様（endocervical-like）」とされていたものが，WHO 分類 2014 では漿液粘液性腫瘍（seromucinous tumor）として分けられたので，ここでは新しい狭義の粘液性腫瘍と漿液粘液性腫瘍について述べる 表1 .
- WHO 分類 2014 における粘液性腫瘍は，基本的に胃腸型の細胞よりなり，胃腸型の粘液を有する．
- 粘液性腫瘍においては，間質浸潤を示すものが悪性（腺癌），粘液性上皮が活発な増殖を示すが間質浸潤を欠くものが境界悪性腫瘍と定義されてきた．しかし，WHO 分類 2014 では，粘液性境界悪性腫瘍にも微小浸潤の概念が適用され，拡大性にせよ侵入性にせよ浸潤部の長径が 5mm を超えないものを微小浸潤と定義し，浸潤する腫瘍細胞の異型によって，①境界悪性程度の異型上皮よりなる stromal microinvasion と，②癌相当の高度の異型上皮からなる microinvasive carcinoma の 2 種類に分類する．
- 境界悪性腫瘍と腺腫とが共存する場合，境界悪性腫瘍成分が 10％以上あれば境界悪性腫瘍を，境界悪性腫瘍成分が 10％未満の場合には腺腫を主診断とする．
- 粘液性腫瘍は，成熟奇形腫，ブレンナー腫瘍，セルトリ・ライディッヒ細胞腫などとの合併例もまれではない．
- 間質成分が反応性に黄体化を示し，女性ホルモン症状を示すこともある．機能性間質という．

表1 卵巣粘液性腫瘍の分類（取扱い規約と WHO 分類の対比）

卵巣腫瘍取扱い規約	WHO 分類 2014	
粘液性腫瘍	mucinous tumors	seromucinous tumors
悪性 　粘液性腺癌	malignant 　mucinous carcinoma	malignant 　seromucinous carcinoma
境界悪性 　粘液性境界悪性腫瘍 　　腸型 　　内頸部様	borderline 　mucinous borderline tumor	borderline 　seromucinous borderline tumor
良性 　粘液性腺腫 　粘液性腺線維腫	benign 　mucinous cystadenoma 　mucinous adenofibroma	benign 　seromucinous cystadenoma 　seromucinous adenofibroma

- 粘液性腫瘍では，腺腫，境界悪性，癌腫が連続的に同一腫瘍内に混在する場合もあり，多数のブロックを切り出し，精査することが求められる．腫瘍最大径1〜2cm当たり1ブロックを作製することが推奨される．

染色体・遺伝子異常

- 最も高頻度にみられる遺伝子異常は，*KRAS*遺伝子の体細胞突然変異である．
- 腺腫，境界悪性，癌が共存する粘液性腫瘍で*KRAS*遺伝子の変異を検索すると，同一の異常が検出されることから粘液性腫瘍の発生初期の段階から*KRAS*の異常が関与していることが示唆される．
- *HER2*遺伝子の増幅も15〜20%の粘液性腫瘍に検出される．*HER2*変異症例では腫瘍化に*KRAS*が関与していないことが多い．
- 漿液粘液性境界悪性腫瘍では*ARID1A*遺伝子の変異が関わっている．約1/3の症例でARID1A蛋白の発現が消失している．

粘液性癌（mucinous carcinoma）
同義：粘液性腺癌（mucinous adenocarcinoma）

臨床所見

■ 好発年齢
- 初発の平均年齢は45歳である．

■ 臨床症状
- 腹部膨満と腹痛を主訴とすることが多い．

■ 画像所見
- 嚢胞性変化と充実性変化の混在を示す．

病理所見

■ 肉眼所見 図1
- 大型の平均直径20cmの多房性嚢胞性腫瘍で，腸型の境界悪性腫瘍と類似するが，より嚢胞が微小で密集する．
- 充実性成分や乳頭状の成分を有することもある．
- 片側性のことが多く，被膜は保たれ，平滑であることが多い．

■ 組織学的所見
- 多くは，同一腫瘍内に腺腫成分や境界悪性成分を伴っている．
- 浸潤形式には，拡大性浸潤と侵入性浸潤がある．拡大性浸潤の頻度が高いが，両者が混在することもある．
- 粘液性癌の診断時には，侵入性浸潤が予後不良因子であることから浸潤形式も記述することが望ましい．浸潤部の近傍には上皮内癌が存在する場合が多い．
- 拡大性浸潤は，高度な異型を示す腺管が間質の介在を伴わないか，あるいはごく

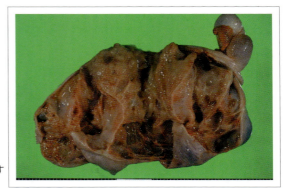

図1 粘液性癌の肉眼像
粘液を入れる微小な囊胞を形成する．充実性増殖部もみられる．

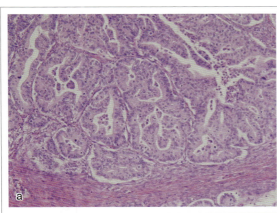
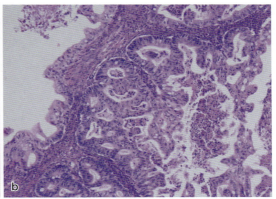

図2 拡大性浸潤像
a：異型腺管が，篩状構造をとって周囲組織に圧排性に増殖する．
b：腺癌相当の異型腺管が，不規則に癒合して圧排性に増生する．

わずかに間質を伴って back to back 配列をとって増生したり，癒合性，篩状構造，迷路状の複雑な腺管構造，乳頭状構造などを呈したりして増生するもので，その領域が長径 5mm 以上の広がりを示すものを粘液性癌と診断する．

- 拡大性浸潤では周囲との境界は明瞭で，間質の線維形成性反応は認めない 図2．上皮内癌においても乳頭状増生部が接線方向に切れて，篩状構造様となり，拡大性浸潤と間違われることがある点に留意する必要がある．
- 拡大性浸潤が確認された症例では，より予後不良な侵入性浸潤の存在を否定するために，多くの切片を追加切り出しすることが望まれる．
- 侵入性浸潤は，腫瘍細胞が腺管や小胞巣を形成あるいは孤立性に不規則に増殖するもので，周囲に線維形成性反応や炎症を伴い，浸潤先進部と周囲の境界は不明瞭である 図3．侵入性浸潤の頻度は低く，転移性腫瘍との鑑別も念頭に置くようにしなければならない．
- 腺腫や境界悪性腫瘍と同様にいわゆる壁在結節と呼ばれる病変を伴うことがある．壁在結節のなかには未分化癌の形態をとるものがあり 図4，ラブドイド細胞と呼ばれる好酸性細胞質の形態を示すもの，肉腫様紡錘状細胞が杉綾状の増殖を示すもの，多形性を示すものがある．肉腫様の結節との鑑別に cytokeratin（CK）染色は有用であるが，陰性を示しても未分化癌を否定するものではない．

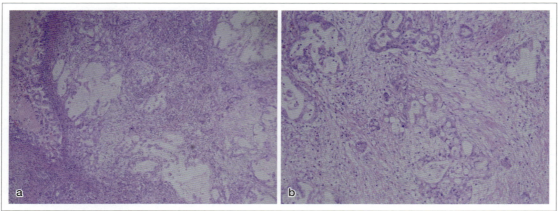

図3 侵入性浸潤像
a：粘液を入れる不規則な小腺管が間質反応を伴って増生する．
b：不規則に癒合する異型腺管，小腺管，あるいは孤在性に間質反応を伴って増生する腺癌の所見

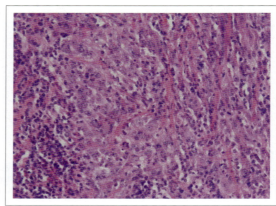

図4 壁在結節（未分化癌）
大型で異型が高度な異型細胞が，特定の構造をつくらずに増生する．炎症細胞浸潤を伴う．

鑑別診断

▶漿液粘液性癌（seromucinous carcinoma）

- 後述の漿液粘液性癌の項を参照のこと．

▶粘液性境界悪性腫瘍（mucinous borderline tumor）

- 浸潤する腫瘍細胞の異型が，境界悪性レベルのものを微小浸潤，癌に相当するものを微小浸潤癌と呼び区別する．今後は，浸潤部の計測が重要となる．
- 従来どおり上皮内癌 図5 を伴う病変は境界悪性腫瘍に分類され，上皮内癌を伴う粘液性境界悪性腫瘍と診断する．

▶転移性腫瘍（metastatic tumor）

- 原発性粘液性癌の最も重要な鑑別疾患は，転移性の粘液性癌である．臨床的には，ほかに腫瘍が確認されておらず原発性腫瘍として発見されることもある．
- 転移性腫瘍の原発巣としては，大腸，虫垂，胃，乳腺，子宮頸部，肺，膵，胆道

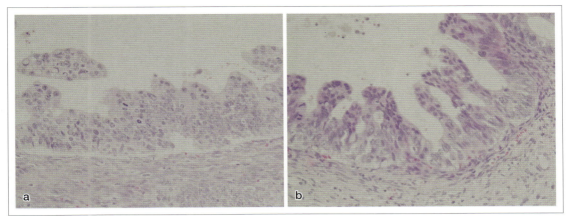

図5 上皮内癌
a：多層性に増生する高度異型細胞を認める．　　b：高度異型を示す腫瘍細胞が乳頭状に増生する．

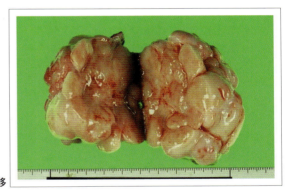

図6 乳癌の卵巣転移

　　などからが多い 図6〜9 ．
- 卵巣原発粘液性癌では，同一腫瘍内に腺腫，境界悪性腫瘍，腺癌が混在することが多いが，転移性腺癌でも転移先である卵巣で，原発巣よりも分化傾向を示すことがあり，maturation phenomenon と呼んでいる．
- 原発性をより疑う所見は，拡大性の浸潤パターンの存在や，複雑な乳頭状増殖パターン，片側性大型腫瘍，被膜浸潤の欠如などである．
- 転移性を疑う所見は，両側性，片側性の小型腫瘍，多結節性の増殖パターン，表層性の拡大，血管侵襲，侵入性浸潤，孤在性腫瘍細胞浸潤，門部への浸潤，印環細胞の存在などである．
- 免疫組織化学的には，卵巣原発腫瘍がCK7陽性であるのに対して，結腸，直腸，虫垂原発の転移性腫瘍ではCK7陰性，CDX2陽性で，CK20やCEAも高率に陽性となる．膵，胆道，胃，肺，子宮頸部を原発とする腺癌の多くはCK20陽性である．

▶類内膜癌（endometrioid carcinoma）

- 粘液性癌では，腫瘍細胞内粘液が減少あるいは消失すると，類内膜癌と鑑別を要するようになる．十分な標本作製を行うとどこかに粘液を有する細胞からなる部

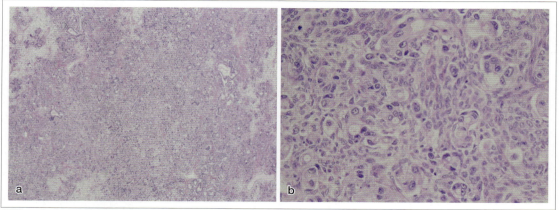

図7 胃癌の卵巣転移
a:密に増生する部分と疎な部分が混在する.　　b:間質に線維化を伴って印環細胞様の腺癌細胞が浸潤増生する.

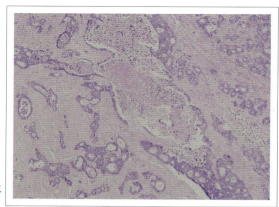

図8 大腸癌の卵巣転移
壊死(dirty necrosis)を伴って増生する腺癌の所見

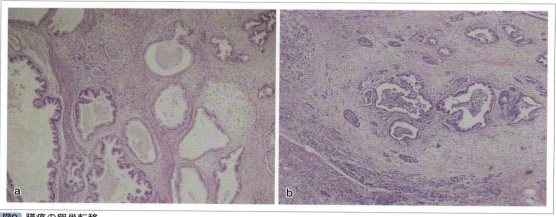

図9 膵癌の卵巣転移
a:不規則な腺管とともに比較的分化した腺管がみられる.原発巣よりも分化傾向を示しmaturation phenomenonと呼ばれる.
b:膵実質に不規則な腺管を形成し浸潤する膵癌の所見

　　　　　　　位がみつかることや腺腫,境界悪性部がみつかることがある.
　　　　● 類内膜癌でも管腔内に多量の粘液を有するものや粘液性上皮への分化を伴うこと

もある．類内膜癌ではこのような所見は一部分像であり，扁平上皮への分化や，腺線維腫性境界悪性成分の共存が認められれば，より類内膜癌を考える．

予後

- FIGOの臨床病期が唯一，最も重要な予後因子である．
- Ⅰ期はきわめて予後良好である．しかし，卵巣外への腫瘍の進展がみられる症例は予後不良である．Ⅰ期の5年生存率は83％，Ⅱ期が55％，Ⅲ期が21％，Ⅳ期が9％との報告がある．
- 浸潤形式による予後の違いも報告されている．侵入性の浸潤パターンは拡大性に比してより悪性度が高いとされている．またⅠ期に限ると侵入性は拡大性の浸潤より予後不良，核異型がGrade 3の症例はGrade 1～Grade 2に比して予後不良，被膜が破綻しているものは保たれているものも予後不良とされる．

粘液性境界悪性腫瘍（mucinous borderline tumor：MBT）
同義：異型増殖性粘液性腫瘍（atypical proliferative mucinous tumor）

臨床所見

好発年齢
- 広い年齢層で発生しうるが，平均的には40代である．

臨床症状
- 腹腔内腫瘤として発見されることが多い．

画像所見
- 嚢胞性変化を主とし，充実性変化が混在することもある．

病理所見

肉眼所見
- 長径数cmの大きさのものから30cmを超えるものまである．
- 基本的には内容に粘液物質を含む多房性の嚢胞性腫瘍であるが，充実性に見える部分を有するものもある．

組織学的所見
- 嚢胞内面は軽～中等度の異型を伴う胃腸管型の粘液含有上皮細胞に覆われている．杯細胞，神経内分泌細胞やPaneth細胞が加わることもある．
- 細胞異型は核腫大，クロマチンの増量などによって認識される．
- 異型上皮細胞は種々の程度に重層し，嚢胞内に房状，絨毛状あるいは乳頭状隆起を形成する 図10a ．
- 高度の細胞異型を示す上皮巣があるものは「上皮内癌を伴う粘液性境界悪性腫瘍（mucinous borderline tumor with intraepithelial carcinoma）」と呼ぶ．
- 間質浸潤部分の長径が5mm未満のときには微小浸潤と呼び，「微小浸潤を伴う

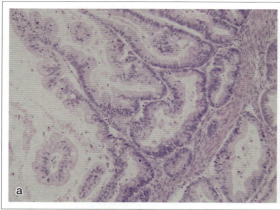 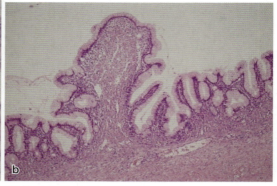

図10 粘液性境界悪性腫瘍（a）と粘液性腺腫（b）
a：腸型の中等度異型上皮が軽度の重積性を示して乳頭状に増殖を示す．間質浸潤は認めない．
b：異型を認めない，核の低在化を示す1層の粘液上皮に覆われている．

粘液性境界悪性腫瘍（mucinous borderline tumor with microinvasion）」と診断し，境界悪性腫瘍の範疇にとどめる．
- 壁在結節を伴うことがある．結節部分は粘液性境界悪性腫瘍の場合も，反応性肉腫様変化，未分化癌，真の肉腫の3つがある．未分化癌，真の肉腫の場合は，小さな病変でも予後不良の場合があり，注意深い肉眼所見の観察と切り出しが必要である．

■ 免疫組織化学
- CK7 はびまん性に陽性．CK20 は症例により種々の程度に陽性を示す．
- CDX2 は症例により種々の程度に陽性を示す．
- estrogen receptor（ER），progesteron receptor（PgR）は陰性．
- PAX8 は半分以上の例で種々の程度に陽性となる．

鑑別診断

▶粘液性癌（mucinous carcinoma）

- 高度の細胞異型を有し，拡大性浸潤あるいは侵入性浸潤がある．

診断のポイント
- 原発性の粘液性癌の診断には，腫瘍細胞の細胞異型，構造異型とともに浸潤性増殖の確認が重要である．
- 転移性の粘液性癌との鑑別には，原発性では腺腫，境界悪性病変の存在の確認が重要であること，転移性では原発巣の確認と組織像における dirty necrosis の存在，免疫組織化学での CK20，CDX2 陽性像などが転移性を支持する所見である．
- 浸潤形式には拡大性浸潤と侵入性浸潤がある．境界悪性腫瘍で上皮内腺癌を伴うものは上皮内癌を伴う粘液性境界悪性腫瘍，長径5mmに満たない微小浸潤病変にとどまる境界悪性腫瘍も粘液性癌ではなく，微小浸潤を伴う粘液性境界悪性腫瘍と診断する．

▶粘液性腺腫（mucinous cystadenoma） 図10b

- 細胞異型の有無，上皮細胞の多層化の程度と量で判断され，腺腫では，上皮細胞に異型はなく，多層化もみられないか，あってもごくわずかである．
- 粘液性上皮は囊胞内面を単層に覆い，核はおとなしく，基底側に位置する．
- 細胞異型を有する境界悪性腫瘍成分があっても，10％未満の場合には粘液性腺腫として扱う．

▶漿液粘液性境界悪性腫瘍（seromucinous borderline tumor）

- 球根様の乳頭状増殖を示し，一見，漿液性境界悪性腫瘍に似る．
- 乳頭表面は内頸部様粘液性上皮細胞と多辺形の好酸性細胞により覆われている．
- 多数の好中球が乳頭状増殖を示す間質と囊胞内腔にみられる．

予後

- 粘液性境界悪性腫瘍のみならば良好である．上皮内癌を伴うものであってもほぼ100％の生存率を示す．
- 再発や予後不良例のほとんどは，不完全な腫瘍切除か不十分なサンプリングによる．

漿液粘液性癌（seromucinous carcinoma）
同義：内頸部様粘液性腺癌（endocervical-like mucinous adenocarcinoma），ミュラー管型混合型癌（mixed epithelial carcinoma of müllerian type）

臨床所見

好発年齢
- 40代に多い．

臨床症状
- 骨盤内腫瘤として発見される．

病理所見

肉眼所見
- 大きさは，長径の平均が12cmである．
- 症例の半数以上が両側性である．
- 腫瘍は単房性あるいは多房性で，充実性腫瘍部分を伴っている．
- 内腔には乳頭状突出を伴っている．

組織学的所見
- 基本的には漿液性腫瘍に似て，重層性，乳頭状の増殖を示す．
- 腫瘍は内頸部様の粘液性上皮，漿液性上皮から構成されるが，明細胞や内膜細

胞，扁平上皮への分化を示す部分などを混じることもある．
- 核分裂は症例によってさまざまであるが，比較的少なく，5/10HPF 以下であることが多い．
- 浸潤像で最も多いパターンは，篩状構造をとって圧排性に浸潤する像であるが，破壊性侵入性の浸潤像もみられる．

▶ 鑑別診断

▶粘液性癌（mucinous carcinoma）
- 胃腸型の粘液上皮細胞の形質を示し，嚢胞状，充実性の増殖パターンを示す．

▶漿液粘液性境界悪性腫瘍（seromucinous borderline tumor）
- 漿液粘液性境界悪性腫瘍の項を参照のこと．
- 子宮頸管上皮様の形態，および乳頭状，分枝状の増殖パターンを示す．基本的に間質浸潤を伴わない．

▶ 予後

- 頻度的に低く，予後に関する大規模な統計学的データはまだない．
- Ⅰ期の予後は良好であるが，病期が進行した症例の約半数が死亡するとされる．

漿液粘液性境界悪性腫瘍（seromucinous borderline tumor）
同義：内頸部様粘液性境界悪性腫瘍（endocervical-like mucinous borderline tumor），ミュラー管型粘液性境界悪性腫瘍（müllerian mucinous borderline tumor）

▶ 臨床所見

■好発年齢
- 35〜45 歳頃に多い．

■臨床症状
- 特徴的なものはなく，骨盤内腫瘤として発見される．
- 30〜40％の症例に子宮内膜症を伴う．

▶ 病理所見

■肉眼所見
- 腫瘍の長径の平均は 8〜10cm である．40％以上の症例が両側性である．
- 多くは単房性で，外表は平滑，粘稠な内容液を含む．
- 内腔は乳頭状に突出する病変がさまざまな割合で覆っている ．充実性部

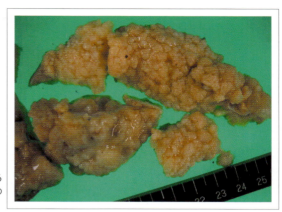

図11 漿液粘液性境界悪性腫瘍の肉眼像
内腔に小結節を形成して突出する腫瘍を認める．粘液の付着を認める．

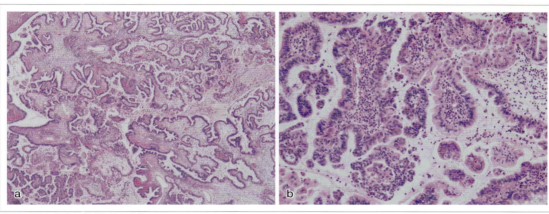

図12 漿液粘液性境界悪性腫瘍
a：間質を伴って分枝状，階層状に増殖を示す．
b：上皮は数種類から構成され，間質には好中球を中心とする炎症細胞浸潤を伴う．

分がみられることもある．
- 顆粒状や出血を示す部分が混在することもあり，子宮内膜症に関連した病変であることが多い．

組織学的所見

- 腫瘍の構築は漿液性境界悪性腫瘍に類似し，複雑な乳頭状増殖，階層性，分枝性の構造が特徴である 図12a．
- 乳頭状分枝の先端部では，腫瘍細胞が房状に遊離する．
- 分枝構造の間質はしばしば浮腫状で，好中球浸潤を伴うことが多い 図12b．
- 乳頭状構造を覆う上皮は内頸部様の粘液上皮か漿液性の上皮であることが多いが，内膜腺上皮や扁平上皮に覆われることもある．
- 明細胞や移行上皮細胞が混在することや，好酸性の細胞質を有する細胞が混在することもある．杯細胞は認めない．
- 軽度の核異型を認めるが，核分裂は目立たない．
- 微小浸潤像，上皮内癌，微小乳頭状パターンを伴うこともある．
- 嚢胞の一部が子宮内膜症性のこともある．

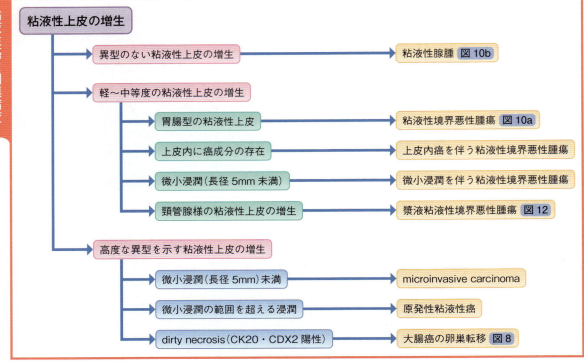

■ 免疫組織化学
- CK7 陽性，CK20・CDX2 陰性で，ER，PgR も通常陽性を示す．
- WT1 は通常陰性である．

鑑別診断

▶漿液性境界悪性腫瘍（serous borderline tumor）

- 漿液粘液性境界悪性腫瘍が内頸部様の粘液性細胞を主とし，漿液性細胞，さらには類内膜性細胞や明細胞，扁平上皮細胞も含むことがあるのに対し，本症は漿液性細胞のみよりなる．

▶漿液粘液性癌（seromucinous carcinoma）

- 漿液粘液性癌では，拡大性浸潤や破壊性侵入性浸潤がみられる．

予後

- 予後良好な腫瘍で，腹膜にインプラントを伴う症例でも予後は良好である．

（長坂徹郎）

endometrioid carcinoma and related lesions
上皮性腫瘍（表層上皮性間質性腫瘍）
類内膜癌と関連病変

疾患の概要

- 類内膜癌は子宮体部の類内膜癌に類似した腫瘍と定義される．WHO 分類 2014 でも大きな変更はない ．
- 全卵巣癌の 10～20％ を占める．
- 約 40％ の症例で，同側の卵巣子宮内膜症あるいは骨盤子宮内膜症の合併がある．
- 子宮内膜症を伴う卵巣類内膜癌患者の平均年齢は子宮内膜症を伴わない患者と比べて 5～10 歳若い．
- 子宮内膜類内膜癌との合併が 15～20％ に認められる．
- 類内膜境界悪性腫瘍は種々の程度の異型を有する，子宮内膜腺類似の細胞からなる腫瘍で，間質浸潤を欠いているものをいう．

染色体・遺伝子異常

- β-カテニンによって媒介される Wnt 経路の障害，癌抑制遺伝子 *PTEN* の不活性化，蛋白リン酸化酵素群遺伝子の 1 つ *PIK3A* の活性化遺伝子変異，クロマチンリモデリング遺伝子の 1 つ *ARID1A* の不活性化遺伝子変異などが知られる．

類内膜癌（endometrioid carcinoma）
同義：類内膜腺癌（endometrioid adenocarcinoma）

▶ 臨床所見

■ 好発年齢
- 50～60 代に好発する．

■ 臨床症状
- 無症状のことが多い．

表1 卵巣の類内膜腫瘍の分類

悪性	類内膜癌（endometrioid carcinoma）
境界悪性	類内膜境界悪性腫瘍/異型増殖性類内膜腫瘍 (endometrioid borderline tumor/atypical proliferative endometrioid tumor)
良性	類内膜嚢胞性腺腫（endometrioid cystadenoma） 類内膜腺線維腫（endometrioid adenofibroma）

- 腫瘍の増大により，有痛性ないし無痛性の骨盤腫瘤として自覚される場合もある．
- 血清 CA125 の上昇が 80% の症例で認められる．

■ 画像所見
- 充実性優位，あるいは充実性構造と囊胞構造の混在した像を示す．
- 子宮内膜症を反映したチョコレート囊胞の信号を示す．

病理所見

■ 肉眼所見
- 大きさは通常 10〜20cm（平均 15cm）である．
- 割面は黄白色調充実性腫瘤 図1, 2 で，内部あるいは辺縁に出血性囊胞を認めることが多い．
- 子宮内膜症を合併するものでは単房性出血性囊胞内に軟らかく，脆弱な，乳頭状〜結節状の隆起を形成することが多い．

■ 組織学的所見
- 増殖期の子宮内膜腺に類似した形態を示す．
- 腺管内腔に粘液の産生は通常乏しく，胞体内にも粘液に乏しい円柱上皮が単層または偽重層を示し配列する 図3．
- 腺腔面は凹凸がなく，平坦である．
- 核は細長く，腺管の基底膜に垂直方向に配列するが，類円形に腫大した核では淡いクロマチンに，明瞭な核小体を示すことが多い．
- 円形，卵円形，あるいは管状の腺管構造をとり，back to back の密な腺管の増殖や篩状構造をとる．絨毛腺管状構造がきわめて顕著な絨毛腺管型（villoglandular variant）もある 図4．
- 充実成分の多寡により，Grade1〜3 に分類される 表2．充実部分が多くなくても，多形性に富んだ核異型を有する Grade1 あるいは 2 の腫瘍の場合にはそれぞれ Grade を 1 つ上げる 図5．
- 角化を示す扁平上皮成分 図6a や桑実様細胞巣（morule）図6b を伴うことが

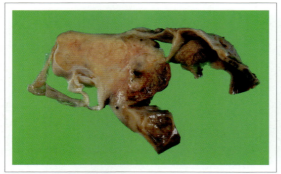

図1 類内膜癌の肉眼像
内膜症性囊胞とともに黄白色調充実性部分を認める．

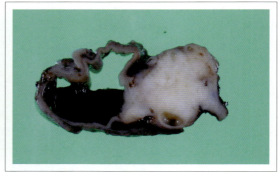

図2 類内膜腺線維腫の肉眼像（図1 との比較）
充実性部は灰白色調で光沢あり．

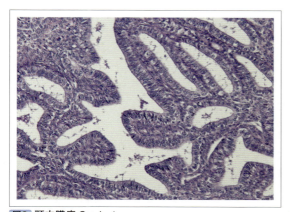

図3 類内膜癌 Grade 1
粘液に乏しい偽重層化した円柱上皮からなる分化した腺管の増殖を認める．腺腔面は凹凸なく，平坦である．

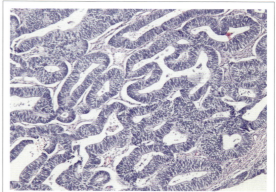

図4 絨毛腺管型類内膜癌
図3 と比較して細胞異型が高度で，漿液性癌との鑑別を要する．

表2 Grading

Grade1（G1）：	充実成分 5％未満
Grade2（G2）：	充実成分 5〜50％未満
Grade3（G3）：	充実成分 50％以上

注）扁平上皮成分および紡錘状成分は充実成分に含めない．
多形性に富んだ核異型を有する場合は，充実部分による判定に加え Grade を 1 つ上げる．

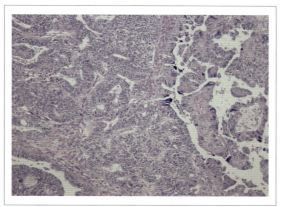

図5 類内膜癌の Grading
左半分は Grade 1 の像であるが，右側にあるような多形に富んだ異型核を有する場合，Grade を 1 つ上げることになる．

多い．また，これらには紡錘状細胞が混在することもある（spindle cell variant）**図7**．Grading の際，これらは充実部分に含めない．
- 腺上皮に種々の形態変化があり，分泌型（secretory variant）**図8**，粘液化生型（mucin-rich variant）**図9**，好酸性細胞型（oxyphilic variant）**図10**，線毛（化生）型（ciliated cell variant）などの変異型がある．
- 性索間質腫瘍に類似した腺管配列，構築をとることがあり，また同時に腫瘍腺管周囲に黄体化した間質細胞がみられる（resembling sex-cord-stromal tumor）**図11** **表3**．
- 類内膜境界悪性腫瘍や類内膜腺線維腫の合併をみる（間質浸潤については類内膜境界悪性腫瘍の項を参照）．
- 混合上皮性腫瘍として，他の卵巣上皮性腫瘍（明細胞癌や漿液性癌）と混在することがある．
- 絨毛癌様成分（choriocarcinomatous component）や肝様腺癌（hepatoid ade-

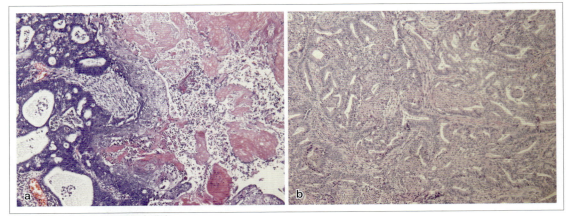

図6 扁平上皮分化を伴う類内膜癌
a：角化の顕著な扁平上皮化巣を認める．　　b：腺腔内に morule が散見される．

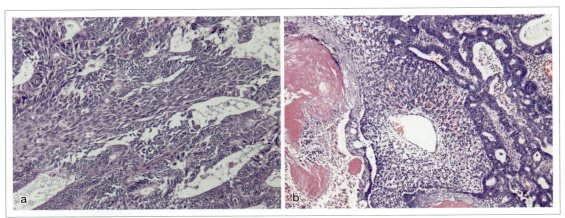

図7 紡錘状細胞型類内膜癌
a：中心部の充実部に紡錘状細胞の増殖がみられる．
b：索状，紡錘状細胞がみられ，癌肉腫の肉腫成分との鑑別を要する．

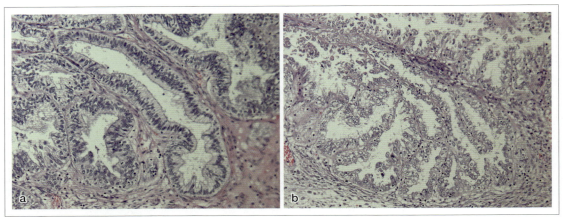

図8 淡明な細胞質を有する細胞よりなる腫瘍
a：分泌型類内膜癌．核上・核下空胞が存在し，分泌期早期の像に類似している．
b：明細胞癌．核異型が強く，ホブネイル像がみられる．

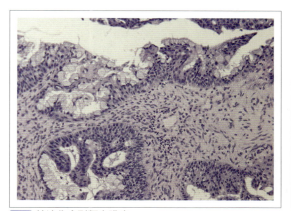

図9 粘液化生型類内膜癌
腺上皮の多くが，胞体内に粘液を有しており，核が基底側に偏倚している．

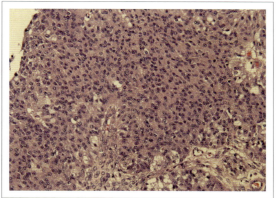

図10 好酸性細胞型類内膜癌
肝細胞様の充実様胞巣をとり，肝細胞様癌や肝様の卵黄嚢腫との鑑別が問題となる．

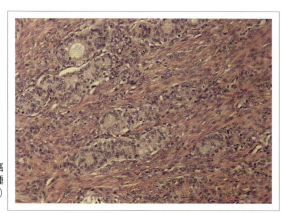

図11 性索間質腫瘍類似型類内膜癌
線維間質を背景に，セルトリ細胞腫にみられる中空管（hollow tubules）類似の配列を示す．

表3 類内膜癌の組織像のバリエーション

扁平上皮分化を伴う〔with squamous differentiation (morule を含む)〕
絨毛腺管型 (villoglandular variant)
紡錘状細胞型 (spindle cell variant)
分泌型 (secretory variant)
粘液化生型〔mucin-rich variant (mucinous change)〕
好酸性細胞型 (oxyphilic variant)
線毛（化生）型 (ciliated cell variant)
性索間質腫瘍類似型 (resembling sex-cord-stromal tumor)

nocarcinoma）成分を有することがある．

■ **免疫組織化学**

- cytokeratin (CK) 7，vimentin，CA125，estrogen receptor (ER)，progesteron receptor (PgR)，PAX8 が通常陽性となる．
- β-catenin の核内集積・細胞質陽性を示す（38〜50% 程度に体性変異がみられることによる）．

- CEA が陰性のほか，CK20，WT1，p16，CDX2 も陰性のことが多い．

鑑別診断

▶漿液性癌（serous carcinoma）と絨毛腺管型類内膜癌 図4

- 立方状細胞，腺内縁の凹凸．
- スリット状空隙，砂粒体の存在，強い核異型．
- 扁平上皮成分をもたない．
- WT1，p53，p16 陽性，β-catenin 核内集積なし．
- 鑑別困難なときは漿液性癌に分類する．

▶明細胞癌（clear cell carcinoma）と分泌型類内膜癌
（ほか，Arias-Stella 反応類似の淡明細胞が認められる場合）

- 胞体が間質側から突出するホブネイル（鋲釘）細胞がみられる 図8b ．
- 円柱状の細胞の核上あるいは核下空胞が認められない．
- 核は濃染・多形に富む．
- 間質の好酸性硝子状物質の存在．
- Napsin A 陽性，HNF-1β 陽性，ER 陰性．
- 混合型上皮性腫瘍では，類内膜癌と明細胞癌の組み合わせが最も多いことに留意する．

▶粘液性癌（mucinous carcinoma）と粘液化生型類内膜癌

- 多房性腫瘍．
- 杯細胞を有する粘液上皮．
- 扁平上皮化生は認められない．
- 子宮内膜症の随伴がない．
- ER 陰性，PAX8 陽性率は低い．

▶癌肉腫（carcinosarcoma）と扁平上皮分化，紡錘状細胞型類内膜癌

- 腺癌成分の異型が強い．
- 間質細胞の多形性，異型性が強い．
- 骨・軟骨・横紋筋芽細胞など，異所性成分（heterologous elements）の存在．
- 扁平上皮成分の存在は必ずしも両者の鑑別にはならないが，morule の存在は類内膜癌をより示唆する．

▶卵黄嚢腫瘍（腺型）〔yolk sac tumor（glandular pattern）〕と絨毛腺管型あるいは分泌型類内膜癌

- 若年女性に多い．
- Shiller-Duval body の存在．
- PAS 陽性，ジアスターゼ消化抵抗性の硝子球の存在．

- retiform，polivesicular-vitelline pattern との合併が多い．
- α-fetoprotein（AFP）陽性，SALL4 陽性．
- 類内膜癌に卵黄嚢分化を示すことがある．

▶ 成人型顆粒膜細胞腫（adult granulosa cell tumor）と性索間質腫瘍類似型類内膜癌

- 腔内に好酸性分泌物のない Call-Exner body の存在．
- 明瞭な腺管形成・扁平上皮分化を認めない．
- コーヒー豆様の核溝を有する円形から卵円形核の存在．
- α-inhibin や calretinin 陽性，EMA 陰性．

▶ セルトリ細胞腫（Sertoli cell tumor）と性索間質腫瘍類似型類内膜癌

- 若年女性．
- 割面黄色調．
- ホルモン分泌関連症状（多くは男性化徴候）あり．
- 明瞭な腺管形成・扁平上皮分化を認めない．
- α-inhibin や calretinin 陽性，EMA 陰性．
- 黄体化した間質細胞がみられる類内膜癌ではセルトリ・ライディッヒ細胞腫が鑑別になる．

▶ ウォルフ管腫瘍（Wolffian tumor）と性索間質腫瘍類似型あるいは紡錘状細胞型類内膜癌

- 卵巣門部から卵管周囲に発生．
- 多形性・異型性のみられない比較的均一な細胞の管状・索状・充実状増殖．
- 腺腔内粘液を認めない．
- 腫瘍胞巣は基底膜により明瞭に区分される．
- EMA 陽性率は低い．ER 陰性．
- CD10，calretinin，androgen receptor（AR）陽性．

▶ 子宮内膜由来類内膜癌の転移　図12

- 卵巣類内膜癌の 15〜20% に子宮体部類内膜癌を合併する．
- 子宮腫瘍径大，深い筋層浸潤，高度な脈管侵襲．
- 卵管内に腫瘍の存在．
- 卵巣への直接浸潤．
- 卵巣腫瘍径小．
- 両側性＞片側性．
- 実質が比較的保持された，卵巣内部優位の存在部位．
- 卵巣腫瘍の組織 Grade が高い．
- 子宮内膜症を伴わない．
- 境界悪性類内膜腫瘍の併存がない．
- 子宮，卵巣にそれぞれ限局している場合の予後は，内膜癌，卵巣癌のそれぞれⅠ

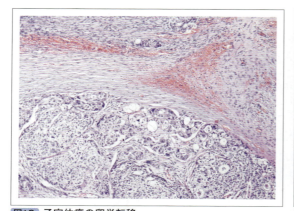

図12 子宮体癌の卵巣転移
Grade 3 の類内膜癌の胞巣が下半分にみられる．上半分に卵巣実質が保たれている．

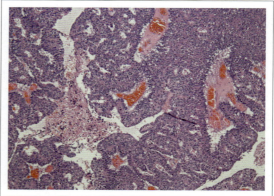

図13 結腸・直腸癌の卵巣転移
癒合腺管構造をとる腸型上皮ながら杯細胞が少なく，類内膜癌に類似している．中心部に小さな"dirty necrosis"を認める．

期と同様の予後という報告もある．

▶結腸・直腸癌の転移

- 生殖器を除くと最も頻度が高い転移性癌である．
- 両側性＞片側性．
- 汚い壊死（dirty necrosis）像．
- 大型の腺管と胞巣周囲の線維性間質．
- 脈管侵襲．
- 全体に高度の核異型．
- 扁平上皮への分化を認めない．
- 子宮内膜症の合併がない．
- CK7 陰性，CK20 陽性，CEA 陽性，CDX2 陽性，ER 陰性．
- CDX2 は類内膜癌に陽性となる場合がある．その場合，β-catenin が核内集積する細胞と多くが一致しており，ER 陰性細胞でもあるため留意する．

▶予後

- Stage I 31%，Stage II 20%，Stage III 38%，Stage IV 11% で発見されることが多く，5年生存率はⅠ期 78%，Ⅱ期 63%，Ⅲ期 24%，Ⅳ期 6% といわれている．

- 類内膜癌の腺上皮には多彩なバリエーションがあり，他の組織型の卵巣腫瘍や転移性腫瘍との鑑別が問題となるが，子宮内膜症あるいは腺線維腫の存在と出現頻度の高い扁平上皮分化をとらえることで，鑑別疾患の多くは絞られる．
- 免疫組織化学的に類内膜癌は，ER，PgR，β-catenin（核・細胞質），EMA 陽性．CEA 陰性のほか，CK20，WT1，p16，CDX2 も陰性のことが多いことと併せて，鑑別する腫瘍に応じて，p53，SALL4，Napsin A，HNF-1β，α-inhibin などを調べる．

類内膜境界悪性腫瘍（endometrioid borderline tumor：EBT）
同義：異型増殖性類内膜腫瘍（atypical proliferative endometrioid tumor）

臨床所見

■ 好発年齢
- 50歳前後に好発する．

■ 臨床症状
- 骨盤腫瘤の自覚，時に不正出血．

病理所見

■ 肉眼所見
- 腫瘍径6〜10cm程度で，充実性優位から囊胞状優位のものまでさまざまである．
- 子宮内膜症あるいは子宮内膜症性囊胞の合併あり．
- 子宮内膜症性囊胞内に乳頭状あるいは結節状増殖を示す．
- 腺線維腫型は光沢のある充実性腫瘍のことが多い 図2 ．

■ 組織学的所見
- 軽〜中等度の異型を伴う棍棒状の核と高円柱状の胞体を有する，増殖期様の類内膜上皮細胞が，種々の程度の内膜増殖病変に類似する形態を示す 図14a ．
- 扁平上皮への分化をしばしば伴い，moruleの出現頻度も高い 図14b ．
- 間質浸潤は認めない．間質浸潤とは，①間質の線維増生，②間質の介在のない密な腺管増殖もしくは篩状構造，③複雑な乳頭状構造，④間質を置換する扁平上皮の増殖のいずれかがある場合をいう．また確立された基準ではないが，微小浸潤とは径5mm未満あるいは10mm^{2}以下の場合を指す．間質浸潤が微小浸潤の範囲内である場合には，「微小浸潤を伴う類内膜境界悪性腫瘍（endometrioid borderline tumor with microinvasion）」とする立場もある 図15 ．
- 腺線維腫型が一般的で，線維性間質を背景に，腺管の集簇巣が島状に分布する．
- 絨毛腺管型あるいは乳頭状型もあり，腺線維腫型との混在も認められる．

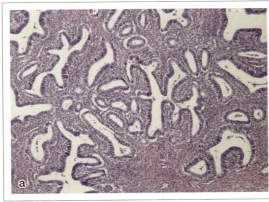
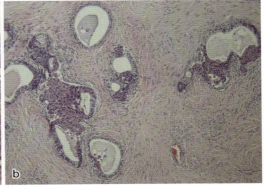

図14 類内膜境界悪性腫瘍
a：個々の腺管を取り巻く線維間質が明瞭にみられる． b：腺腔内にmoruleを認める．

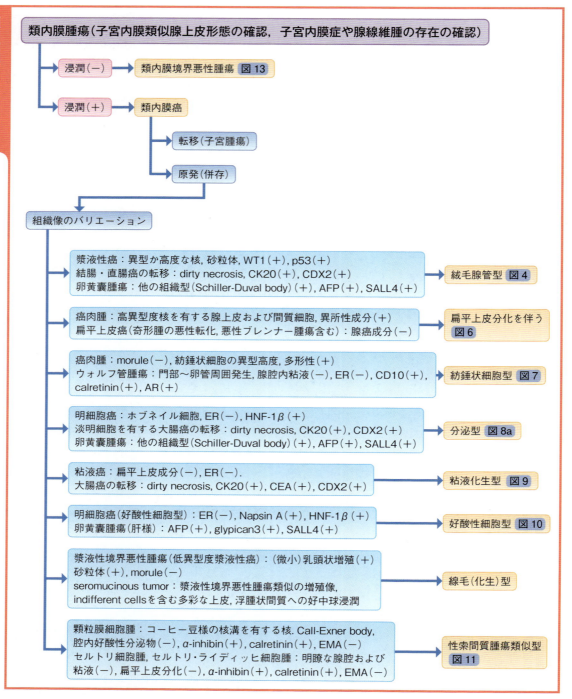

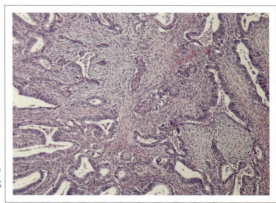

図15 類内膜境界悪性腫瘍にみられる浸潤巣
視野の辺縁は境界悪性腫瘍部分であるが，中心部には線維間質反応を伴った浸潤巣が認められる．

予後

- 90％以上がⅠ期で発見され，いずれも再発転移なし．

（和仁洋治）

clear cell carcinoma and related lesions

上皮性腫瘍（表層上皮性間質性腫瘍）
明細胞癌と関連病変

疾患の概要

- 明細胞腫瘍は，卵巣上皮性腫瘍の1つであり，良性，境界悪性，悪性に分けられる .
- ほとんどが悪性であり，上皮性卵巣癌の約8.5%を占める．
- 良性明細胞腫瘍はきわめてまれで，明細胞嚢胞腺腫や明細胞腺線維腫の診断名をつけるには最大限の慎重を要し，境界悪性腫瘍や癌の併存の可能性を疑って十分に調べることをまずすべきである．
- 子宮内膜症を合併することが多い．

染色体・遺伝子異常

- クロマチンリモデリング遺伝子の1つである *ARID1A* の不活性化遺伝子変異が明細胞癌の約50%に認められる．
- 増殖因子受容体 tyrosine kinase 関連酵素遺伝子の1つである *PIK3CA* の活性化遺伝子変異が明細胞癌の約50%に認められる．
- 癌抑制遺伝子 *PTEN* の遺伝子欠損が明細胞癌の約20%に認められる．

明細胞癌（clear cell carcinoma）
同義：明細胞腺癌（clear cell adenocarcinoma）

疾患の概要

- 上皮性腫瘍のなかで，わが国では頻度が高くなりつつある．
- Lynch症候群との関連も示唆されている．

表1 卵巣明細胞腫瘍の分類

悪性	明細胞癌（clear cell carcinoma）
境界悪性	明細胞境界悪性腫瘍/異型増殖性明細胞腫瘍 (clear cell borderline tumor / atypical proliferative clear cell tumor)
良性	明細胞嚢胞腺腫（clear cell cystadenoma） 明細胞腺線維腫（clear cell adenofibroma）

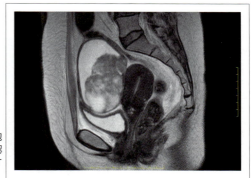

図1 明細胞癌の MRI T2 強調像
骨盤内に多嚢胞性の腫瘤を認める．嚢胞内に飛び出すように充実性の部分を認め，高信号と低信号が混在した像を呈する．

臨床所見

■ 好発年齢
- 平均年齢は 50～53 歳．

■ 臨床症状
- 腹痛や腹部膨満感など骨盤内・腹腔内腫瘍に関連する症状が多い．
- しばしば子宮内膜症を合併する．
- 腫瘍随伴高カルシウム血症や静脈血栓塞栓症を伴うことがある．

■ 画像所見
- MRIでは，明細胞癌は単胞性や多胞性の腫瘍として描出される．嚢胞内に飛び出る充実性の部分を伴う 図1 ．
- 嚢胞内は T1 強調像では高輝度に描出され，厚い嚢胞壁は線維性の間質を反映して T2 強調像では低輝度に描出される．嚢胞内腫瘍はコントラストエンハンスされる．

病理所見

■ 肉眼所見
- 単房性あるいは多房性嚢胞状の腫瘍であり，平均15cm，最大30cmである．
- 単房性のものは壁から黄白色の腫瘤が発育する 図2a ．多房性のものでは，嚢胞内に漿液性や粘液性物質を貯留する 図2b ．
- 子宮内膜症を合併し，チョコレート嚢胞を混在するものも認められる．

■ 組織学的所見
- 通常，乳頭状，腺管嚢胞状，充実性などのいくつかのパターンが混在してみられる．時に網状や腺線維腫様のパターンもみられることがある．
- 上皮細胞は類円形～多角形で，淡明ないし軽度好酸性の胞体を有する．時に好酸性の細胞も存在する．淡明な細胞はグリコーゲンを含み，一部粘液空胞を有することもある．硝子体を有することもあり 図3a ，これらは PAS 陽性である．立方状細胞や平坦な細胞もまれにみられる．
- 乳頭状の部分は，ホブネイル（鋲釘）細胞よりなる 図3b ．線維性や硝子化間

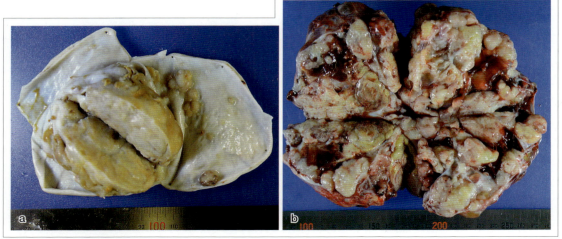

図2 明細胞癌の肉眼像
a：薄い壁を有する囊胞壁から黄白色充実性の腫瘤の発育を認める．
b：囊胞内に形成される充実性の腫瘤には粘液性や漿液性の液体を有する多房性の囊胞の形成を認める．

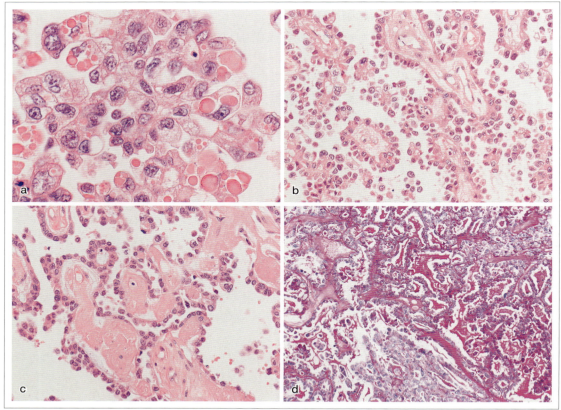

図3 明細胞癌
a：細胞内に硝子体を認める．
b：乳頭状の部分は線維血管性間質を有する．乳頭の表面は核小体明瞭な大型核を有するホブネイル細胞で覆われる．
c：乳頭状部分の間質には硝子化した部分を認める．
d：PAS染色．硝子化した間質はPAS陽性に染色される．

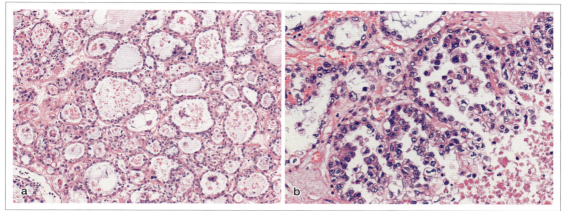

図4　ホブネイル細胞
a：腺管嚢胞状の部分には，大小の腺管や嚢胞の形成を認める．ホブネイル細胞が散見される．
b：類円形，大型核を有する異型細胞からなる腺管の形成を認める．腺腔内に核の飛び出しを伴うホブネイル細胞を散見する．

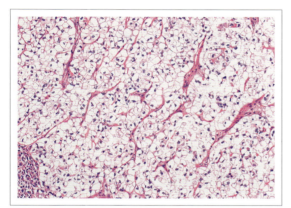

図5　淡明な胞体を有する腫瘍細胞
腫瘍細胞からなる充実性の部分

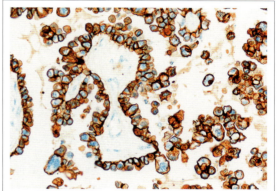

図6　CK7 免疫染色
腫瘍細胞は陽性に染色される．

質を伴い，硝子化間質は PAS 陽性である 図3c, d．
- 腺管嚢胞状の部分には，さまざまな大きさの腺管や嚢胞が認められる 図4．
- 充実性の部分には核が遍在し，淡明な胞体を有する細胞の増生を認める 図5．
- 時に砂粒体をみることもある．

■ 免疫組織化学

- cytokeratin（CK）7，CAM5.2，EMA，Leu-M1，B72.3 の上皮性マーカーは陽性となる 図6．
- CD10 は 20％で表層の細胞膜が染色され，vimentin は 50％，WT1 は 10～22％，TTF-1 は 20％以下の陽性率である．PAX8 は通常陽性である．
- CEA，AFP，CK20，p53，estrogen receptor（ER），progesterone receptor（PgR）は通常陰性である．
- hepatocyte nuclear factor-1β（HNF-1β）は核に，Napsin A は細胞質によく陽性となる．

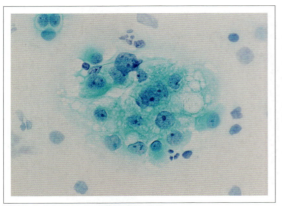

図7 腹水細胞診中の腫瘍細胞集塊
Papanicolaou 染色．核小体明瞭な類円形核を有する淡明な大型細胞の集塊を認める．

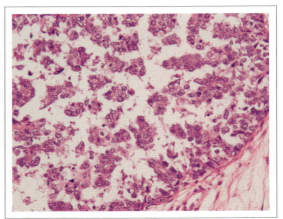

図8 漿液性癌
乳頭状構造が明細胞癌の乳頭状構造と鑑別を要する．

■ 細胞診所見

- 核小体明瞭な類円形核を有する淡明な大型細胞を認める 図7．
- しばしば腺房様の重積性集塊を形成する．

鑑別診断

▶高異型度漿液性癌 (high-grade serous carcinoma)

- 乳頭状明細胞癌は，乳頭状漿液性癌 図8 との鑑別を要するが，明細胞癌に認められる淡明な細胞やホブネイル細胞，好酸性細胞は，漿液性癌ではあったとしてもごく一部である．間質の硝子化は明細胞癌の診断に役立つ．
- 免疫組織化学では，漿液性癌は WT1，p53，ER 陽性のことが多いが，明細胞癌ではこれらは陰性のことが多い．

▶分泌型類内膜癌 (secretory type endometrioid carcinoma) 図9

- 核下空胞を有する高円柱状細胞により構成される腺管の増生よりなる．充実性の増殖を示すこともある．
- 免疫組織化学では，ER，PgR が高率に陽性となる．

▶ディスジャーミノーマ (dysgerminoma)

- びまん性に増生する明細胞癌は，ディスジャーミノーマとの鑑別が必要となる．
- ディスジャーミノーマは若年者に起こり，淡明な類円形細胞の中心に 1〜数個の核小体を有する核を認める．腫瘍の中に散在性にリンパ球浸潤を認める．
- 免疫組織化学では，OCT3/4，PLAP，c-kit が陽性となる．

▶卵黄嚢腫瘍 (yolk sac tumor)

- 乳頭状の腫瘍細胞増生は明細胞癌との鑑別が必要となるが，卵黄嚢腫瘍ではこれ

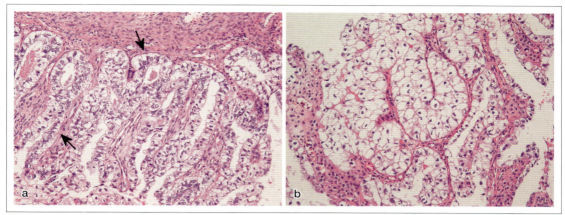

図9 分泌型類内膜癌
a：淡明な胞体を有する円柱状異型細胞からなる腺管の形成を認める．核下空胞を散見する（➡）．
b：充実性の増生を示す腺管の形成を認める．

らは単独で存在し，腫瘍胞巣の中央では血管を有する．明細胞癌にみられる複雑な乳頭状構造とは異なる．網状構造は卵黄嚢腫瘍でよくみられるが，明細胞癌ではまれである．
- 免疫組織化学では，AFP 陽性細胞が認められる．
- SALL4 では陽性に染色され，CK7, EMA は陰性である．

予後

- 臨床病期によるが，全般的に不良である．Stage Ic の明細胞癌は，同じ進行期の高異型度漿液性癌と比較しても予後不良である．
- プラチナ製剤による化学療法には抵抗性である．

明細胞境界悪性腫瘍 (clear cell borderline tumor：CCBT)
同義：異型増殖性明細胞腫瘍 (atypical proliferative clear cell tumor)

臨床所見

好発年齢
- 閉経後に多く，平均年齢は 60〜70 歳である．

臨床症状
- 腹部腫瘤感や腹部膨満感を呈する．

病理所見

肉眼所見
- 多くは片側性である．

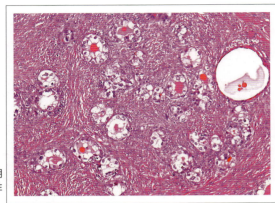

図10 明細胞境界悪性腫瘍
線維性の間質に核腫大を伴う淡明な異型細胞からなる腺管を散在性に認める．

- 腫瘤径は6〜15cm．充実性のものが多いが，囊胞状のものも存在する．スポンジ様の外観を呈することがある．大きな囊胞の形成はまれである．
- 割面は充実性で小囊胞が散在するが，時に大きな囊胞もみられる．軟らかい部分を有することもある．

■ 組織学的所見
- 間質浸潤は認められない．
- 類円形〜卵円形の腺管が線維性の間質内に散在性に存在する腺線維腫の形をとることが多い．腺管上皮は平坦ないし立方状で，ホブネイル様の異型上皮も認められる 図10．

鑑別診断

▶明細胞癌（clear cell carcinoma）

- 淡明な腫瘍細胞の充実性増生，複雑な腺管構造，乳頭状増生は明細胞癌を疑わせる特徴であるが，浸潤が顕著でない場合もあるため，多数切片を用いた検索が必要である．
- ときには転移巣の存在などの臨床所見も浸潤癌の診断の助けになることがある．

▶明細胞囊胞腺腫（clear cell cystadenoma），
明細胞腺線維腫（clear cell adenofibroma）

- 線維性の間質の中に，小囊胞状の腺管が散在する．腺管上皮は扁平ないし立方状の1層から2層の上皮であり，腺腔内に細胞が飛び出すように存在するホブネイル様の配列を呈することもある．
- 核異型を完全に欠くという確信をもてないかぎり，この診断はすべきではない．

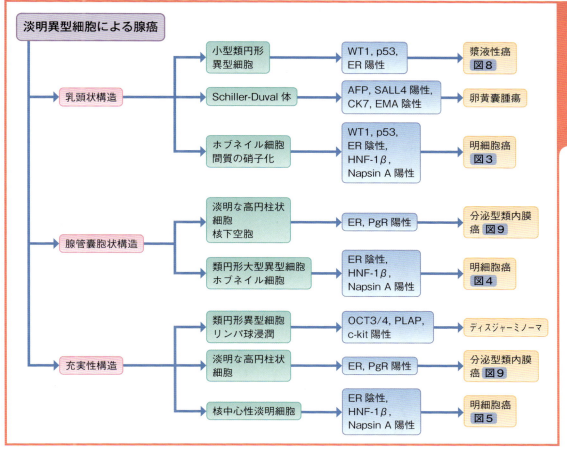

予後

- 診断に誤りがなければ良好である．しかし，明細胞癌に併存していることも少なくないので，この診断を下すためには十分な数のブロックで間質浸潤の存在を否定しなければならない．

（棟方　哲）

malignant Brenner tumor and related lesions
上皮性腫瘍（表層上皮性間質性腫瘍）
悪性ブレンナー腫瘍と関連病変

疾患の概要

- ブレンナー腫瘍は，線維性様間質のなかに尿路上皮（移行上皮）に似た形態を示す細胞の胞巣よりなる腫瘍である．
- 良性，境界悪性，悪性に分けられるが 表1 ，悪性と診断するためには良性あるいは境界悪性のブレンナー腫瘍の像を伴っていることが必須である．
- 単にブレンナー腫瘍といった場合には良性を意味するが，そこから境界悪性・悪性腫瘍に進むものがある．
- 従来，良性あるいは境界悪性ブレンナー腫瘍部分を伴わない非ブレンナー型移行上皮癌とされてきたものは，悪性ブレンナー腫瘍との共通性に乏しいことが判明したため，WHO 分類 2014 ではブレンナー腫瘍の仲間から外された．移行上皮癌とされたものの多くは，高異型度漿液性癌あるいは類内膜癌と考えられている．

悪性ブレンナー腫瘍（malignat Brenner tumor）

臨床所見

好発年齢
- 50 代以降に好発する．

臨床症状
- 腹部腫瘤あるいは下腹部痛が主症状である．

表1 卵巣のブレンナー腫瘍および関連腫瘍の分類

	卵巣腫瘍取扱い規約（第 2 版）	WHO 分類 2014
	移行上皮腫瘍（transitional tumors）	Brenner tumor
悪性	悪性ブレンナー腫瘍（malignant Brenner tumor） 移行上皮癌（transitional cell carcinoma, non-Brenner type）	malignant Brenner tumor
境界悪性	境界悪性ブレンナー腫瘍（borderline Brenner tumor）	borderline Brenner tumor/ atypical proliferative Brenner tumor
良性	ブレンナー腫瘍（Brenner tumor）	Brenner tumor

- 少数例では機能性間質に起因する不正出血の場合もある．

病理所見

■ 肉眼所見

- 腫瘍は通常大きく，平均 16〜20cm．嚢胞性あるいは壁結節を伴った嚢胞性である．充実部分に石灰化を認めることも多い．
- 約 80％の症例で臨床進行期 Stage Ⅰ であり，約 12％は両側性である．

■ 組織学的所見

- 悪性成分は移行上皮細胞様（尿路上皮癌類似）である 図1．また扁平上皮（扁平上皮癌）図2 あるいは腺上皮（腺癌）図3 のこともまれにある．後二者の単独型はまれであるが，両者が混在することもある 図4．通常，移行上皮型との混在が多い．またまれに未分化癌（あるいは肉腫様癌）図5 が認められることもある．
- 悪性ブレンナー腫瘍の組織診断で重要なことは，良性あるいは境界悪性ブレンナー腫瘍成分の併存を確認することである 図6．
- 悪性部分の浸潤の確認には，線維形成性間質反応（desmoplastic stromal reac-

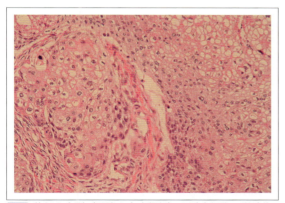

図1 移行上皮型（尿路上皮癌類似）の腫瘍細胞の増殖像

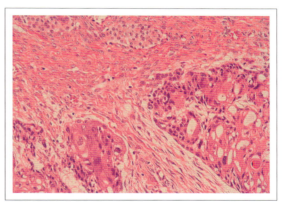

図2 扁平上皮癌細胞の増殖像
上方にブレンナー腫瘍が認められる．

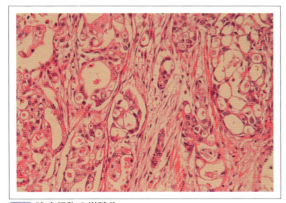

図3 腺癌細胞の増殖像

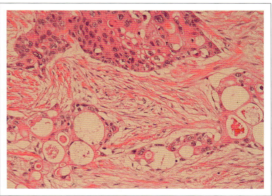

図4 扁平上皮癌と腺癌の混在した像

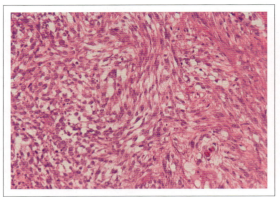
図5 肉腫様癌

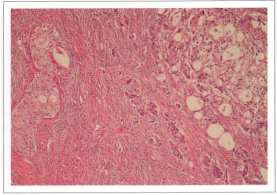
図6 悪性ブレンナー腫瘍
右半分が悪性像で，左方にブレンナー腫瘍の像が認められる．

tion）の確認が有用である．

■ 免疫組織化学
- 後述の良性ブレンナー腫瘍と同様に cytokeratin（CK）7 が陽性，CK20 は部分的に陽性である．
- p63，S-100 蛋白，uroplakin, thrombomodulin などの発現にはばらつきがある．
- estrogen receptor（ER），progesterone receptor（PgR）は陰性で，p53，WT1 が陽性の場合は，低分化な漿液性癌の可能性が考えられる．

鑑別診断

▶ 尿路上皮癌（urothelial carcinoma），扁平上皮癌（squamous cell carcinoma），腺癌（adenocarcinoma）

- 上記いずれの純粋型腫瘍も泌尿生殖器や他臓器に発生するものと同様の組織像であるが，良性および境界悪性腫瘍の併存がないことが必須条件である．

▶ 高異型度漿液性癌（high-grade serous carcinoma），類内膜癌（endometrioid carcinoma）

- 移行上皮癌とされたものの多くは，上記2型の低分化なものと考えられ，高異型度漿液性癌ではWT1やp53が，類内膜癌ではERやPgRの陽性所見が鑑別となる．

▶ 境界悪性ブレンナー腫瘍（borderline Brenner tumor）

- 破壊浸潤の有無で鑑別可能である．

境界悪性ブレンナー腫瘍（borderline Brenner tumor）
同義：異型増殖性ブレンナー腫瘍（atypical proliferative Brenner tumor）

臨床所見

■ 好発年齢
- 平均年齢は，約60歳．

■ 臨床症状
- 骨盤内腫瘤で発見されることが多い．

病理所見

■ 肉眼所見
- 大きさは平均18cm（10〜28cm）で嚢胞性病変である．嚢胞部分は腫瘍が内腔に突出する．
- 充実性部分には通常ブレンナー腫瘍が存在する．
- 境界悪性ブレンナーで完全に充実性のものはまれである．通常片側性である．

■ 組織学的所見
- 乳頭状の腫瘍成分は非浸潤性乳頭状尿路上皮腫瘍（non-invasive papillary

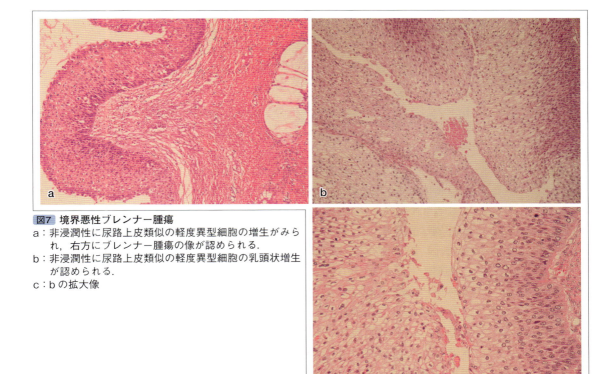

図7　境界悪性ブレンナー腫瘍
a：非浸潤性に尿路上皮類似の軽度異型細胞の増生がみられ，右方にブレンナー腫瘍の像が認められる．
b：非浸潤性に尿路上皮類似の軽度異型細胞の乳頭状増生が認められる．
c：bの拡大像

transitional cell urothelial tumors）に類似している 図7 ．そのため，異型増殖性ブレンナー腫瘍（atypical proliferative Brenner tumor）という呼称もある．
- 低異型度非浸潤性乳頭状尿路上皮癌（いわゆる CIS）類似の像もこれに含める．

■ 免疫組織化学
- p63，GATA3 および WT1 は陰性である．

鑑別診断

悪性ブレンナー腫瘍（malignant Brenner tumor）

- 境界悪性ブレンナー腫瘍と悪性ブレンナー腫瘍の鑑別には，腫瘍細胞の破壊浸潤（desmoplastic stromal reaction を伴った）の確認が必要となる場合がある．

ブレンナー腫瘍（Brenner tumor）

- 核異型はなく，Grade 1 の尿路上皮癌に相当する像もない．

ブレンナー腫瘍（Brenner tumor）

臨床所見

■ 好発年齢
- 50〜70 代．

■ 臨床症状
- 無症状のことが多く，手術や画像などで偶然に発見されることが多い．
- 少数の例では腹部腫瘤や腹痛で発見されることもある．

病理所見

■ 肉眼所見
- 灰白色あるいは淡黄色充実性の腫瘍で囊胞性になることはまれである．
- 2cm 以下のものが多く，10cm 以上のものはまれである．しばしば石灰沈着像が認められる．

■ 組織学的所見
- 移行上皮（尿路上皮）類似の大小胞巣を取り巻く線維性間質の増生が特徴である 図8a ．
- 移行上皮類似の細胞に異型はなく，核溝が認められる 図8b ．
- 胞巣には小さな腔がみられることが多く，移行上皮類似の細胞のほか，化生性の粘液，線毛，円柱あるいは扁平な細胞に覆われていることがある 図8c〜e ．
- 移行上皮類似の胞巣は，時に多面体様 図9a や延長像（elongated と表現される） 図9b を呈する．
- 間質に対して移行上皮様胞巣の割合が増加すると，境界悪性ブレンナー腫瘍との

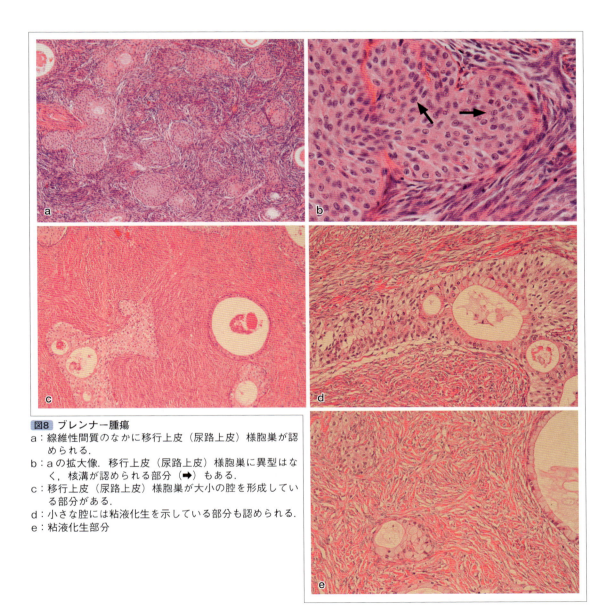

図8 ブレンナー腫瘍
a：線維性間質のなかに移行上皮（尿路上皮）様胞巣が認められる．
b：aの拡大像．移行上皮（尿路上皮）様胞巣に異型はなく，核溝が認められる部分（➡）もある．
c：移行上皮（尿路上皮）様胞巣が大小の腔を形成している部分がある．
d：小さな腔には粘液化生を示している部分も認められる．
e：粘液化生部分

- 悪性ブレンナー腫瘍の診断には，同一腫瘍中に良性あるいは境界悪性ブレンナー腫瘍の存在の確認が重要である．
- 悪性ブレンナー腫瘍の組織型では，移行上皮型（尿路上皮癌類似）が最も多く，扁平上皮型（癌），腺型（癌）および未分化型（癌）はまれである．三者が混在することもある．
- 良性あるいは境界悪性ブレンナー腫瘍の存在が同一腫瘍中に確認し得ない Grade 2 あるいは Grade 3 相当の移行上皮様癌（尿路上皮様癌）の場合は，高異型度漿液性癌あるいは移行上皮癌類似の形態を有する類内膜癌の可能性が高いとされる．また転移性卵巣癌の可能性も考え，原発巣の検索も必要である．

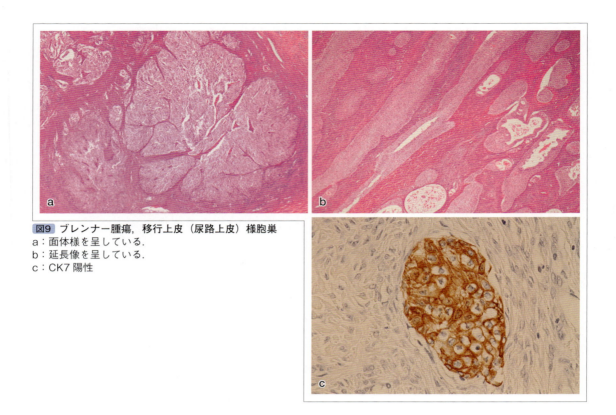

図9 ブレンナー腫瘍，移行上皮（尿路上皮）様胞巣
a：面体様を呈している．
b：延長像を呈している．
c：CK7 陽性

鑑別が必要となるが，核異型もなく Grade 1 の尿路上皮癌に相当する像はない．

■ 免疫組織化学

- CK7 図9c，p63，S-100 蛋白，GATA3，uroplakin および thrombomodulin が陽性である．

（名方保夫，吉安加奈子，村越　誉）

germ cell tumors

胚細胞腫瘍

疾患の概要

- 胚細胞腫瘍は，未熟な生殖細胞（胚細胞）から発生したと考えられる腫瘍の総称であり，異なる組織型が含まれる．
- ディスジャーミノーマ，胎芽性癌，卵黄嚢腫瘍，絨毛癌，奇形腫の5つの組織型が基本である 表1 ．これらは腫瘍の分化の方向性を生殖細胞が受精を経て個体発生に至る過程と対応させて考えることで，原始胚細胞に類似するもの（ディスジャーミノーマ），胎芽初期の未分化な状態を模倣するもの（胎芽性癌），胎児外の組織を模倣するもの（卵黄嚢腫瘍および絨毛癌），さまざまな体細胞組織へ分化したもの（奇形腫）に分けられている 図1 ．
- 上記の5つの基本型が種々の組み合わせで出現する混合型もある．その場合は，量の多寡を問わず，より悪性度の高い成分によって腫瘍の生物学的性格が決まる．
- 胚細胞腫瘍の約95%は良性の成熟奇形腫である．幅広い年齢層に発見される．
- 胚細胞腫瘍の約5%が悪性であり，ディスジャーミノーマ，卵黄嚢腫瘍，未熟奇形腫がそのほとんどを占める．絨毛癌，胎芽性癌の単独発生はきわめてまれで，通常，他の組織型に伴って認められる．いずれも小児〜若年者（ほとんどが10〜30代）に発生し，化学療法が著効する．

表1 卵巣の胚細胞腫瘍の分類

A. ディスジャーミノーマ（dysgerminoma）
B. 卵黄嚢腫瘍（yolk sac tumor）
C. 胎芽性癌（embryonal carcinoma）
D. 非妊娠性絨毛癌（non-gestational choriocarcinoma）
E. 奇形腫（teratoma）
 1. 2胚葉性あるいは3胚葉性奇形腫
    a. 未熟奇形腫（immature teratoma）
    b. 成熟奇形腫（mature teratoma）
 2. 単胚葉性奇形腫および成熟奇形腫に伴う体細胞型腫瘍
    a. 卵巣甲状腺腫（struma ovarii）
    b. カルチノイド（carcinoid）
    c. 神経外胚葉性腫瘍群
    d. 癌腫群
    e. その他
F. 混合型胚細胞腫瘍（mixed germ cell tumors）

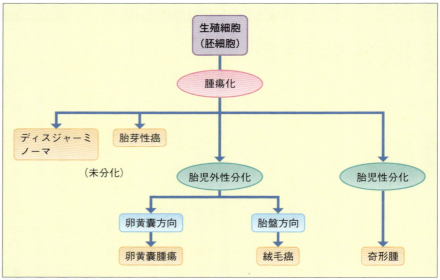

図1 胚細胞腫瘍の発生
分化の方向性から，ディスジャーミノーマ，胎芽性癌，卵黄嚢腫瘍，絨毛癌，奇形腫の5つの基本型に分けられる．

- 卵黄嚢腫瘍の α-fetoprotein（AFP），絨毛癌の human chorionic gonadotropin（hCG）は，診断（血清学的，免疫組織化学的）および治療モニタリングのいずれにおいても腫瘍マーカーとして重要である．

染色体・遺伝子異常

- Y染色体を有しながらも表現型が女性のことがある．その場合の性腺には，性腺芽腫（gonadoblastoma）を背景に胚細胞腫瘍が発生しやすい．なかでもディスジャーミノーマの頻度が最も高い．
- 上記の性染色体異常や性腺芽腫との関わりなく発生するディスジャーミノーマでは，しばしば12番染色体短腕の異常（isochromosome）を伴う．また，半数前後のディスジャーミノーマでは *c-KIT* 遺伝子の点突然変異がみられ，変異部位はエクソン17が多い．

ディスジャーミノーマ（dysgerminoma），同義：未分化胚細胞腫

臨床所見

■ 好発年齢
- 小児〜若年者．特に20代に好発する．

■ 臨床症状
- 腹部膨満や腹痛を主訴とすることが多い．

■ 検査所見
- 血清LDHが高値を示すことが多い．血清hCGが軽〜中等度上昇する場合もある．

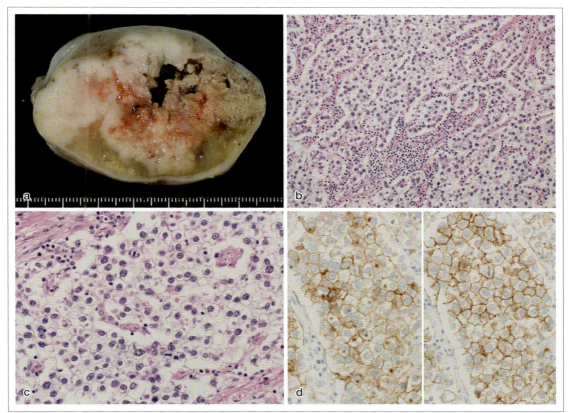

図2 ディスジャーミノーマ
a：肉眼像．割面は白色，髄様で多結節化している．壊死を伴い，中心は空洞化している．
b：明るい腫瘍細胞が胞巣状に増殖し，間質にはリンパ球浸潤がみられる．腫瘍細胞とリンパ球のいわゆる2細胞パターンを示す．
c：腫瘍細胞は大型で明るい細胞質を有し，細胞境界が明瞭である．核も大型で核分裂像も目立つ．
d：免疫染色像．PLAP（左），c-kit（右）が細胞膜に陽性となる．

■ 画像所見

- MRIのT2強調像で低信号を示し，造影剤でよく増強される腫瘍内の隔壁が特徴的である．

病理所見

■ 肉眼所見

- 大きさは通常10cm以上である．両側発生が約10％にみられる．
- 表面は平滑，軟で凹凸を示す．割面は灰白色，クリーム色，淡紅色を呈し，分葉状ないし多結節状のことが多い．髄様で軟らかく，膨隆する．出血・壊死，嚢胞化を伴うことがある 図2a ．

■ 組織学的所見

- 弱拡大では，腫瘍細胞が線維血管性間質により区画されて胞巣状，シート状に増殖している．間質にはリンパ球浸潤がみられる 図2b ．
- 腫瘍細胞は大型多辺形〜類円形で明るい細胞質を有し，細胞境界は明瞭である．核は大型類円形，空胞状で，明瞭な核小体を有し，核分裂像も目立つ 図2c ．

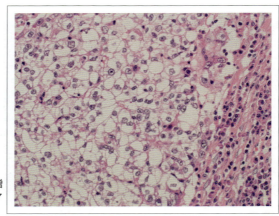

図3 明細胞癌
明細胞癌が部分像として充実性増殖を示すとディスジャーミノーマに類似する．

- 間質に肉芽腫を伴うことがある．まれに合胞体栄養膜細胞様巨細胞（syncytio-trophoblastic giant cell：STGC）が散見されることがある．
- 石灰沈着がみられる場合は，性腺芽腫に続発して発生した可能性が高い．

■ 免疫組織化学

- placental alkaline phosphatase（PLAP），c-kit が腫瘍細胞の膜に陽性となる 図2d ．PLAP はディスジャーミノーマに特異性が高いものの，感度が劣る傾向がある．
- STGC の細胞質には hCG が検出される．

鑑別診断

▶混合型胚細胞腫瘍（mixed germ cell tumors）

- ディスジャーミノーマでも約 10% の症例では他の胚細胞腫瘍成分を伴う．それが絨毛癌や卵黄囊腫瘍，胎芽性癌などの悪性度がより高い成分である場合は，予後や治療方針が変わってくるため見逃してはならない．
- 絨毛癌成分は肉眼的に出血・壊死の領域にみつかりやすいため，その部分の切り出しは必ず行う．組織学的に単核の細胞性栄養膜細胞と多核の合胞体性栄養膜細胞の 2 種類が確認される．
- 卵黄囊腫瘍は組織学的に多彩なパターンを示し，充実性の場合はディスジャーミノーマに類似するが，微小囊胞状・網状，内胚葉洞様といったパターンは卵黄囊腫瘍に特徴的である．AFP 免疫染色も補助になる．
- 胎芽性癌の充実性胞巣も，時にディスジャーミノーマに類似するが，胎芽性癌では核がより大きく，異型も高度である．

▶明細胞癌（clear cell carcinoma）

- 明細胞癌が充実性，シート状に増殖するとディスジャーミノーマに類似する 図3 ．
- 好発年齢は 40 代以降である．

- 肉眼的に，囊胞内に充実性結節を形成することが多い．
- 同一腫瘍内でも多彩な組織パターンを示す．充実性パターンが主体であっても，通常，どこかに乳頭状，管状囊胞状などの他のパターンが確認される．

予後

- シスプラチンを中心とした化学療法が著効するため，予後は比較的良好である．Ia 期症例（腫瘍が一側の卵巣に限局し被膜破綻がないもの．全症例の約半数を占める）では死亡例はほとんどみない．全症例での 5 年生存率も 80～90% である．
- 20 代を中心とした若年者に好発することから妊孕性の温存が問題となるが，化学療法によく反応するため，非患側卵巣を残す妊孕性温存手術が行われるようになっている．
- 20 歳未満の発症，腫瘍径が 10cm 以上は予後不良因子である．

卵黄囊腫瘍（yolk sac tumor）
同義：内胚葉洞腫瘍（endodermal sinus tumor）

臨床所見

■ 好発年齢
- 10～30 代の若年者に好発する．20 歳前後に多い．

■ 臨床症状
- 腹部膨満や腹痛を主訴とすることが多い．腫瘍破裂や捻転による急性腹症でみつかる例もある．

■ 検査所見
- 血清 AFP が高値となる．通常 1,000ng/mL を超える．

■ 画像所見
- 充実部と囊胞部が混在する．
- 出血とともに，栄養血管が豊富であることを示す flow void が特徴的である．

病理所見

■ 肉眼所見
- 大きさは通常 10cm 以上で，ほとんど片側性である．
- 表面は平滑，軟である．割面は黄白色充実性で軟らかく，出血や壊死も目立つ．大小の囊胞を伴うことが多く，そのなかにはやや粘稠性の液を含んでいる ．

■ 組織学的所見
- 同一腫瘍内でも組織パターンが非常に多彩である．
- ほぼすべての卵黄囊腫瘍でみられる最も基本的で重要なパターンは，微小囊胞状

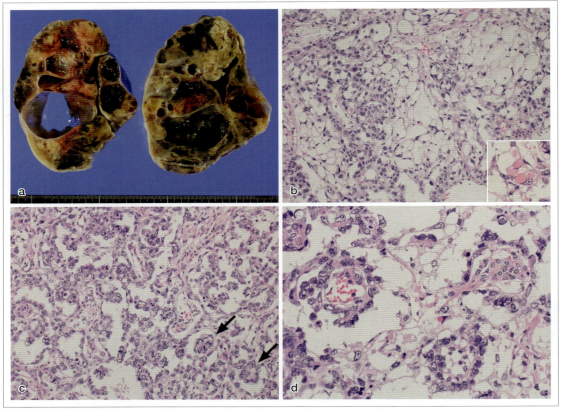

図4 卵黄嚢腫瘍の基本像
a：肉眼像．割面は黄白色充実性で軟らかく，大小の囊胞を伴う．
b：微小囊胞状あるいは網状パターン．扁平な腫瘍細胞が糸のような細胞質を伸ばし，クモの巣のように見える．ほとんどすべての卵黄囊腫瘍に出現するパターンである．しばしば好酸性の硝子球（挿入図）を伴う．
c：内胚葉洞様パターン．立方形の腫瘍細胞が類洞様あるいは迷路様の構築を示す．Schillar-Duval 小体様の構造（➡）もみられる．
d：Schillar-Duval 小体．腫瘍細胞が血管周囲に配列し，腎臓の糸球体に類似する．

- （microcystic）あるいは網状（reticular）パターンである．扁平な腫瘍細胞がクモの糸のように繊細な細胞質を伸ばして微小囊胞や網目をつくり，クモの巣のように見える．しばしば細胞の内外に硝子球（hyaline globule）を伴うが，卵黄囊腫瘍に特異的な所見ではない 図4b．

- 内胚葉洞様（endodermal sinus）パターンは，元々，本腫瘍が独立分離するきっかけになった典型的（classic）パターンである．これはラット胎盤（卵黄囊）の内胚葉洞を模倣し，明るめの立方状ないし扁平な細胞が類洞様あるいは迷路様の構築をつくる 図4c．時に腫瘍細胞が血管周囲に配列し，その周囲には空隙が形成されて腎臓の糸球体に似た Schillar-Duval 小体を形成する 図4d．ただ，糸球体との類似性には実際のところ幅があり，典型像とはいえなくてもそれに近い像をみることのほうがむしろ多い．

- 微小囊胞状・網状パターンと内胚葉洞様パターンは多くの場合，移行混在して認められる．

- 上記2つのパターン以外に，充実性，腺管状，乳頭状，多小胞状卵黄囊などのパターンがある．腺管状（glandular）パターンは，核クロマチンの濃染した立

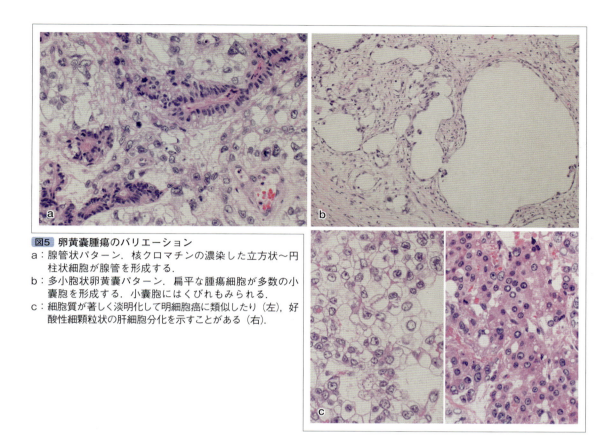

図5 卵黄嚢腫瘍のバリエーション
a：腺管状パターン．核クロマチンの濃染した立方状〜円柱状細胞が腺管を形成する．
b：多小胞状卵黄嚢パターン．扁平な腫瘍細胞が多数の小嚢胞を形成する．小嚢胞にはくびれもみられる．
c：細胞質が著しく淡明化して明細胞癌に類似したり（左），好酸性細顆粒状の肝細胞分化を示すことがある（右）．

方状〜円柱状細胞が管状配列を示すもので，未熟なものから腸上皮に分化したものまでさまざまである 図5a ．多小胞状卵黄嚢（polyvesicular vitelline）パターンは，扁平な腫瘍細胞で裏打ちされた多数の小嚢胞からなり，しばしば小嚢胞にくびれがみられる 図5b ．これはヒト初期胚の二次卵黄嚢に類似している．

- 腫瘍細胞の細胞質はグリコーゲンや脂質に富み概して明るめであるが，淡明化が特に顕著になることがある．また，好酸性細顆粒状の肝細胞分化を示すこともある 図5c ．

■ 免疫組織化学

- AFPが細胞質に，SALL4が核に陽性となる．AFPは陽性所見が腫瘍のごく一部に留まることも少なくないが，SALL4はほとんどの症例でびまん性に陽性となる 図6 ．

鑑別診断

▶明細胞癌（clear cell carcinoma）

- 明細胞癌と卵黄嚢腫瘍は，いずれも明調な細胞を構成要素として含み，硝子球を伴いやすく，多彩な組織パターンを示すことから，部分像だけからは両者をほとんど区別しえないことも少なくない．しかしながら両者の治療法と予後は全く異

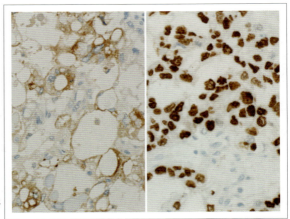

図6 卵黄嚢腫瘍の免疫染色
AFPが細胞質に陽性（左），SALL4が核に陽性（右）である．

なるため，鑑別はきわめて重要である．
- 両者の鑑別では組織の細部にとらわれず，全体像を大きく把握することが大切であり，そのポイントは 表2 の5つである．

▶類内膜癌（endometrioid carcinoma）

- 卵黄嚢腫瘍で腺管状パターンが目立つと，類内膜癌との鑑別が問題になる．
- 50代以降に好発する．血清AFP高値は示さない．
- 微小嚢胞状・網状パターンを示さない．
- 免疫染色でAFP，SALL4陰性，estrogen receptor陽性である．

▶胎芽性癌（embryonal carcinoma）

- 単独で発生することはほとんどない．多くは卵黄嚢腫瘍内に移行，混在してみられる．
- 卵黄嚢腫瘍に比べて細胞，核ともに大型である．管状，乳頭状，充実性の上皮様配列を示す．

▶セルトリ・ライディッヒ細胞腫（網状型）
〔Sertoli-Leydig cell tumor（retiform variant）〕

- 卵黄嚢腫瘍の間質細胞が部分的に黄体化細胞様になってアンドロゲンを産生し，血清アンドロゲン値の上昇を伴うことがある（機能性間質） 図9 ．網状型のセルトリ・ライディッヒ細胞腫も20歳前後に好発しアンドロゲンを産生するため，両者の鑑別が問題になる．
- 血清AFP値は上昇しても軽度である．
- クモの巣状の微小嚢胞状・網状パターンはみられない．Schillar-Duval小体もみられない．
- 免疫染色でα-inhibin陽性である．

▶卵黄嚢腫瘍表現型をもつ癌腫

- 50代以降で卵黄嚢腫瘍に似た組織形態やAFP産生性を示す腫瘍をみた場合に

表2 明細胞癌と卵黄嚢腫瘍の鑑別点

	明細胞癌	卵黄嚢腫瘍
好発年齢	40代以降	20歳前後
血清AFP	通常,上昇なし	1,000ng/mL以上
肉眼所見	嚢胞のなかに充実部を形成 図7	充実部のなかに嚢胞を伴う 図4a
組織パターン	クモの巣状のパターンは認められない 図8	クモの巣状の微小嚢胞状・網状パターン
免疫染色	AFP(-),SALL4(-)	AFP(+),SALL4(+)

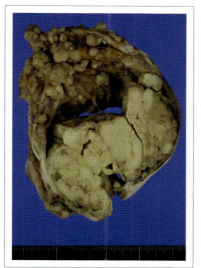

図7 明細胞癌
典型的な肉眼像.嚢胞のなかに充実部を形成する.充実部のなかに嚢胞を伴う卵黄嚢腫瘍の肉眼像 図4a とは異なる.

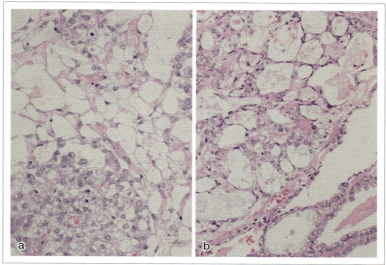

図8 卵黄嚢腫瘍と明細胞癌
a:卵黄嚢腫瘍.明細胞癌に酷似した胞巣(下)とともに,繊細なクモの巣状の微小嚢胞状・網状パターンが確認される.
b:明細胞癌.小嚢胞状であるが区画が粗で,管状への移行もみられる.

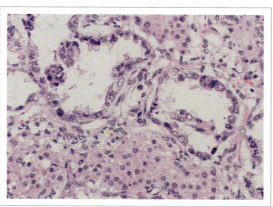

図9 機能性間質を伴う卵黄嚢腫瘍
好酸性で豊富な細胞質をもつ黄体化した間質細胞が小集団でみられる.しばしば血清アンドロゲン値の上昇を伴い,網状型セルトリ・ライディッヒ細胞腫との鑑別を要する.

は,腫瘍性化生により卵黄嚢腫瘍表現型を獲得した癌腫の可能性が第一に考えられる.卵巣癌のなかでは類内膜癌などで認められる.
- 多くの場合,腫瘍内に元々の癌腫の典型像が確認される.

予後

- 従来，手術だけではきわめて予後不良の腫瘍であったが，現在は BEP（ブレオマイシン＋エトポシド＋シクロホスファミド）療法を基本とした化学療法により，5 年生存率は I 期で 80％，進行例でも約 50％ と著しく改善している．
- 化学療法が奏効するため，20 歳前後の若年者では妊孕性温存手術も選択されるようになっている．
- II 期以上，術後の肉眼的腫瘍残存は予後不良因子である．

胎芽性癌（embryonal carcinoma）
非妊娠性絨毛癌（non-gestational choriocarcinoma）

臨床所見

■好発年齢
- 小児〜若年者．

■臨床症状
- 腹部膨満や腹痛が主な主訴である．血清 hCG が上昇する場合，小児では性早熟をきたすことが多い．

■検査所見
- 絨毛癌では血清 hCG 上昇が必発である．上昇の程度は数百〜数百万 mIU/mL まで幅がある．胎芽性癌でも血清 hCG の軽〜中等度上昇を伴いやすい．

病理所見

■肉眼所見
- 混在する胚細胞腫瘍の成分によって異なるが，胎芽性癌は灰白〜淡黄色で出血・壊死を伴うことが多く，絨毛癌は高度の出血・壊死のため暗赤色〜褐色で脆い．

■組織学的所見
- 胎芽性癌では，大型で立方状〜高円柱状の異型細胞が，充実性，管状，乳頭状の上皮様配列を示す．核は大型円形で核小体が目立ち，核分裂像が多い 図10．多核の合胞体性栄養膜細胞に類似した細胞が散見されることもある．
- 非妊娠性絨毛癌では，大型の単一核を有する細胞性栄養膜細胞，多核で広い細胞質を有する合胞体性栄養膜細胞の 2 種類の腫瘍細胞が混在する．結合組織は乏しく，腫瘍胞巣が直接血液と接していることも多い 図11．
- いずれも純粋型はきわめてまれで，通常は他の胚細胞腫瘍と移行，混在して認められる．

■免疫組織化学
- 胎芽性癌では，SALL4，CD30 が陽性となる．
- 絨毛癌では hCG が陽性となる．主に合胞体性栄養膜細胞様の細胞に陽性である．

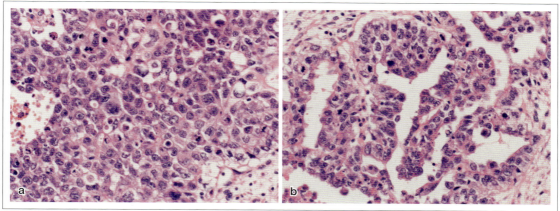

図10 胎芽性癌
a：高度の核異型を伴う立方状の腫瘍細胞が充実性に増殖する．核分裂像が目立つ．
b：高異型細胞が乳頭状に増殖する．

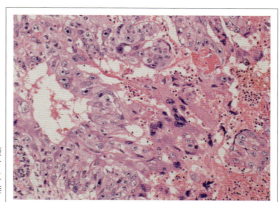

図11 非妊娠性絨毛癌
大型の単一核を有する細胞性栄養膜細胞と，多核で広い細胞質を有する合胞体性栄養膜細胞が無秩序に混在しながら増殖する．血液と直接接しているところもある．

鑑別診断

▶胎芽性癌とディスジャーミノーマ（dysgerminoma）

- 胎芽性癌が充実性増殖を示すとディスジャーミノーマに類似するが，胎芽性癌は核がより大きく異型も高度で，核分裂も多い．

▶胎芽性癌と腺癌(adenocarcinoma), 未分化癌(undifferentiated carcinoma)

- 腺癌，未分化癌は通常，中年～高齢者に発生する．他の胚細胞腫瘍成分を伴うことはない．
- 免疫染色で腺癌と未分化癌はSALL4陰性である．

▶非妊娠性絨毛癌と妊娠性絨毛癌（gestational choriocarcinoma）

- 十分な検索で他の胚細胞腫瘍成分が確認できず，妊娠可能な年齢の場合は，妊娠性絨毛癌の可能性がきわめて高い．

胚細胞腫瘍 | 255

予後

- 胎芽性癌，非妊娠性絨毛癌ともに高悪性であり，これらの占める割合が腫瘍全体のなかの一部であっても，予後を悪くする要因となる．
- 非妊娠性絨毛癌の場合，妊娠性絨毛癌とは違ってメトトレキサートやアクチノマイシンDによる化学療法が効きにくい傾向がある．

未熟奇形腫（immature teratoma）

臨床所見

好発年齢
- 小児〜若年者．ほとんどが30歳未満である．

臨床症状
- 腹部膨満や腹痛を主訴にすることが多い．

検査所見
- 未熟な腸管や肝組織を含む症例では血清AFPが高値を示すことが多い．ただし，高くても1,000ng/mL未満であり，それを超える場合は卵黄嚢腫瘍の存在を疑う．
- 血清hCG，NSE，CEAが上昇する場合もある．

画像所見
- 非脂肪性の充実部を形成し，充実部内には脂肪と石灰化の撒布像がしばしばみられる．

病理所見

肉眼所見
- 大きさは通常15cmを超える．ほとんどが片側性であるが，約10%では対側卵巣に皮様嚢腫が存在する．
- 表面は平滑な被膜で覆われているが，約50%では被膜破綻を認める．
- 割面は充実性であるが，嚢胞性の部分も混在する．充実性部分は灰白色，黄白色ないしピンク色で軟らかく，出血や壊死を伴うこともある．骨や軟骨，皮膚，毛髪などを認める症例もある ．

組織学的所見
- 未熟組織と成熟組織がさまざまな比率で混在する 図12b ．未熟組織の量は顕微鏡的レベルから大きな領域を占めるものまで，症例ごとにさまざまである．
- 未熟組織の主体を占めるのは未熟な神経組織である．細胞密度が高く核分裂像が目立ち，神経管やロゼット様の構造も出現する 図12c, d ．
- 他に未熟な軟骨，横紋筋，腸管，肝組織などが出現することもある 図12e ．なお，きわめてまれであるが，胎生初期の胚に類似した類胎芽体（embryoid body）が出現することもあり，これが多数みられるものは従来，多胎芽腫

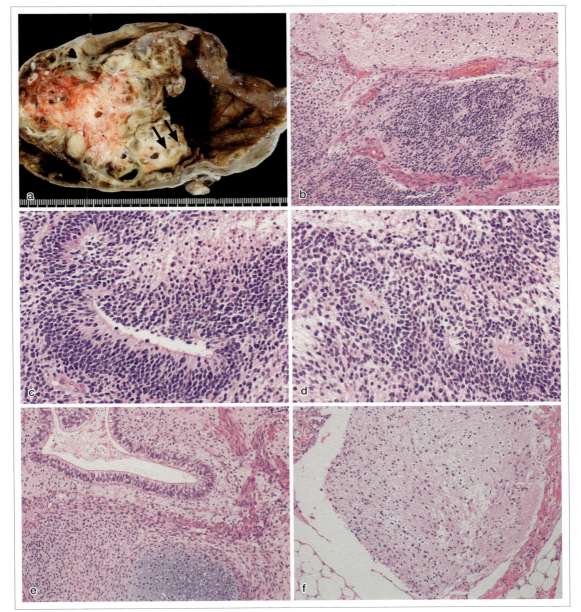

図12　未熟奇形腫
a：肉眼像．囊胞のなかに黄白色充実性部分がみられる．充実部のなかにも小囊胞が混在し，軟骨（➡）も認められる．
b：分化した神経組織（上1/3）と，未熟な神経組織（下2/3）が隣り合っている．
c：未熟な神経組織にみられる神経管様構造
d：未熟な神経組織にみられるロゼット様構造
e：未熟な軟骨および腸上皮
f：腹膜神経膠腫症．未熟奇形腫の腹膜播種病変であるが，成熟した神経膠組織だけからなる．

（polyembryoma）と呼ばれてきた．

- 未熟組織（実質的には未熟神経組織）の量は予後を規定する指標であるため，分化度分類（Grading）表3に用いられる．正確なGradingのためには十分なサンプリングが必要であり，腫瘍径1cmごとに1個のブロックが大体の目安である．

表3 未熟奇形腫の分化度分類（Grading）

Grade 0	すべての成分が成熟した組織よりなる（→成熟奇形腫）
Grade 1	未熟組織が少量みられ，成熟組織と混在する．核分裂像は少ない．未熟な神経上皮成分は，標本当たり低倍率（対物×4）で1視野を超えない
Grade 2	未熟な成分が中等量みられ，核分裂がかなりみられる．未熟な神経上皮成分は，標本当たり低倍率（対物×4）で3視野を超えない
Grade 3	未熟組織と未熟神経上皮が広範囲に存在する．未熟な神経上皮成分は，標本当たり低倍率（対物×4）で4視野あるいはそれ以上存在する

- 未熟奇形腫は成熟した神経膠組織の腹膜播種病変を合併することがあり，腹膜神経膠腫症（peritoneal gliomatosis）と呼ばれる ．成熟した神経膠組織だけからなる場合は Grade 0 として扱われる．

■ 免疫組織化学
- 神経成分は GFAP，S-100，synaptophysin，neurofilament などの神経系マーカーが陽性である．
- 未熟な腸管や肝組織は AFP 陽性である．

鑑別診断

▶成熟奇形腫（mature teratoma）

- 奇形腫における未熟組織とはあくまでも未熟な胎児性組織のことである．例えばヒトの脳，骨，軟骨組織などは胎児期後期や出生後も組織形態が大きく変化していくが，このような発達段階の組織のみで未熟奇形腫とは診断しない．

▶混合型胚細胞腫瘍（mixed germ cell tumors）

- 未熟奇形腫はしばしば，ディスジャーミノーマや卵黄嚢腫瘍など他の胚細胞腫瘍成分と混在する．
- 卵黄嚢腫瘍が原腸様の腺管構造や肝様パターンを示すと，未熟奇形腫の胎児型の腸管，肝組織との区別が難しいが，卵黄嚢腫瘍の場合は微小嚢胞状・網状パターンや内胚葉洞パターンもどこかに必ず確認される．

▶異所性癌肉腫（heterologous carcinosarcoma）

- 癌腫成分とともに，横紋筋肉腫，骨肉腫，軟骨肉腫など，本来，卵巣には存在しない組織への分化を示す肉腫成分を含むものである．
- 通常，中年〜高齢者に発生する．
- 病変内に癌腫成分が確認される．

予後

- 腫瘍の Grade が予後を大きく左右する．Stage Ia でも Grade 1 の場合は手術の

みで予後はきわめて良好であるのに対し，Grade 2，3の場合は手術に加えて化学療法が必要である．腹膜播種がある症例でも，成熟グリアからなるGrade 0の場合は手術のみで予後良好であるが，未熟成分を含む場合には化学療法が必要である．
- BEP療法を中心とした化学療法が奏効するため，病変が一方の卵巣に限局した若年者の症例では，妊孕性温存のために患側のみの付属器切除が適応となる．
- 手術で腫瘍の残存を認めない症例では生存率は90〜100％に達する．一方で，手術後に肉眼的な腫瘍残存がある症例や再発をきたした症例では予後不良である．
- 化学療法後，未熟成分は消失して成熟組織や線維性組織で置換されるが，成熟組織からなる播種巣が増生を続け体積を増すと再手術が必要になることがあり，growing teratoma syndromeと呼ばれる．

カルチノイド（carcinoid）

臨床所見

好発年齢
- 10〜70代まで幅広い年齢層に発生するが，閉経前後に多い．

臨床症状
- 皮膚紅潮や下痢で特徴づけられるカルチノイド症候群は日本人ではまれであり，むしろ頑固な便秘を伴う症例が少なくない．これには腫瘍細胞による消化管運動抑制ホルモンペプチドYYの産生が関与しており，多くの場合，腫瘍切除とともに便秘は改善する．

病理所見

肉眼所見
- 割面は黄白色充実性で，部分的に囊胞を伴うこともある．
- 甲状腺腫性カルチノイドの場合，甲状腺組織が主体のところは褐色，甲状腺組織とカルチノイドが混在しているところは両者の比率により褐色〜黄白色の中間的な色調を呈する．

組織学的所見
- 甲状腺腫性カルチノイド，索状カルチノイド，島状カルチノイド，粘液性カルチノイド，混合型の5型に分類される．日本人では甲状腺腫性カルチノイドの割合が約80％と最も多く，索状カルチノイドがそれに次ぐ．
- 甲状腺腫性カルチノイドは，通常，甲状腺濾胞からなる甲状腺腫部分，カルチノイド部分，および両者が密に混在する部分からなる．カルチノイド部分は索状配列を示すことが多い ．
- 索状カルチノイドは，腫瘍細胞が索状に配列するもので，それが吻合している部分はリボン状に見える．一見，管状に見えることもある ．
- 島状カルチノイドは，腫瘍細胞が大小の充実性結節をつくり，島状に見える

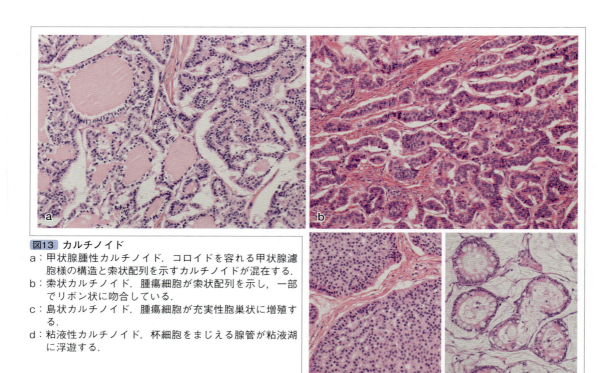

図13 カルチノイド
a：甲状腺腫性カルチノイド．コロイドを容れる甲状腺濾胞様の構造と索状配列を示すカルチノイドが混在する．
b：索状カルチノイド．腫瘍細胞が索状配列を示し，一部でリボン状に吻合している．
c：島状カルチノイド．腫瘍細胞が充実性胞巣状に増殖する．
d：粘液性カルチノイド．杯細胞をまじえる腺管が粘液湖に浮遊する．

図13c．
- 粘液性カルチノイドは，杯細胞様細胞と小型円柱上皮細胞が小管腔を形成する 図13d．

■ 免疫組織化学
- カルチノイド細胞は chromogranin A，synaptophysin，CD56 をはじめとする神経内分泌マーカーが陽性である 図14．特に，前二者の少なくともいずれかが陽性となることが重要である．
- 症例により種々の程度に，さまざまなペプチドホルモン・アミンが検出される（インスリン，グルカゴン，ソマトスタチン，ガストリン，ペプチドYY，セロトニンなど）．なかでもペプチドYYは，甲状腺腫性カルチノイドのカルチノイド部分や索状カルチノイドに陽性細胞が多数検出されやすい 図14．このペプチドYYは強力な消化管運動抑制作用をもつことから，便秘を引き起こすと考えられている．
- 一方でセロトニンは，島状カルチノイドで多数の陽性細胞が検出される．セロトニンはカルチノイド症候群の主たる原因物質であるが，日本人では欧米人に比べて卵巣カルチノイドに占める島状カルチノイドの割合が低いため，古典的なカルチノイド症候群をきたす症例も少ない．
- 甲状腺腫性カルチノイドの甲状腺成分はサイログロブリンが陽性である．

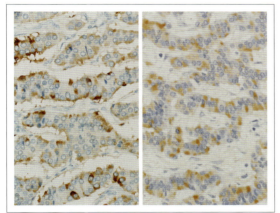

図14 カルチノイドの免疫染色
腫瘍細胞は chromogranin A（左），peptide YY（右）が陽性である．

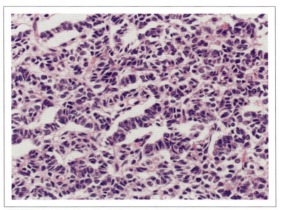

図15 セルトリ・ライディッヒ細胞腫
Sertoli 細胞が索状配列を示すと索状カルチノイド 図13b に類似するが，カルチノイドに比べて細胞索が不均一，不明瞭である．

鑑別診断

▶卵巣甲状腺腫（struma ovarii）

- 濾胞腺腫様の形態を示す場合，カルチノイドの示す索状配列を単に濾胞上皮の示す索状配列として見逃してしまうことがある．
- カルチノイドであれば神経内分泌マーカー陽性である．

▶セルトリ・ライディッヒ細胞腫（Sertoli-Leydig cell tumor） 図15

- Sertoli 細胞に似た腫瘍細胞が索状〜管状配列を示して増殖し，背景には間質細胞，Leydig 細胞がさまざまな程度で認められる．
- セルトリ・ライディッヒ細胞腫の細胞索はカルチノイドに比べて不均一，不明瞭である．リボン状，島状などの配列も認められない．
- 神経内分泌マーカー陰性である．
- ごくまれに，異所性成分としてカルチノイドを伴うものも存在する．

▶転移性カルチノイド（metastatic carcinoid）

- 消化管や肺などのカルチノイドが卵巣に転移することがある．
- 他の奇形腫成分が確認できない場合は，他臓器からの転移の可能性がないか，臨床情報を確認する．
- 両側性，多結節性，腹膜播種の存在などは転移を示唆する．

予後

- 低悪性度の腫瘍であり，再発や死亡に至る例は 5% 未満である．

悪性転化を伴う成熟奇形腫
（mature teratoma with malignant transformation）

疾患の概要

- 成人の体細胞に発生する癌腫や肉腫が，成熟奇形腫を構成する組織から連続性に発生することがある．
- 成熟奇形腫の1～2%の症例にみられる．

臨床所見

好発年齢
- 40～60代に多い．20歳未満にはほとんどみられない．

- 10～30代の卵巣腫瘍では悪性胚細胞腫瘍の可能性を必ず念頭に置く．
- 胚細胞腫瘍の病理診断では，他のどの卵巣腫瘍にもまして肉眼診断が重要である．出血・壊死がある部分，色調や性状が他と異なる部分は必ず切り出しする．毛髪，角質，軟骨などの奇形腫成分の存在も，胚細胞腫瘍の可能性を考えるヒントになる．
- ディスジャーミノーマは，腫瘍胞巣とリンパ球浸潤の2細胞パターンが特徴的である 図2b．
- 卵黄囊腫瘍は同一腫瘍内でも多彩な組織パターンを示す．ほぼすべての卵黄囊腫瘍にみられる最も基本的なパターンはクモの巣のような微小囊胞状・網状パターンであり，これを見出すことが診断のポイントである 図4b．血管周囲に腫瘍細胞が配列するSchillar-Duval 小体は本腫瘍に特徴的であるが，"糸球体様"と表現される形態には実際のところ幅がある 図4c, d．
- 卵黄囊腫瘍の最も重要な鑑別診断は明細胞癌である．両者の組織所見には類似性が多く，部分像だけからは区別しがたいこともあるため，全体像をとらえることが大切である．鑑別のポイントは，卵黄囊腫瘍では，①20歳前後に好発，②血清AFP値上昇（1,000ng/mL以上），③肉眼的に充実部が囊胞化を伴う（囊胞のなかの充実部ではない），④クモの巣状の微小囊胞状・網状パターンの出現であり，明細胞癌はこれに該当しない．免疫染色で卵黄囊腫瘍はAFP，SALL4陽性，明細胞癌はAFP，SALL4陰性となるが，特にSALL4が両者の鑑別に有用である．
- 胎芽性癌，非妊娠性絨毛癌の単独発生はきわめてまれで，通常，他の組織型と混在してみられる．
- 未熟奇形腫では未熟組織と成熟組織がさまざまな比率で混在している．未熟組織の量が予後を規定し，Gradingの指標となるため，必要十分な切り出しを行うことが診断上，重要である．未熟組織の主体は，未熟グリア，神経管，神経ロゼット様構造などの神経系組織である 図12b～d．
- カルチノイドやその他の体細胞型腫瘍と移行，混在して奇形腫成分が存在することは，他臓器からの転移よりも胚細胞腫瘍（およびその悪性転化）を考える重要な手がかりとなる．

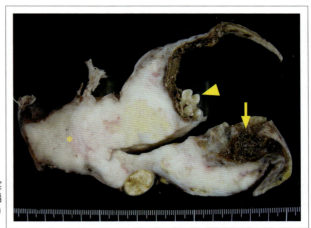

図16 悪性転化を伴う成熟奇形腫
毛髪（⇨），歯（▷）を含む囊胞と連続性に白色の充実性腫瘍がみられる．内部に壊死を伴う．組織学的に扁平上皮癌であった．囊胞壁外へ進展し，子宮壁（＊）にも直接浸潤している．

■ 臨床症状
- 腹部膨満や腹痛を主訴にすることが多い．
- 多くの悪性転化例は発見時，すでに周囲組織へ浸潤あるいは播種している．

■ 検査所見
- 扁平上皮癌への悪性転化の場合は，腫瘍マーカーSCCが上昇することが多い．

■ 画像所見
- 囊胞壁の限局性肥厚や周囲組織への直接浸潤，囊胞内腔に突出するカリフラワー状の充実性発育が認められる．

病理所見

■ 肉眼所見
- 悪性転化を伴う成熟奇形腫は大きい傾向があり，90％以上の症例で最大径が10〜20 cm である．
- 悪性転化の領域が広い場合は充実性腫瘤を形成し，多くの場合，出血や壊死を伴う．進行例では囊胞壁外に浸潤している 図16 ．
- 悪性転化の領域が微小の場合は，肉眼的に同定できないこともある．

■ 組織学的所見
- 成熟奇形腫と連続，移行して癌腫や肉腫がみられる．約80％が扁平上皮癌であり，残りの20％は腺癌（パジェット病を含む），未分化癌，悪性黒色腫などである．

鑑別診断

▶他臓器からの転移
- 悪性成分と成熟奇形腫の組織に，連続性や移行は認められない．
- 発見時もしくは過去に，卵巣以外の臓器に同型の悪性腫瘍が存在する．

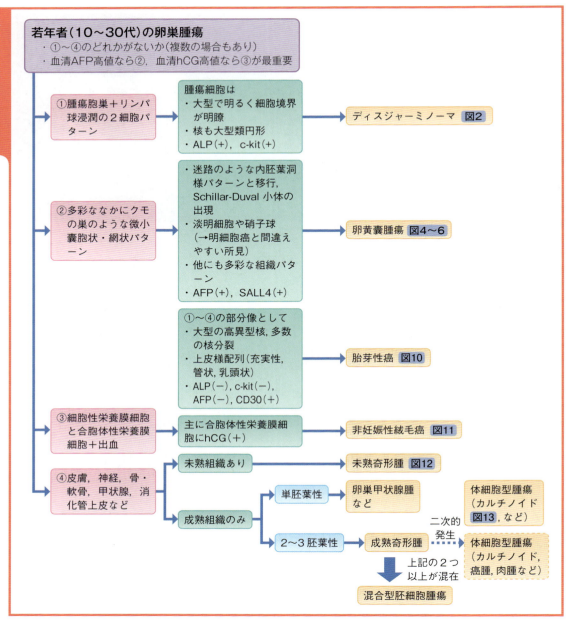

予後

- 扁平上皮癌の場合，中分化あるいは低分化癌，および血管侵襲を伴う癌の予後はきわめて悪い．
- 悪性黒色腫を含めた肉腫の予後もきわめて不良である．

(加藤哲子)

sex cord-stromal tumors

性索間質性腫瘍

疾患の概要

- 性索間質性腫瘍は性索成分，間質性成分，あるいは両者の混合からなる腫瘍群である．性索間質性腫瘍の分類を，WHO分類2014に準拠する形で 表1 に示す．
- WHO分類は「性索成分」からなる腫瘍か，「間質性成分」からなる腫瘍か，という観点で大分類がなされている．その結果，一連の腫瘍群と考えられているセルトリ細胞腫とセルトリ・ライディッヒ細胞腫が，それぞれ「性索腫瘍」と「混合型性索間質性腫瘍」といった異なる大分類に属する形となっている．また，『卵巣腫瘍取扱い規約（第2版）』を含め，従来は混合型性索間質性腫瘍（sex cord-stromal tumor, mixed cell type）とされてきた腫瘍が輪状細管を伴う性索腫瘍，ギナンドロブラストーマ（gynandroblastoma）といった腫瘍を指していたのに対し，WHO分類2014ではmixed sex cord-stromal tumorsという分類をもって「間質性成分と性索成分の混合からなる腫瘍（主にセルトリ・ライディッ

表1　性索間質性腫瘍の分類

性索腫瘍（Pure sex cord tumors）
a. 成人型顆粒膜細胞腫（Adult granulosa cell tumor）
b. 若年型顆粒膜細胞腫（Juvenile granulosa cell tumor）
c. セルトリ細胞腫（Sertoli cell tumor）
d. 輪状細管を伴う性索腫瘍（Sex cord tumor with annular tubules）

間質性腫瘍（Pure stromal tumors）
a. 線維腫（Fibroma）
b. 莢膜細胞腫（Thecoma）
c. 硬化性腹膜炎を伴う黄体化莢膜細胞腫
　（Luteinized thecoma associated with sclerosing peritonitis）
d. 線維肉腫（Fibrosarcoma）
e. 硬化性間質性腫瘍（Sclerosing stromal tumor）
f. 印環細胞間質性腫瘍（Signet-ring stromal tumor）
g. 微小嚢胞状間質性腫瘍（Microcystic stromal tumor）
h. ライディッヒ細胞腫（Leydig cell tumor）
i. ステロイド細胞腫瘍（Steroid cell tumor）

混合型性索間質性腫瘍（Mixed sex cord-stromal tumors）
a. セルトリ・ライディッヒ細胞腫（Sertoli-Leydig cell tumor）
b. その他の性索間質性腫瘍（Sex cord-stromal tumors, NOS）

ヒ細胞腫）」を指すことになっており，注意が必要である．

- なお，WHO分類2014の性索間質性腫瘍のカテゴリーからは僅少な性索成分を伴う間質性腫瘍（stromal tumor with minor sex cord elements），ギナンドロブラストーマが消え，新たに微小囊胞状間質性腫瘍（microcystic stromal tumor）が加わった．僅少な性索成分を伴う間質性腫瘍に関しては，線維腫，莢膜細胞腫の亜型としてとらえられる．ギナンドロブラストーマは従来「顆粒膜細胞腫と高分化セルトリ細胞腫が混在し，おのおのが10%を超える腫瘍」と定義されていたが，「セルトリ細胞腫様成分を含む顆粒膜細胞腫」あるいは「顆粒膜細胞腫様の成分を含むセルトリ細胞腫」との鑑別が頻繁に問題となる．そして，真のギナンドロブラストーマの頻度は非常に低いと考えられている．
- 本稿では原則的にWHO分類2014に沿った形での記載に努めるが，関連の深いものは一括して記載し，またきわめて頻度の低い良性腫瘍に関しては割愛する．
- 性索間質性腫瘍のなかで，臨床的に一般的な悪性腫瘍と同等に扱われるのは，低分化のセルトリ・ライディッヒ細胞腫/セルトリ細胞腫と線維肉腫のみで，顆粒膜細胞腫，中分化のセルトリ・ライディッヒ細胞腫/セルトリ細胞腫などは低悪性度腫瘍（境界悪性腫瘍）とされている．全体的にみれば線維腫/莢膜細胞腫などの良性腫瘍の頻度が高いが，性索間質性腫瘍の多くは充実性腫瘤を形成し，画像所見，臨床像から悪性腫瘍との鑑別が常に問題となる．また，実際の病理診断の際にも，良性または境界悪性相当の病変を誤って悪性相当の腫瘍と診断しないことが重要となる．

染色体・遺伝子異常

- 成人型顆粒膜細胞腫の95%以上の症例に *FOXL2* 遺伝子の点突然変異（402 C>G）が認められる．他の腫瘍において同遺伝子変異が検出される頻度は非常に低く，よって，非常に診断的価値が高いと考えられている．
- セルトリ・ライディッヒ細胞腫/セルトリ細胞腫では，約60%の症例に *DICER-1* 遺伝子の変異が認められる．他の腫瘍において同遺伝子変異が検出される頻度は低く，よって一定の診断的価値がある．
- 家族性大腸腺腫症を背景としない微小囊胞状間質性腫瘍の孤発例では，その大多数に *CTNNB1*（β-catenin）遺伝子のエクソン3の点突然変異が認められることから，Wnt/β-cateninシグナル異常に特徴づけられる腫瘍と考えられている．

成人型顆粒膜細胞腫（adult granulosa cell tumor）

臨床所見

好発年齢
- 中高年を主体として幅広い年齢層に生じる．平均発症年齢は50代前半とされる．

■ 臨床症状

- エストロゲン産生性を示すことが多く，その結果，閉経後女性においては閉経後出血，生殖可能年齢では月経異常や不正出血をきたす．
- 高エストロゲン状態の持続によって，子宮内膜増殖症や類内膜癌を合併することがある．
- 約10%の症例は，破裂や捻転により急性腹症として発症する．

病理所見 図1, 2

■ 肉眼所見

- ほとんどが片側性腫瘍で，平均径は10cmである．
- 割面は充実部と囊胞状の部分が混在する症例が多いが，全体が充実性を示すこともある．充実部は一般的に黄色，または黄白色を呈する．
- 出血を伴うことがある．

■ 組織学的所見

- 小型で細胞質の乏しい比較的均一な腫瘍細胞が密に増殖する．
- びまん性シート状の増殖巣の中に，索状，コード状，あるいはリボン状の配列がうかがわれる．
- 大小の濾胞構造（microfollicular pattern, macrofollicular pattern）を含む症例が多いが，全例ではない．Call-Exner小体は，その知名度に比して出現頻度が高くないので，その存在の有無にこだわりすぎないほうがよい．
- 核所見が特徴的である．核は小型類円形，または短紡錘形で，クロマチンは総じて淡く，不規則なくびれを示す．くびれを反映して，核溝が高頻度に認められる．ただし，核溝の出現頻度は症例間でばらつきがあり，他の性索間質性腫瘍でも時折認められる所見なので注意が必要である．
- 核異型は乏しい．高異型度の核が出現することはきわめてまれである．
- 核分裂像は1～2個/10HPF程度に留まるものが多いが，多数認められる症例もある．

■ 免疫組織化学

- α-inhibin，calretinin陽性を示す．ただし，陽性率は症例によって異なる．部分的陽性像に留まる症例が多い．
- 性索間質系マーカーであるFOXL2が陽性となる．
- 時としてcytokeratin（CK）陽性となるが，びまん性に強陽性を示すことはない．

鑑別診断

 ### 低分化型腺癌/未分化癌
（poorly differentiated adenocarcinoma/undifferentiated carcinoma）

- 類円形，紡錘形核を有する腫瘍細胞の密な増殖からなる低分化型腺癌/未分化癌

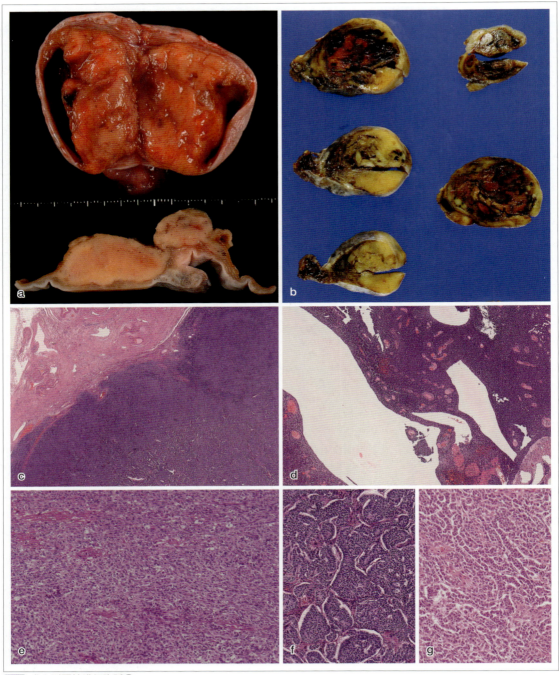

図1 成人型顆粒膜細胞腫①
a, b：肉眼像．充実性の領域と囊胞状の領域が混在することが多いが，大部分が充実性のこともある．充実部は黄色調，あるいは黄白色調を呈し，時として出血を伴う．
c：腫瘍はおおむね境界明瞭である．
d：囊胞状変化（macrofollicular pattern）をきたしている領域
e：腫瘍細胞がびまん性増殖をきたしている領域では，細胞密度の高い線維腫/莢膜細胞腫との鑑別が問題となる．
f：腫瘍細胞が島状に分布する領域
g：索状配列が目立つ領域

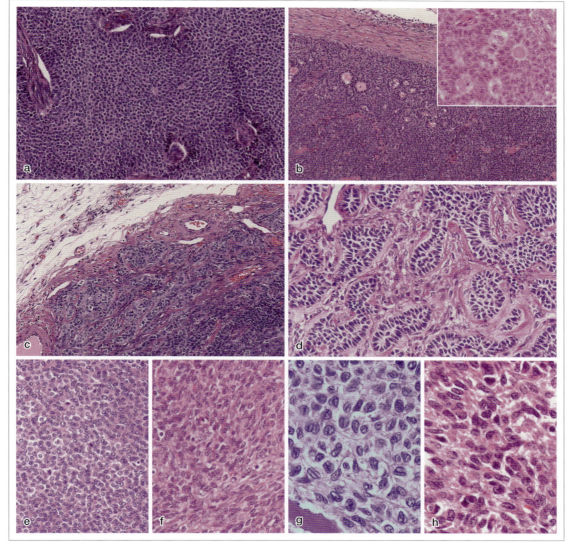

図2 成人型顆粒膜細胞腫②
a：小型で均一な細胞質の乏しい腫瘍細胞が血管の介在を伴いつつ充実胞巣状に増殖する．腫瘍細胞が血管周囲に放射状に分布する像がみられる．
b：小濾胞構造（microfollicular pattern）が見受けられる領域．Call-Exner 小体（挿入図）
c：小塊状，索状構造をとって広がることがある．
d：偽腺管構造を示す領域
e：円形，類円形核が目立つ例
f：紡錘形核を有する細胞が目立つ例
g, h：核溝が多数見出される症例（g），核溝が目立たない症例（h）でも，核の輪郭は不整で，くびれがみられることが多い．

は，特に弱拡大において顆粒膜細胞腫との鑑別が問題となる．
- 低分化型腺癌／未分化癌では核の大小不同がより顕著で，かつ，核分裂像も多数認められる．
- 低分化型腺癌の場合，一部にはっきりとした腺癌成分を見つけることで，鑑別が可能である．

▶ セルトリ・ライディッヒ細胞腫（Sertoli-Leydig cell tumor）

- 分化の低いセルトリ・ライディッヒ細胞腫はびまん性増殖を示す顆粒膜細胞腫との鑑別が問題となる．詳細な観察によってセルトリ様腺管の存在を確認することが重要である．
- セルトリ・ライディッヒ細胞腫では *FOXL2* 遺伝子変異は認められない．

▶ 線維腫/莢膜細胞腫（fibroma/thecoma）

- 細胞密度の高い線維腫/莢膜細胞腫とびまん性増殖を示す顆粒膜細胞腫との鑑別が問題となることがある．
- 線維腫/莢膜細胞腫にもごくわずかながら濾胞構造，索状構造を示す性索成分が混在することがあり，このような場合にも顆粒膜細胞腫との鑑別が問題となる．
- 線維腫/莢膜細胞腫の腫瘍細胞はくびれの目立たない紡錘形核，類円形核を有しており，顆粒膜細胞腫の核とは形態が異なる．核所見は鑑別に有用である．
- 鍍銀染色で個々の腫瘍細胞を取り囲むパターンがみられる．
- *FOXL2* 遺伝子変異はきわめてまれである．

▶ 若年型顆粒膜細胞腫（juvenile granulosa cell tumor）

- 大多数が若年者（30歳未満）に発症する．
- 腫瘍細胞の核が成人型顆粒膜細胞腫に比べて大きく，くびれが目立たない．大小不同も目立つ傾向にある．
- 濾胞構造がみられるものの，その構築は成人型に比して不整であることが多く，分泌物の貯留が目立つ傾向にある．
- *FOXL2* 遺伝子変異はまれである．

▶ 類内膜癌（endometrioid carcinoma）

- 類内膜癌のなかには，索状構造が目立つものや，比較的小型の核を有する腫瘍細胞が整った小腺腔を形成するものがあり，sex cord-like な像を呈する腫瘍としてとらえられる．
- 成人型顆粒膜細胞腫に比べると総じて核の多型性が顕著である．
- 免疫組織化学的に，特に CK7 がびまん性に陽性となり，鑑別に有用である．
- 内膜症性病変からの移行がみられる点も鑑別ポイントとなる．

▶ 予後

- 境界悪性相当の腫瘍である．
- 8～9割の症例がⅠ期で発症し，これらの症例において再発・転移をきたす頻度はきわめて低い．Ⅰ期症例の10年生存率は約90％とされる．
- 発症時に卵巣外への進展をきたしている場合（Ⅱ期以上）には治療に難渋することがある．
- Ⅲ期/Ⅳ期の10年生存率は20～30％程度と報告されている．

- 過去には腫瘍径，核分裂像，核異型などが予後因子として挙げられてきたが，これらは確固たる地位を築いたとは言い難く，予後を予測するにあたっては病期が最も重要な因子となる．

若年型顆粒膜細胞腫（juvenile granulosa cell tumor）

臨床所見

■好発年齢
- 平均15歳．大多数が30代までに生じる．

■臨床症状
- エストロゲン産生性の性質を反映して，若年者の場合，思春期早発症をきたす．思春期以降の症例では月経異常や無月経，および腹痛などの症状が現れる．

病理所見 図3

■肉眼所見
- 片側性腫瘍で，大きさは平均12cm程度．
- 割面は充実部と囊胞状の部分が混在する．充実成分は黄白色，あるいは黄色調を呈する．
- 出血を伴うことがある．

■組織学的所見
- びまん性増殖を示す領域と濾胞状構造を示す領域が不規則に混在する．
- 腫瘍胞巣が結節状，分葉状の分布を示すこともある．
- 濾胞には大小不同や構造不整が目立ち，内腔に好塩基性あるいは好酸性の分泌物が貯留することが多い．
- 腫瘍細胞は円形，類円形核と好酸性の胞体を有している．核には少なからず大小不同がみられる．また，核分裂像も豊富にみられる．
- 核溝は認めない．

■免疫組織化学
- α-inhibin，calretinin陽性を示す．その他，SF-1，CD56などのマーカーも陽性となる．
- 時としてCK陽性となるが，EMAは原則として陰性である．

鑑別診断

▶成人型顆粒膜細胞腫（adult granulosa cell tumor）
- 成人型顆粒膜細胞腫の腫瘍細胞の核は小型均一で，核溝が目立つ．また，若年型に比して腫瘍細胞の細胞質が乏しい．
- *FOXL2*遺伝子変異を認める．

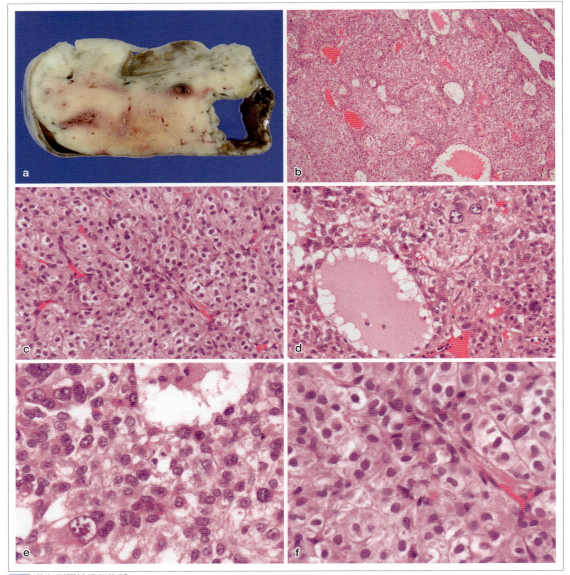

図3 若年型顆粒膜細胞腫
a：肉眼像．黄白色充実性の領域と囊胞状の領域がみられる．
b〜d：胞巣状，索状構造をとって充実性に増える領域と濾胞構造をとる領域が不規則に混在する．濾胞には大小さまざまなものがみられ，内腔には分泌物の貯留が目立つ．
e, f：腫瘍細胞は類円形核と好酸性で豊かな細胞質を有するものが多い．腫瘍細胞の核には異型性を示すものが少なからず認められる．

▶卵黄囊腫瘍（yolk sac tumor）

- 若年発症ということで，卵黄囊腫瘍を含む胚細胞腫瘍が鑑別として問題となることがある．
- 卵黄囊腫瘍にみられる網状の腫瘍増殖形態は若年型顆粒膜細胞腫ではみられない．
- 免疫組織化学的に AFP，SALL4 陽性を示し，若年型顆粒膜細胞腫と区別される．

▶ 明細胞癌（clear cell carcinoma）

- hobnail 状細胞が目立つ領域が，若年型顆粒膜細胞腫の濾胞状構造に類似することがある．
- 若年発症はまれである．
- 免疫組織化学的に EMA 陽性，α-inhibin 陰性を示し，若年型顆粒膜細胞腫と区別される．

▶ 予後

- 境界悪性相当の腫瘍である．
- 90% は Ⅰ 期で発症する．Ⅱ 期以上で発症した症例の予後は不良である．
- 再発する場合は，初発時から 3 年以内が多い．
- 腫瘍の被膜破綻，腹水細胞診陽性，卵巣外への腫瘍進展が再発のリスク因子と報告されている．

セルトリ・ライディッヒ細胞腫/セルトリ細胞腫 (Sertoli-Leydig cell tumor/Sertoli cell tumor)

▶ 疾患の概要

- WHO 分類 2014 ではセルトリ・ライディッヒ細胞腫とセルトリ細胞腫が別のカテゴリーに分けられているが，両者は一連の腫瘍群としてとらえられる．
- Leydig 細胞の介在を伴わないものがセルトリ細胞腫と呼ばれる．

▶ 臨床所見

■ 好発年齢
- 平均は 20 代後半とされる．
- 75% は 30 歳以下に発症する．50 歳以上の症例は 10% 程度．

■ 臨床症状
- アンドロゲン産生性を反映して，男性化徴候（無月経，多毛症，乳腺の萎縮，陰核肥大など）をきたすことで有名だが，実際の頻度は 3 割程度である．
- 一部はエストロゲン産生性を示す点にも留意すべきである．
- セルトリ細胞腫は Peutz-Jeghers 症候群（PJS）を背景に生じることがある．

▶ 病理所見　図4, 5

■ 肉眼所見
- 97% 以上の症例において片側性腫瘍として生じる．平均約 10cm 大．
- 充実性，または充実部と囊胞状の部分が混在する腫瘍である．

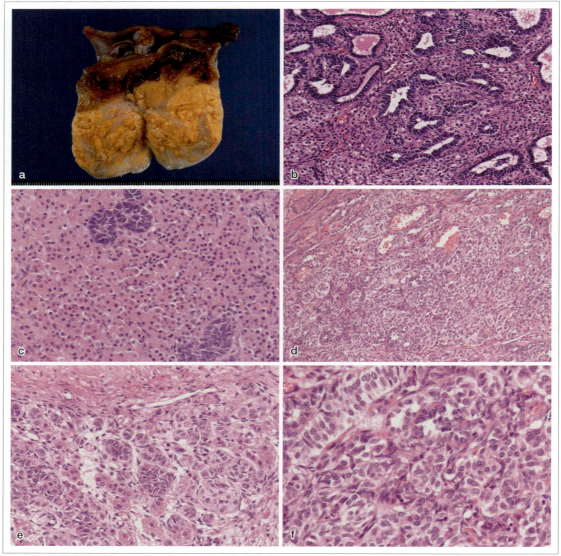

図4 セルトリ・ライディッヒ細胞腫/セルトリ細胞腫①
a：セルトリ・ライディッヒ細胞腫の肉眼像．充実性腫瘍で黄色調の領域と白色調の領域が混在する．
b, c：セルトリ・ライディッヒ細胞腫（高分化相当の領域）．明瞭な管腔構造を示すセルトリ様腺管とともに円形核を有するLeydig細胞が増えている．
d：中〜高分化相当の領域．腺管構造，内腔のつぶれた腺管様構造，索状構造が入り乱れて存在する．
e：中分化相当の領域．腫瘍細胞が小胞巣状，島状に分布する領域．Leydig細胞の介在あり．
f：中分化相当の領域．腫瘍細胞の核は類円形，あるいは短紡錘形のものが多い．

- 割面は淡黄色や灰白色を呈する．

■ **組織学的所見**

- さまざまな分化段階のSertoli細胞，Leydig細胞，精巣網上皮細胞に類似した細胞，線維芽細胞様細胞が不規則に混在する腫瘍である．
- Sertoli細胞からなる腺管構造が明瞭なものを高分化型，Sertoli細胞からなる腺管が減少，あるいはその内腔が潰れて不明瞭化し（solid tubule），索状構造や胞巣状構造が目立つものを中分化型，線維芽細胞様の紡錘形細胞の一様な増殖から

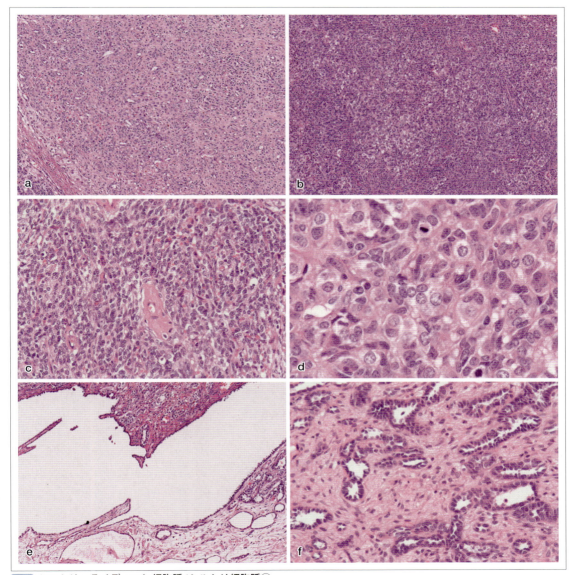

図5 セルトリ・ライディッヒ細胞腫／セルトリ細胞腫②
a：中〜低分化相当の領域．索状構造が一部にうかがわれるが，紡錘形細胞が錯綜して分布する領域が多くを占める．
b：低分化相当の領域．類円形腫大核と豊かな胞体を有する細胞がシート状に密に増殖している．低分化な癌との鑑別が問題となる．
c：低分化相当の領域．類円形，短紡錘形核を有する比較的均一な腫瘍細胞の増殖からなる．核のくびれは成人型顆粒膜細胞腫に比べると目立たない．
d：低分化相当の領域．核分裂像は容易に見出される．
e, f：網状構造を示すセルトリ細胞腫．精巣網に類似した不規則な腺腔が形成されており，その一部は嚢胞状に拡張している．

なるものを低分化型とする．
- Sertoli細胞の増殖巣の中に不規則に介在するLeydig細胞は円形核と好酸性で豊かな胞体を有する．Reinke結晶が特徴的とされているが，実際はほとんど目にすることがない．
- 高分化型セルトリ・ライディッヒ細胞腫にみられるセルトリ様腺管は，小〜中型

で比較的均一な類円形核を有する円柱状細胞からなる．核分裂像は乏しい．
- 中分化型，低分化型と分化度が下がるにしたがって，核分裂像が増す傾向にあり，低分化型では1個/HPF以上みられることもまれではない．
- なお，セルトリ・ライディッヒ細胞腫には精巣網類似の不規則な腺腔形成が目立つ特殊亜型（網状型）や，消化管上皮，軟骨，筋肉などの異所性成分を伴う特殊亜型が存在する．

■ 免疫組織化学
- α-inhibin，calretinin は Sertoli 細胞，間質細胞（Leydig 細胞や線維芽細胞様細胞）の両者に発現が確認されるが，後者，特に黄体化した細胞において強い陽性像がみられる．
- 分化のよい Sertoli 細胞成分，特にはっきりとした管腔構造を示す成分は CK 陽性となる．
- EMA は通常陰性．

鑑別診断

▶類内膜癌（endometrioid carcinoma）
- 類内膜癌のなかでも索状構造や小型腺管構造の目立つものとの鑑別が問題となる．
- 類内膜癌の場合は総じて核異型が強い．
- 大型腺管の存在，扁平上皮化生といった所見は類内膜癌を示唆する．

▶成人型顆粒膜細胞腫（adult granulosa cell tumor）
- びまん性増殖を示す成人型顆粒膜細胞腫と低分化なセルトリ・ライディッヒ細胞腫の鑑別はしばしば問題となる．
- 核のくびれ，核溝は成人型顆粒膜細胞腫においてより顕著である．
- 成人型顆粒膜細胞腫では濾胞構造が出現するが，セルトリ・ライディッヒ細胞腫にみられるようなはっきりとした小腺管構造が認められることはない．
- 成人型顆粒膜細胞腫では *FOXL2* 遺伝子変異が検出される．

▶線維腫/莢膜細胞腫（fibroma/thecoma）
- 低分化なセルトリ・ライディッヒ細胞腫は，細胞密度の高い線維腫/莢膜細胞腫との鑑別が問題となる．
- 線維腫/莢膜細胞腫のほうが均一な紡錘形細胞からなる傾向があり，低分化なセルトリ・ライディッヒ細胞腫よりも核分裂像が乏しい．

▶ウォルフ管腫瘍（Wolffian tumor）
- 比較的小型の核を有する円柱状，あるいは立方状の腫瘍細胞が小腺管構造，索状構造，充実胞巣状構造をとって増殖する．小腺管構造が目立つ症例ではセルトリ細胞腫との鑑別が非常に難しい．

- ウォルフ管腫瘍は傍卵管領域や広間膜に生じることが多く，発生部位も鑑別に際して有用な情報となる．

▶ カルチノイド (carcinoid)

- カルチノイドでは chromogranin A や synaptophysin といった神経内分泌系マーカーが陽性となるのに対して，セルトリ・ライディッヒ細胞腫は陰性である．
- CD56 はセルトリ・ライディッヒ細胞腫でも陽性となるので，鑑別には役立たない．

予後

- 高分化型，中分化型，低分化型の予後はそれぞれおおむね良性，境界悪性，悪性に相当する．
- 約 8 割の症例が I 期で発症し，これらの症例の 10 年生存率は 90% を超える．
- 中〜低分化型で，II 期以上のもの，異所性成分を含むもの，核分裂像が 16 個/10HPF 以上認められるものは予後不良と報告されている．

輪状細管を伴う性索腫瘍
(sex cord tumor with annular tubules)

臨床所見

■ 好発年齢
- PJS に伴って生じるものでは平均 27 歳，孤発性に生じるものは平均 36 歳と報告されている．

■ 臨床症状
- 約 1/3 は PJS を背景として生じる．
- PJS 非合併例ではプロゲステロンやエストロゲンの産生性を示すことがある．

病理所見

■ 肉眼所見
- PJS 非合併例では片側性の大きな腫瘍として生じるのに対し，PJS 合併例では両側性で小型であることが多い．

■ 組織学的所見　図6
- 線維性間質を背景として，特徴的な輪状細管の集簇巣が出現する．
- 輪状細管の集簇部では，好酸性の硝子体を車軸状に取り巻くように腫瘍細胞が配列する．
- 腫瘍細胞の核は類円形，短紡錘形で，くびれや核溝を伴うことがある．

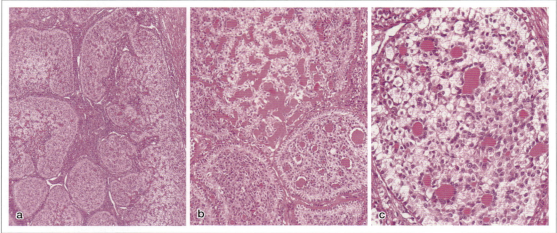

図6 輪状細管を伴う性索腫瘍
a：線維性間質を背景に大小の腫瘍胞巣が分布している．
b：腫瘍胞巣内には硝子様物の介在が認められる．
c：典型的な輪状細管の像．腫瘍細胞が硝子様物周囲に放射状に配列する．

予後

- PJS非合併例では少なくとも20%が悪性の経過をたどるのに対して，PJS合併例は良性に経過する．

線維腫/莢膜細胞腫（fibroma/thecoma）

疾患の概要

- 線維腫と莢膜細胞腫は古くから2つの異なる疾患概念として存在してきたが，両者の境界設定はきわめて困難で，診断医間のばらつきも大きい．腫瘍細胞の核がより長い紡錘形を呈していて，間質の線維が豊富なものを線維腫，核が類円形に近く，細胞質に脂肪が目立つものを莢膜細胞腫に割り振り，どちらともつかないものにfibrothecomaといった便宜的な診断名をつけるのが一般的な慣例のように思われる．欧米の研究者の一部は，最近になって狭義の莢膜細胞腫を定義する試みを行っており，それに従うと「莢膜細胞腫は淡い灰色の細胞質を有する腫瘍細胞からなるきわめてまれな腫瘍」ということになるが，それでもなおその4割には線維腫成分が併存しているとされる．その事実は，逆に，線維腫と莢膜細胞腫を厳密に区別することが不可能であることを示している．臨床的にも両者を区別する意義は乏しく，したがって筆者は，両者の鑑別に拘泥しないほうがよいと考えている．
- なお，以下の記載は「一般的に線維腫に分類される腫瘍群」を線維腫，「一般的に莢膜細胞腫に分類される腫瘍群」を莢膜細胞腫とする．

臨床所見

■ 好発年齢
- 平均は線維腫が40代で，莢膜細胞腫が40〜50代．
- 線維腫，莢膜細胞腫ともに30歳以前の発症はまれである．ただし，Gorlin症候群（母斑性基底細胞群症候群）を背景に生じる場合は若年発症例が多い．

■ 臨床症状
- 線維腫，莢膜細胞腫ともに腹部症状を契機に発見される症例，および偶然発見される症例が多い．
- 線維腫の1%は胸腹水の貯留を伴う（Meigs症候群）．
- 莢膜細胞腫ではしばしばエストロゲン徴候が認められ，閉経後の不正出血や，子宮内膜癌の合併などをきたす．
- 線維腫ではホルモン徴候は認められない．

病理所見 図7

■ 肉眼所見
- 線維腫，莢膜細胞腫ともにほぼ全例が片側性の腫瘍として生じる．
- 典型的な線維腫は充実性で硬く，割面は白色〜黄白色を呈する．
- 細胞密度の高い線維腫や莢膜細胞腫では黄色調が強まる．
- 線維腫，莢膜細胞腫ともに一部に嚢胞形成が認められることがある．

■ 組織学的所見
- 線維腫，莢膜細胞腫はいずれも腫瘍細胞のびまん性増殖を基調とするが，細胞密度には疎密がみられ，浮腫状の変性や，嚢胞状変化が散見されることが少なからずある．
- 線維腫，莢膜細胞腫ともに太い膠原線維束の介在やhyaline plaque，石灰化がしばしば認められる．
- 線維腫は紡錘形，類円形核を有する細胞質の乏しい腫瘍細胞の増殖からなる．核に異型性はなく，腫瘍細胞は全体的に均一である．
- 線維腫では線維性間質を背景に，腫瘍細胞が流れるように，あるいは錯綜して配列する．
- 細胞密度が著しく高い線維腫は富細胞性線維腫（cellular fibroma）と呼ばれる．そのなかで核分裂像が4個/10HPF以上認められるものはmitotically active cellular fibromaとされる．
- 莢膜細胞腫は類円形，多角形，短紡錘形核と比較的豊かな胞体を有する腫瘍細胞の増殖からなる．細胞質は淡い灰色であったり，淡好酸性であったりする．通常核異型は乏しく，腫瘍細胞は全体的に均一である．ただし，変性に伴う核異型が認められることがまれにある．
- 莢膜細胞腫の腫瘍細胞には脂肪染色にて脂肪滴が確認されることが多いが，脂肪の存在は莢膜細胞腫を定義づけるものではなく，診断に際してこだわりすぎないほうがよい．

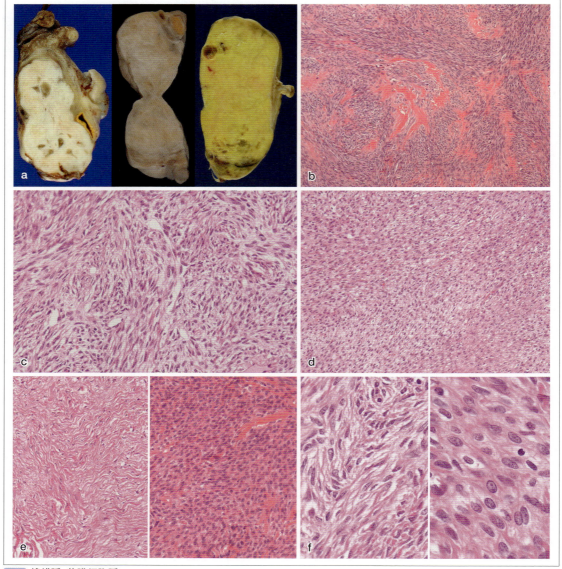

図7 線維腫/莢膜細胞腫

a：肉眼像．典型的な線維腫（左）は白色調で硬い．一部に囊胞状の変化がみられることがある．線維腫/莢膜細胞腫には白色調の領域と黄色調の領域が混在する症例（中）や，黄色調が強い症例（右）もある．富細胞性線維腫や莢膜細胞腫では黄色調が強い傾向がみられる．

b：hyaline plaque の形成を伴う線維腫

c：紡錘形細胞が錯綜配列を示す線維腫

d：類円形核を有するやや胞体の広い細胞の増殖からなる腫瘍で，一般的に莢膜細胞腫とされる症例

e：線維腫/莢膜細胞腫では細胞密度に著しいばらつきがみられる．左は硝子化の目立つ線維腫．右のような領域が大部分を占める腫瘍は富細胞性線維腫と呼ばれる．

f：腫瘍細胞は異型性に乏しく，おおむね均一である．線維腫では紡錘形で辺縁の尖った核を有する細胞が主をなすことが多いが，類円形核を有する細胞が不規則に混在することもある．成人型顆粒膜細胞腫に比べると核のくびれは目立たないが，全くくびれていないわけではない．

- 莢膜細胞腫では通常，個々の腫瘍細胞を取り巻くように好銀線維が分布する．
- 時として莢膜細胞腫のなかに黄体化した細胞が目立つことがあるが，WHO 分類 2014 では，「黄体化莢膜細胞腫」という診断名は硬化性腹膜炎を伴うものに対してのみ用いる方針となった．

■ 免疫組織化学
- 莢膜細胞腫では α-inihibin, calretinin といった性索間質性マーカーがしばしば陽性となる．線維腫でも時としてこれらのマーカーが陽性となるが，その頻度は決して高くない．
- 線維腫，莢膜細胞腫ともに FOXL2 陽性となる．ただし，*FOXL2* 遺伝子の変異はない．

鑑別診断

▶線維腫症（fibromatosis）
- 卵巣実質にびまん性に線維増生が生じる病態で，病変内に卵胞，黄体，白体といった既存の構造が散在性に認められる点が線維腫や莢膜細胞腫と異なる．

▶広汎性浮腫（massive edema）
- 卵巣間質に高度の浮腫が生じ，卵巣が腫大する病態である．
- 圧排性の広がりを示す線維腫や莢膜細胞腫とは異なり，病変内に卵胞，黄体，白体といった既存の構造が散在性に認められる．

▶間質過形成（stromal hyperplasia）
- 両側性のことが多い点が線維腫，莢膜細胞腫と異なる．
- 間質細胞が多結節状，あるいはびまん性に密在して分布し，膠原線維産生は乏しい．

▶成人型顆粒膜細胞腫（adult granulosa cell tumor）
- びまん性増殖を示す成人型顆粒膜細胞腫は富細胞性線維腫との鑑別が問題となることがある．
- 線維腫，莢膜細胞腫を構成する細胞の核にも時としてくびれや核溝がみられるが，成人型顆粒膜細胞腫ほどは目立たない．核所見の詳細な観察は鑑別に有用である．
- 成人型顆粒膜細胞腫では個細胞性に鍍銀線維の取り巻きが認められることはない．
- 鑑別が困難な場合には *FOXL2* 遺伝子変異（成人型顆粒膜細胞腫に特異的）の検索を行うとよい．

▶線維肉腫（fibrosarcoma）
- 4 個/10HPF 以上の核分裂像に加えて，中等〜高度の核異型を認めることが定義

となっている．
- mitotically active cellular fibroma とは核異型の有無によって区別される．

▶ Krukenberg 腫瘍（Krukenberg tumor）

- 両側発生が多い点が線維腫，莢膜細胞腫と異なる．
- 詳細な組織観察によって印環細胞を同定することが重要となる．判断が難しい症例では，粘液染色などを加えると印環細胞がより明瞭となる．

▶ 硬化性間質性腫瘍（sclerosing stromal tumor）

- 黄体化細胞の混在を伴う莢膜細胞腫との鑑別が問題となることがある．
- 硬化性間質性腫瘍では腫瘍細胞の増殖巣が多結節状に分布し，分葉状を呈する点が，線維腫，莢膜細胞腫と異なる．

▶ 予後

- 少数例外の報告があるものの，一般的に良性の経過をたどる．

硬化性腹膜炎を伴う黄体化莢膜細胞腫 (luteinized thecoma associated with sclerosing peritonitis)

▶ 臨床所見

■ 好発年齢
- 大部分は閉経前発症で，平均発症年齢は 28 歳．

■ 臨床症状
- 腹部膨満，腹水貯留をきたす．
- イレウス症状が出現することもある．
- ホルモン徴候は認められない．

▶ 病理所見

■ 肉眼所見
- 通常，両側性の軟らかい卵巣腫瘍として生じ，割面は褐色調，あるいは赤色調を呈する．

■ 組織学的所見
- 類円形，短紡錘形核を有する間質性細胞が充実性に増殖する．
- 黄体化した細胞が不規則に混在する．
- 核異型は乏しい．
- 腹膜病変は線維芽細胞様細胞の増生からなる．

予後

- 卵巣腫瘍自体は良性と考えられているが，なかには硬化性腹膜炎による合併症で死亡する例がある．

線維肉腫（fibrosarcoma）

疾患の概要

- きわめてまれな腫瘍とされる．核異型の目立つ成人型顆粒膜細胞腫，低分化なセルトリ・ライディッヒ細胞腫，mitotically active cellular fibroma などを除外した場合に，真の卵巣線維肉腫がどの程度存在するのか，という点に関しては議論の余地がある．

臨床所見

■ 好発年齢
- 幅広い年齢層に生じるが，総じて高齢者に多い．

病理所見

■ 組織学的所見
- 中等～高度の核異型を示す紡錘形細胞の密な増殖からなる．
- 核分裂像は 4 個/10HPF 以上認められる．

予後

- 不良．

ステロイド細胞腫瘍 / ライディッヒ細胞腫 (steroid cell tumor/Leydig cell tumor)

疾患の概要

- ステロイド産生細胞に類似した腫瘍細胞の増殖からなる腫瘍群で，そのなかでも Reinke 結晶が明瞭に確認される細胞からなるものをライディッヒ細胞腫と呼ぶ習わしとなっている．
- 従来，卵巣門部に生じるステロイド細胞腫瘍を門細胞腫（hilus cell tumor）と呼んでいたが，WHO 分類 2014 ではライディッヒ細胞腫と同義とされている．

臨床所見

■ 好発年齢
- ステロイド細胞腫瘍の平均発症年齢は40代である．
- ライディッヒ細胞腫の発症年齢は平均58歳でやや高い傾向にある．

■ 臨床症状
- ステロイド細胞腫瘍の約半数はアンドロゲン産生性を示す．エストロゲン産生性を示すものは約10%である．なお，ライディッヒ細胞腫の場合はその多くがアンドロゲン産生性を示すとされている．
- まれにCushing症候群をきたす．

病理所見　図8

■ 肉眼所見
- 片側性の充実性腫瘍で，境界明瞭．割面は黄色，赤色，茶褐色，黒色といった多彩な色調を呈する．

■ 組織学的所見
- 円形，類円形の核と淡明あるいは淡好酸性で豊かな細胞質を有する腫瘍細胞がシート状，充実胞巣状に増殖する．
- 脂肪を豊富に含む腫瘍細胞では細胞質が泡沫状となる．
- 細胞質内に細長い好酸性の結晶（Reinke結晶）がみつかることがある．

■ 免疫組織化学
- 通常 α-inhibin，calretinin 陽性となる．FOXL2 は陰性．

鑑別診断

▶ 明細胞癌（clear cell carcinoma）

- 充実性増殖を示す明細胞癌は時としてステロイド細胞腫に似た組織像を呈する．しかし，明細胞癌は核の多形性がより顕著で，かつ，少なくとも一部に管状構造，乳頭状構造をとる領域が認められる症例が多い．

▶ 転移性癌

- 腎明細胞癌や副腎皮質癌の転移は淡明な細胞の増殖からなるステロイド細胞腫との鑑別が問題となる．
- 組織像のみでは鑑別が困難なことも多いので，臨床情報の把握が重要となる．

▶ 顆粒膜細胞腫（granulosa cell tumor），莢膜細胞腫（thecoma）

- 顆粒膜細胞腫や莢膜細胞腫のなかには黄体化細胞が特に目立つ症例があり，これらは部分的にステロイド細胞腫様の像を呈することがある．

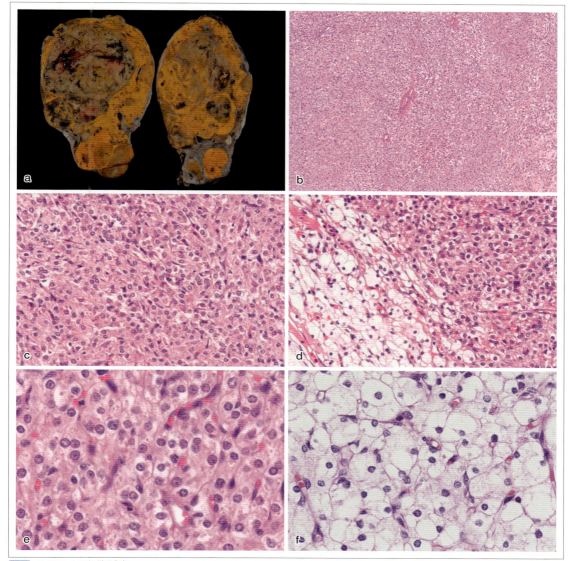

図8 ステロイド細胞腫瘍
a：肉眼像．黄色調，黄白色調，白色調でおおむね充実性を示す．
b：腫瘍細胞は充実胞巣状に増殖する．
c：好酸性で豊かな細胞質を有する腫瘍細胞の増殖からなる領域．
d：好酸性の細胞質を有する腫瘍細胞の増殖巣と泡沫状で淡明な細胞質を有する腫瘍細胞の増殖巣が不規則に移行することがある．
e：強拡大像．腫瘍細胞の核は円形で，比較的均一である．
f：明るい細胞質を有する腫瘍細胞の増殖が目立つ場合は腎細胞癌との鑑別が問題となることがある．

予後

- 約3割が悪性の経過をたどる．
- 大きさ＞7cm，核分裂像＞2個/10HPF，壊死，高度の核異型が予後と相関するという報告があるが，現段階で良悪を判定する明確な基準が確立されたとは言い難い．

硬化性間質性腫瘍（sclerosing stromal tumor）

臨床所見

■ 好発年齢
- 若年女性に好発．平均発症年齢は27歳．

病理所見

■ 肉眼所見
- 片側性腫瘍で，割面は黄色または白色充実性を呈する．
- 嚢胞形成がみられることがある．

■ 組織学的所見　図9
- 細胞密度の高い領域がぼんやりとした結節をなして分葉状に分布するのが特徴的で，その間に細胞密度の低い線維性間質，浮腫状，あるいは粘液腫状の間質が介在する．
- 細胞密度の高い領域では，異型性の乏しい紡錘形細胞と胞体の豊かな円形細胞の2種類の細胞が混在して増えている．後者は淡好酸性の細胞質，もしくは空胞化した細胞質を有している．

■ 免疫組織化学
- 腫瘍細胞はsmooth muscle actin（SMA），α-inhibin, calretinin, FOXL2陽性となる．

鑑別診断

▶莢膜細胞腫（thecoma）

- 一般的に，莢膜細胞腫は硬化性間質性腫瘍のような分葉状の増殖形態を示すことはない．ただし，両者の間には一定の組織学的類似性があり，莢膜細胞腫から硬化性間質性腫瘍様の像を呈する領域への移行がみられる症例もあることから，腫瘍発生に共通項がある可能性が指摘されている．

予後
- 良性腫瘍と考えられている．

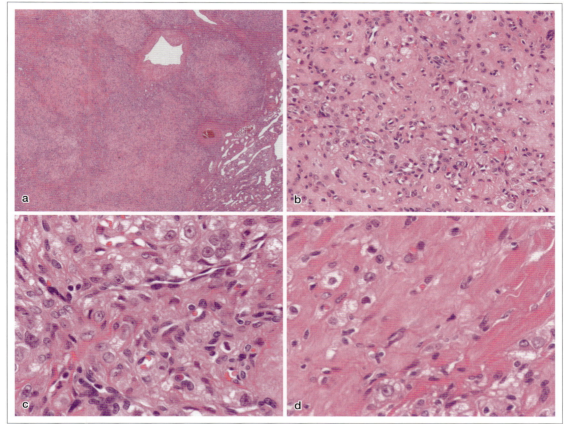

図9 硬化性間質性腫瘍
a：ぼんやりとした結節が癒合するような，分葉状（または偽分葉状とも呼ばれる）の輪郭を示すことが多い．
b：線維性間質を背景に，血管の増生を伴いつつ，腫瘍細胞が増殖する．紡錘形核を有する細胞と，淡好酸性あるいは淡明で豊かな細胞質と円形核を有する細胞の2種類が認められる．
c：細胞密度が比較的高い領域．スリット状の血管，紡錘形核を有する細胞，円形核を有する細胞が不規則に混在する．
d：細胞密度の低い領域．線維性間質を背景に円形核を有する細胞が散在性に見出される．

微小囊胞状間質性腫瘍（microcystic stromal tumor）

臨床所見

■ 好発年齢
- 主に20〜40代に生じる．

■ 背景疾患
- 一部の症例は家族性大腸腺腫症を背景として生じる．

病理所見　図10

■ 肉眼所見
- 片側性腫瘍で，割面には充実部と囊胞状の部分が混在して認められる．スポンジ状を呈するものもある．

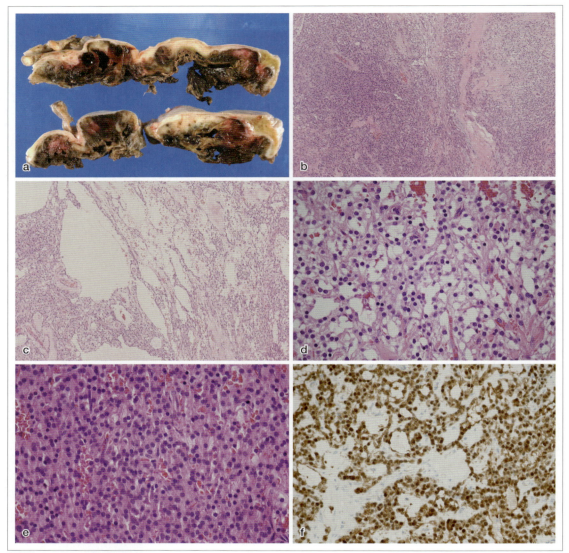

図10 微小囊胞状間質性腫瘍
a：肉眼像．充実部と囊胞状の部分が混在し，高頻度に出血を伴う．
b：腫瘍細胞の増殖巣の間に太い膠原線維束の介在がみられる．
c：大小の囊胞腔が形成されている．
d：微小囊胞状パターンを呈する領域．腫瘍細胞は小型円形で均一な核を有する．
e：充実性増殖が目立つ症例もある．
f：β-catenin 免疫染色．異常核内集積が認められる．

- 出血が目立つ症例が多いが，充実部は一般的に白色調を示す．

■ **組織学的所見**

- 小型で均一な円形核，類円形核を有する腫瘍細胞が充実性，あるいは微小囊胞状構造をとって増殖する．
- 微小囊胞状構造は腫瘍細胞間の離解によって生じていると考えられ，真の腺腔形成は認められない．また，大型の囊胞腔が形成されることもしばしばある．
- 疾患名に「微小囊胞状」を冠しているが，微小囊胞状構造がほとんどみられない

症例もあるので注意が必要である．
- 腫瘍細胞の増殖巣の間には帯状の線維化巣が介在している．
- 腫瘍細胞はおおむね異型性に乏しく，核分裂像は目立たない．

■ 免疫組織化学
- vimentin，CD10 がびまん性に陽性となる．
- β-catenin の異常核内集積が認められる点が特異的な所見である．
- 近年，FOXL2 陽性を示すことが示され，卵巣間質細胞由来の腫瘍とする根拠が強まった．

鑑別診断

- 非常に特徴的な組織像を呈する腫瘍であり，鑑別診断はないと言っても過言ではない．あえて挙げるとすれば WHO 分類 2014 に「その他の腫瘍」として新規採用された solid pseudopapillary neoplasm となる．

▶ solid pseudopapillary neoplasm

- 近年提唱されたまれな卵巣腫瘍で，膵臓のものと同様，偽乳頭状構造を示す点が微小囊胞状間質性腫瘍と異なる．
- 免疫組織化学的には vimentin，CD10 陽性，β-catenin の異常核内集積を示す点が微小囊胞状間質性腫瘍と共通であるものの，progesterone receptor（PgR）陽性，CD56 陽性となる点など微小囊胞状間質性腫瘍との違いもみられ，両者は「似て非なる腫瘍」と考えられている．

予後

- 良性腫瘍と考えられている．現段階で再発，転移の報告はない．

- 線維腫と莢膜細胞腫の区別にはこだわりすぎないほうがよい．
- 成人型顆粒膜細胞腫と診断する際には典型的な構築を見出すこともさることながら，核所見を重視する．難しい症例では *FOXL2* 遺伝子検索が決め手になる．
- セルトリ・ライディッヒ細胞腫の診断にあたってはセルトリ様腺管（内腔のつぶれたものも含め）の同定が肝心である．
- 紡錘形細胞がびまん性に増殖する場合，形態観察のみでは，びまん性増殖をきたした成人型顆粒膜細胞腫，低分化なセルトリ・ライディッヒ細胞腫，mitotically active cellular fibroma の鑑別が困難なときがある．これらの区別に免疫染色は全く役に立たない．*FOXL2*，*DICER-1* の遺伝子変異検索はある程度有用だが，これらを行っても鑑別を絞ることができない場合もある．その際には sex cord-stromal tumor, not otherwise specified と診断せざるを得ない．

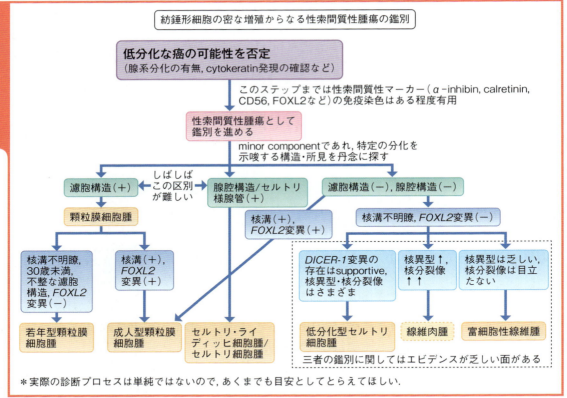

（前田大地，木藤正彦）

other primary ovarian tumors and metastatic ovarian tumors
その他の原発性卵巣腫瘍と転移性卵巣腫瘍

疾患の概要

- 上皮性腫瘍，胚細胞腫瘍，性索間質性腫瘍以外の原発性腫瘍としては，小細胞癌や大細胞神経内分泌癌，中皮腫，妊娠性絨毛癌，軟部腫瘍，悪性リンパ腫，造血器系腫瘍などがある 表1．
- 転移性卵巣腫瘍は，約20〜30%と頻度が高く，卵巣腫瘍が先にみつかることもあり，常に鑑別疾患に挙げる必要がある．結腸・直腸癌を中心とした粘液性癌が多い．

表1 その他の原発性卵巣腫瘍と転移性卵巣腫瘍

1. その他の原発性卵巣腫瘍	
a. 起源不明の悪性腫瘍	高カルシウム型小細胞癌（small cell carcinoma, hypercalcemic type） 肺型小細胞癌（small cell carcinoma, pulmonary type） 大細胞神経内分泌癌（large cell neuroendocrine carcinoma）
b. 中皮性腫瘍	中皮腫（mesothelioma） アデノマトイド腫瘍（adenomatoid tumor）
c. 妊娠性絨毛癌（gestational choriocarcinoma）	
d. リンパ系・骨髄系腫瘍	悪性リンパ腫（malignant lymphoma） 形質細胞腫（plasmocytoma） 骨髄系腫瘍
2. 転移性卵巣腫瘍	
a. 結腸・直腸癌（colorectal cancer）	
b. 胃癌（gastric adenocarcinoma）	
c. 膵・胆管癌（pancreatobiliary adenocarcinoma）	
d. 乳癌，その他（breast carcinoma, others）	

その他の原発性卵巣腫瘍

高カルシウム型小細胞癌
（small cell carcinoma, hypercalcemic type）

臨床所見

■好発年齢
- 40歳未満（平均年齢24歳）に好発する．

■臨床症状
- 卵巣腫瘍としてみつかることが多いが，時に転移性病変による症状を主訴とすることもある．
- 2/3の症例で高カルシウム血症を伴う．
- 初発症状としては腹痛，腹部膨満感が多い．

病理所見

■肉眼所見
- 通常片側性で大きく，充実性腫瘍のことが多い．
- 割面では白色～灰白色調の色調で，壊死，出血，囊胞性変化を伴うことが多い ．
- 初発時約半数に腹膜病変を伴う．

■組織学的所見
- 小型腫瘍細胞がびまん性またはシート状に増殖する組織像を主とするが，濾胞様の囊胞性構造を伴うことも多く，しばしば好酸性の内容物を認める ．索状，小胞巣構造をとることもある．紡錘形細胞もみられる．
- 腫瘍細胞は単調で，核はクロマチンが増量し，核小体は目立たないか，小さな核小体を認める．細胞質はほとんど認めないか比較的明るい細胞質を認める 図1c ．
- 核分裂像を認め，しばしば壊死像を伴う．
- 好酸性細胞質を有する大型細胞が優位な場合もあり，時にラブドイド細胞の像を示すこともある 図1d ．
- 異型のない粘液性上皮成分を認めることがある．
- 間質は比較的少ないが，まれに浮腫状の像を示すことがある．

■免疫組織化学
- SMARCA4（BRG1）が陰性である．その他WT1がびまん性陽性で，cytokeratin（CK），EMA，CD10，calretininが一部陽性であるが，α-inhibin陰性である．
- p53が80％の症例に陽性である．

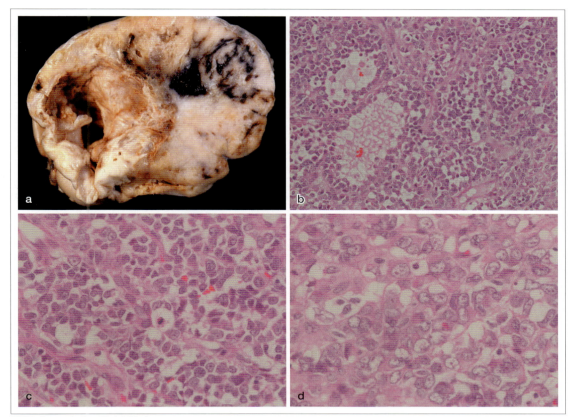

図1 高カルシウム型小細胞癌
a：肉眼像．割面では充実性で一部嚢胞性変化を示す．やや褐色から白色調で，一部出血を示す．
b：中拡大像．小型腫瘍細胞がびまん性に増殖し，一部嚢胞性変化を示す．嚢胞内には好酸性の内容液を認めることがある．
c：強拡大像．小型腫瘍細胞は円形〜卵円形の核を有し，わずかな好酸性細胞質を認める．核溝はみられず，核小体を伴う．
d：大細胞亜型（強拡大像）．やや大型の異型核と好酸性の細胞質を伴う腫瘍細胞がびまん性に増殖する．

鑑別診断

▶若年型顆粒膜細胞腫（juvenile granulosa cell tumor）

- 通常，細胞質がより豊富で，より核異型や大型細胞が目立つ．
- α-inhibin，SMARCA4（BRG1）が陽性である．
- 高カルシウム血症は伴わない．

▶成人型顆粒膜細胞腫（adult granulosa cell tumor）

- 核溝がみられる．通常核分裂像は目立たない．
- α-inhibin，SMARCA4（BRG1）が陽性である．
- 高カルシウム血症は伴わない．

▶ディスジャーミノーマ（dysgerminoma）

- リンパ球を伴う two cell pattern を示す.
- c-kit 陽性, placental alkaline phosphatase（PLAP）陽性.

▶肺型小細胞癌（small cell carcinoma, pulmonary type）

- 神経内分泌マーカーが陽性で, SMARCA4（BRG1）も陽性である.
- 高カルシウム血症を伴うことはなく, 高齢者に多い.

予後

- 予後は不良. Ia 期の 5 年生存率は約 30% で, 有効な化学療法の報告はない.

肺型小細胞癌（small cell carcinoma, pulmonary type）

臨床所見

■好発年齢
- 25〜85 歳の報告があり, 高カルシウム型に比べると高齢者に多い.

■臨床症状
- 腹部膨満感が多い.

病理所見

■肉眼所見
- 大きさは 4.5〜26cm 大であり, 通常充実性であるが, 小囊胞性変化を示すこともある. 半数は片側性, 半数は両側性である.

■組織学的所見
- 肺の小細胞癌と同様の組織像を示す. 小〜中型の細胞で卵円形からやや紡錘形のクロマチンが増量した核とわずかな細胞質を有する. 核小体は目立たないことが多い. びまん性充実性増殖を示すが, 時に小胞巣状, 索状, 島状構造を伴うこともある.
- 類内膜癌, ブレンナー腫瘍, 粘液性腫瘍を伴うこともある.

■免疫組織化学
- CK, EMA などの上皮系マーカーが陽性になることが多い.
- 肺小細胞癌と同様に chromogranin A, synaptophysin などの神経内分泌マーカーや TTF-1 も陽性となることがある.

鑑別診断

▶肺小細胞癌の転移

- 両側性のことが多い．
- 肺門部に腫瘤性病変を認める．

▶高カルシウム型小細胞癌（small cell carcinoma, hypercalcemic type）

- 40歳未満の若年者に多く，血中カルシウム値が上昇することがある．
- 明瞭な核小体を有することが多く，囊胞性病変もしばしばみられる．
- 類内膜癌などのその他の成分を伴うことはない．

予後

- I期であっても予後不良で，診断後1〜13か月後に死亡，また術後1年以内に再発することが多い．
- 近年，化学療法との併用で長期生存症例も報告されている．

大細胞神経内分泌癌（large cell neuroendocrine carcinoma）

臨床所見

■好発年齢
- 22〜77歳で，高齢者に多く，平均56歳である．

■臨床症状
- 腹部膨満感が多い．半数以上は進行癌でみつかる．

病理所見

■肉眼所見
- 片側性が多く，大きさは5〜26cmである．充実性腫瘍で，囊胞性病変を伴うこともある 図2a ．

■組織学的所見
- 肺の大細胞神経内分泌癌と同様の所見を示す．中〜大型の腫瘍細胞が島状，索状，リボン状構造を示し，腫瘍胞巣の辺縁では核柵状構造を認める 図2b ．
- 腫瘍細胞の核は大型で，核小体は目立つものが多く，好酸性で豊かな細胞質を有する 図2c ．壊死像が目立つ．
- ほとんどの症例で，粘液性腫瘍（腺癌，境界悪性型），類内膜癌などの成分を伴う．

■免疫組織化学
- chromogranin A, synaptophysin, NSE, CD56などの神経内分泌マーカーが

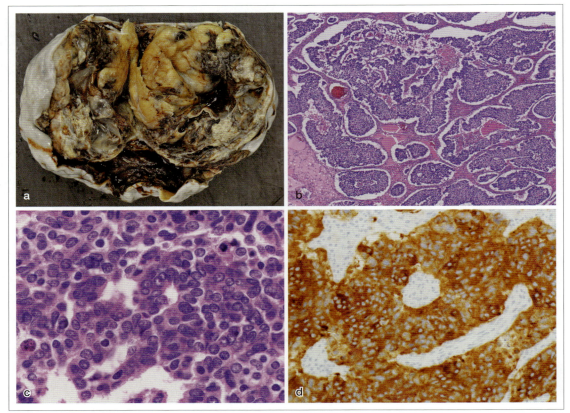

図2 大細胞神経内分泌癌
a：肉眼像．割面では黄白色充実性腫瘍で，下方に囊胞性病変を認める．
b：腫瘍細胞は島状に増殖している．細い線維性間質で隔てられている．
c：腫瘍細胞は大型の核と好酸性の細胞質を有する．一部ではロゼット様構造もみられる．
d：免疫染色．synaptophysin が強陽性となる．

陽性となる ．

- AE1/AE3 などの抗 pancytokeratin 抗体で陽性となり，CK7 陽性で，CK20 も陽性を示すことがある．

鑑別診断

▶カルチノイド腫瘍（carcinoid tumor）

- 細胞異型，壊死，核分裂像が目立たない．
- 粘液性腫瘍性病変や類内膜癌などのその他の成分を伴わない．

▶肺型小細胞癌（small cell carcinoma, pulmonary type）

- 核が小型で核小体が目立たず，好酸性の細胞質も目立たない．
- 神経内分泌マーカーは陽性となっても染色強度は比較的弱い．

▶ 予後

- 他の臓器における神経内分泌癌と同様に予後不良であり，Stage I であっても予後不良症例がある．

■ 中皮腫（mesothelioma）

▶ 臨床所見

■ 好発年齢
- 平均年齢は 52 歳．

■ 臨床症状
- アスベストの曝露歴が臨床的に重要である．
- 10cm を超える大きな腫瘍性病変としてみつかる．

▶ 病理所見

■ 肉眼所見
- 通常両側性で大型，充実性の腫瘍である．

■ 組織学的所見
- 通常卵巣表層から間質に増殖する．上皮成分が目立つ場合は，腺腔様，乳頭状を示すことが多い．上皮様腫瘍細胞は立方状で時に好酸性の細胞質を有し，核異形は軽〜中等度で，核分裂像は目立たない．
- 紡錘形腫瘍細胞は比較的異型性が強い．

■ 免疫組織化学
- 中皮細胞マーカーである calretinin, CK5/6, WT1, thrombomodulin, D2-40 が陽性で，通常 Ber-Ep4, MOC3, Leu-M1 は陰性．

▶ 鑑別診断

▶ 漿液性癌（serous carcinoma）および転移性腺癌（metastatic adenocarcinoma）

- 核異型がより強く，核分裂像が比較的多い．
- calretinin, thrombomodulin 陰性．
- アスベスト曝露歴なし．

▶ 予後

- 通常の中皮腫と同様に予後不良である．

アデノマトイド腫瘍 (adenomatoid tumor)

臨床所見

- 偶然みつかることが多いが，骨盤内腫瘤としてみつかることもある．

病理所見

■ 肉眼所見
- 通常 3cm 弱の小さな病変であるが，10cm を超えることもある．
- 充実性のことが多いが，多囊胞性のこともある．

■ 組織学的所見
- 小管腔様構造を示し，内腔に好酸性内容物を認めることもあり，空胞様細胞もみられることが多い．管腔様構造を裏打ちしている細胞は立方状からやや扁平な細胞で細胞質は乏しいか，好酸性の豊かな細胞質を有することもある．
- 核異形や核分裂像はほとんどみられない．

■ 免疫組織化学
- 中皮細胞マーカーである calretinin，CK5/6，WT1，throbomodulin などが陽性となる．

鑑別診断

▶ 腺癌 (adenocarcinoma)

- 核異型が強い．
- calretinin 陰性，WT1 陰性（漿液性癌は陽性）．

予後

- 良好．

妊娠性絨毛癌 (gestational choriocarcinoma)

臨床所見

■ 好発年齢
- 平均 30 歳前後で，妊娠可能な年齢に多い．

■ 臨床症状
- 不正出血，腹痛などの症状が多いが，無症状や無月経でみつかることも多い．
- 前回の妊娠歴が全胞状奇胎や流産のことが多いが，正期産症例もある．
- 血中 hCG が上昇する．

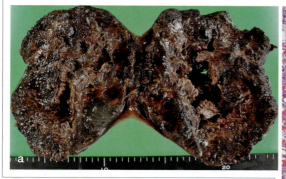
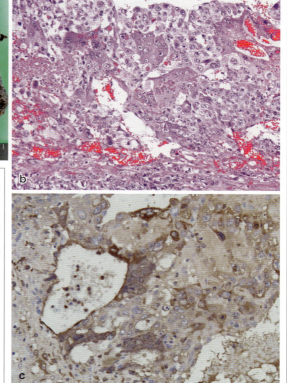

図3 妊娠性絨毛癌
a：肉眼像．割面で腫瘍は血腫様で，出血，変性・壊死が著明である．
b：単核の細胞性栄養膜細胞，中間型栄養膜細胞と多核の合胞体性絨毛膜細胞から構成される．出血，変性・壊死も目立つ．
c：hCG 免疫染色．合胞体性栄養膜細胞を中心として hCG が陽性となる．

病理所見

■ 肉眼所見

- 血腫様を示すことが多く，出血，変性・壊死像が著明である 図3a ．
- 症例によっては，灰白色調の充実性病変のこともある．

■ 組織学的所見

- 細胞性栄養膜細胞と合胞体性栄養膜細胞に類似する細胞，さらに中間型栄養膜細胞が種々の程度の増殖を示す 図3b ．出血，壊死像も目立つ．絨毛成分は認めない．

■ 免疫組織化学

- CK が陽性，合胞体性栄養膜細胞を中心として hCG 陽性である 図3c ．
- MIB-1 は高い陽性率を示す．

鑑別診断

▶ 胞状奇胎（hydatidiform mole）

- 絨毛成分がみられる．

▶異所性妊娠（ectopic pregnancy）

- 絨毛成分，時に胎児成分がみられる．

▶非妊娠性絨毛癌（non-gestational choriocarcinoma）

- その他の胚細胞成分を伴う．
- より若年者に多い．
- 患者とパートナーを含めた遺伝子検索も鑑別に有用である．

予後

- 約半数以上の症例で，肺，肝，脳などへの転移がみられるが，抗癌剤の併用で約90％の症例は軽快する．
- 化学療法耐性症例は予後不良である．

悪性リンパ腫，造血器細胞腫瘍（malignant lymphoma, hematopietic tumors）

悪性リンパ腫（malignant lymphoma）

臨床所見

■好発年齢
- 平均年齢は30～40代．バーキットリンパ腫は通常，若年者にみられる．

■臨床症状
- 悪性リンパ腫の約1％が卵巣浸潤を示す．
- 原発性卵巣悪性リンパ腫はまれであり，悪性卵巣腫瘍の0.5％とされている．
- 腹痛，腹部膨満感，不正出血，症例によっては体重減少などの症状がある．

病理所見

■肉眼所見
- 通常原発性卵巣悪性リンパ腫は片側性で平均8～15cm大．卵巣表層は平滑で病変が及んでいないことが多い．
- 全身性悪性リンパ腫は通常両側性で，原発性と比べると小さいことが多い．

■組織学的所見
- 最も多い組織型はびまん性大細胞型B細胞性である．
- 小児期に最も多いのはバーキットリンパ腫であり，その他の部位でみられる像と同様である．

■ 免疫組織化学
- その他の節外性悪性リンパ腫と同様である．
- フローサイトメトリーや遺伝子検索も必要となる．

鑑別診断

▶小細胞癌 (small cell carcinoma)
- 高カルシウム型の場合は嚢胞性変化をとることがあり，SMARCA4 (BRG1) が陰性．
- 上皮系マーカーが陽性．肺型の場合は神経内分泌マーカーが陽性となる．

▶ディスジャーミノーマ (dysgerminoma)
- リンパ球を伴う two cell pattern を示す．
- c-kit，PLAP 陽性．

予後
- 節性悪性リンパ腫と同様の予後を示し，組織型，Stage が重要となる．
- 原発性悪性リンパ腫は予後不良の報告が多い．

転移性卵巣腫瘍

疾患の概要
- 転移性卵巣腫瘍は比較的頻度が高く，欧米での頻度が 3〜15%，アジアでは 21〜30% と報告されている．
- 原発巣と同時にみつかることもあるが，異時性にみつかる場合や，原発不明の卵巣腫瘍として発見されることもある．
- 原発性病変として最も多いのが結腸・直腸癌であり，その他，胃癌，膵・胆管癌，虫垂癌，乳癌などがある．
- 通常両側性であり，充実性・結節性の増殖を示し，しばしば表層にも腫瘍性病変を認める．

臨床所見

■ 好発年齢
- 平均年齢は結腸・直腸癌や，膵・胆管癌の場合 40〜80 代とやや高齢であるのに

対して，胃癌，乳癌の場合平均40代とやや若い．

結腸・直腸癌の転移

▶ 病理所見

■ 肉眼所見
- 60%以上は両側性であるが，残りは片側性であり，片側性の場合も転移性腫瘍を考慮する必要がある．
- 大きさは平均12.5cm大で原発性粘液性癌よりもやや小さい傾向である．割面は嚢胞性変化を伴い，出血・壊死が目立つ 図4a ．

■ 組織学的所見
- 大小の腺管構造を示すが，壊死像，間質の線維化が目立つ 図4b ．
- 原発性粘液性癌と比べると，どこから標本を作製しても一様である．腫瘍細胞は高円柱状で粘液産生は目立たない 図4c ．

■ 免疫組織化学
- 通常の結腸・直腸癌の原発部位と同様にCK7陰性，CK20陽性，CDX2陽性のことが多い 表2 ．

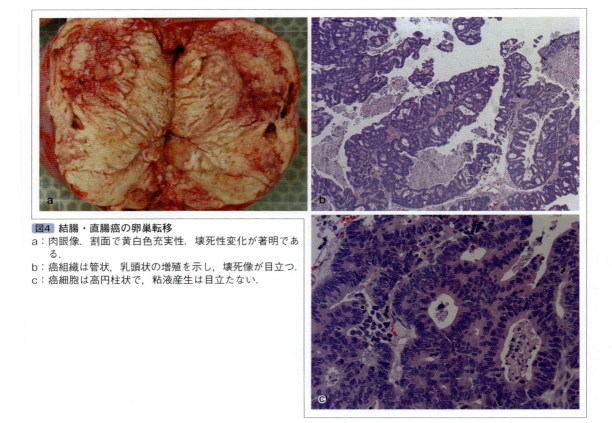

図4 結腸・直腸癌の卵巣転移
a：肉眼像．割面で黄白色充実性．壊死性変化が著明である．
b：癌組織は管状，乳頭状の増殖を示し，壊死像が目立つ．
c：癌細胞は高円柱状で，粘液産生は目立たない．

鑑別診断

▶ **原発性粘液性癌**(primary mucinous carcinoma)

- 良性から境界悪性の組織像を伴うことが多く多彩である.
- 通常は片側性.

胃癌の転移

病理所見

■ 肉眼所見

- 80%は両側性,大型の卵巣腫瘍,充実性で硬い肉眼像である.
- 白色からやや黄色の割面像で,時に浮腫性の変化を示す 図5a .

表2 原発性卵巣腫瘍と転移性卵巣腫瘍の免疫染色

原発巣	CK7	CK20	Dpc4	p16	PAX3, ER, PgR
卵巣	陽性(CK7>CK20)	陽性/陰性(75%陽性)	陽性	陰性	陽性(類内膜癌,粘液性癌の50%)
結腸・直腸	陰性(10%陽性)	陽性(CK7<CK20)	陽性(90%)	陰性	陰性
胃	陽性	陰性	陽性	陰性	陰性
膵胆管	陽性(CK7>CK20)	陽性(80%)	陰性	陰性	陰性
乳腺	陽性	陰性	陰性	陰性	陽性
子宮頸部	陽性(CK7>CK20)	陰性	陽性	びまん性陽性	PAX3陽性,ER/PgR陰性

> **診断のポイント**
> - 卵巣腫瘍で未分化な細胞増殖像を認めた場合,高カルシウム型小細胞癌を鑑別診断に挙げることが重要である.
> - 高カルシウム型小細胞癌は若年型顆粒膜細胞腫と組織像が類似し 図1b, c ,好発年齢も近いが,高カルシウム血症などの臨床的所見や,SMARCA4(BRG1)を含めた免疫染色での鑑別が重要となる.
> - 妊娠性絨毛癌か非妊娠性絨毛癌かは臨床的に重要であり,遺伝子検索のため,可能であれば凍結組織を保存することも必要となる.
> - 粘液性腫瘍は,転移性の病変を鑑別することが重要であり,片側性であっても組織像が一様な場合は結腸・直腸癌からの転移を考慮する 図4b, c .
> - Krukenberg腫瘍は胃癌からの転移を意味していたが,近年,結腸・直腸癌を中心とする消化器癌からの卵巣転移を総称することが多い.

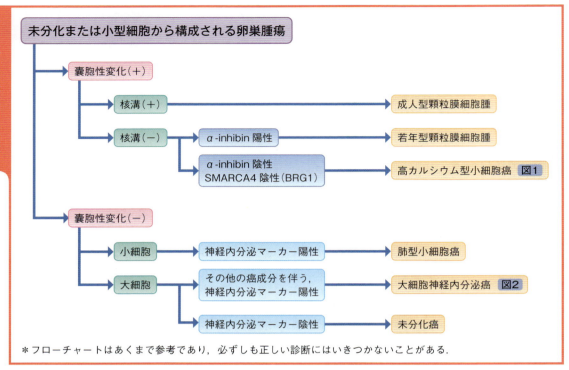

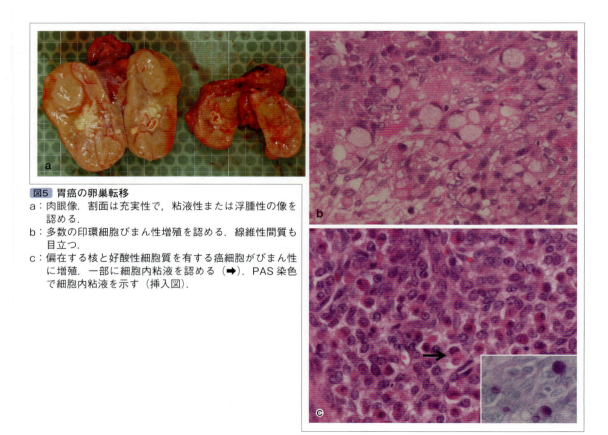

図5 胃癌の卵巣転移
a：肉眼像．割面は充実性で，粘液性または浮腫性の像を認める．
b：多数の印環細胞びまん性増殖を認める．線維性間質も目立つ．
c：偏在する核と好酸性細胞質を有する癌細胞がびまん性に増殖．一部に細胞内粘液を認める（➡）．PAS染色で細胞内粘液を示す（挿入図）．

■ 組織学的所見 図5b, c

- 印環細胞癌のことが多いが，一部では管腔構造や小胞巣構造も示す．間質反応が強く，時に細胞密度の高い線維芽細胞の増生像がみられる．
- 印環細胞癌の像があまり目立たず，肉腫様に見えることもある．

▶ 鑑別診断

▶ 線維肉腫（fibrosarcoma）

- 典型的な印環細胞は認めない．
- 細胞質内の粘液産生はなく，上皮系マーカーは陰性．

■ 膵・胆管癌の転移

▶ 病理所見

■ 肉眼所見

- 両側性病変のことが多く，さまざまな囊胞性変化，一部では結節性変化を示す図6a．

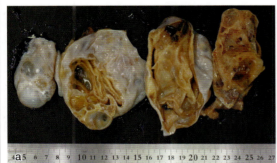
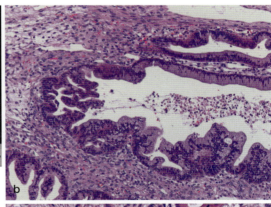
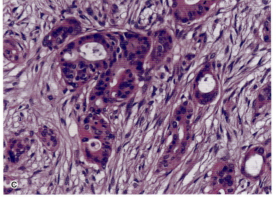

図6　膵癌の卵巣転移
a：肉眼像．割面では多囊胞性で，肉眼では充実性病変ははっきりしない．
b：腫瘍成分の大部分は良性〜境界悪性粘液腫瘍の像を示す．
c：一部に間質の変化を伴う浸潤性変化を認める．

■ 組織学的所見
- 粘液産生性の腺癌像を示すが，時に良性腫瘍に近い，異型性に乏しい組織像のこともある 図6b．
- 拡張した腺管の一部に間質の変化を伴う浸潤像がみられる 図6c．

鑑別診断

▶ 原発性粘液性癌（primary mucinous carcinoma）
- 間質の変化を伴う浸潤像があまり目立たない．
- 臨床的に膵に病変が認められる．

予後

- 転移性癌であり，予後不良のことが多いが，結腸・直腸癌の場合，腫瘍切除により生存期間の延長が見込まれることがある．

（佐藤勇一郎）

5章
卵管・広間膜腫瘍の概要と鑑別診断

tubal / broad ligament tumors

卵管・広間膜腫瘍

卵管腫瘍

疾患の概要

- 卵管には卵管上皮に由来する上皮性腫瘍や上皮性間葉性混合腫瘍が発生するほか，間葉性腫瘍や中皮性腫瘍などもみられるが，大部分は上皮性腫瘍である．
- 主な上皮性腫瘍を 表1 に示す．漿液性卵管上皮内癌と漿液性癌，類内膜癌を除いてはいずれもきわめてまれである．
- BRCA 遺伝子変異陽性女性に対する予防的卵巣卵管切除例の蓄積から，卵巣高異型度漿液性癌の発生部位の多くは卵管采であるとみなされるようになってきた．
- 漿液性卵管上皮内癌は卵管上皮に発生し，間質浸潤を示さない漿液性癌である．90% 以上が卵管采や漏斗部など，遠位卵管に認められる．

漿液性卵管上皮内癌（serous tubal intraepithelial carcinoma：STIC）

臨床所見

- *BRCA1* あるいは *BRCA2* 遺伝子変異を有する女性に対して行われる予防的卵管切除検体において認められることが多い．
- 卵巣，卵管，骨盤腹膜などの骨盤臓器より発生したと考えられる漿液性癌（骨盤漿液性癌）例に認められることが多い．

表1 卵管の主な上皮性腫瘍

1. 漿液性卵管上皮内癌（serous tubal intraepithelial carcinoma：STIC）
2. 悪性腫瘍
    a. 漿液性癌（serous carcinoma）
        低異型度漿液性癌（low-grade serous carcinoma）
        高異型度漿液性癌（high-grade serous carcinoma）
    b. 類内膜癌（endometrioid carcinoma）
3. 境界悪性腫瘍
    境界悪性漿液性腫瘍（serous borderline tumor/atypical proliferative serous tumor）
4. 良性腫瘍
    乳頭腫（papilloma），腺腫（adenoma），腺線維腫（adenofibroma）など

病理所見

■ 肉眼所見
- 肉眼では通常認識できない．

■ 組織学的所見
- N/C比の増大，核の大小不同，核の多形性などを示す異型細胞が卵管上皮置換性に増殖，表層性に進展する 図1a, b．

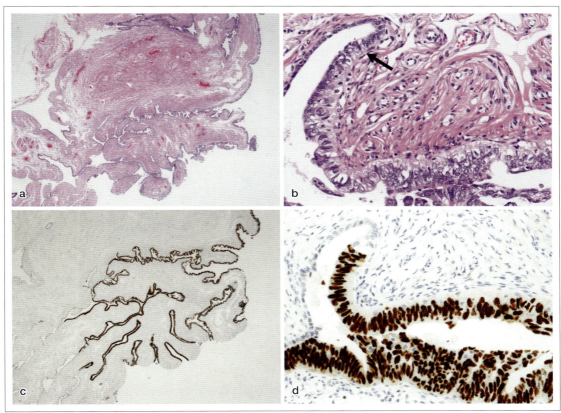

図1 漿液性卵管上皮内癌
a：弱拡大では腫瘍の分布は確認できない．
b：既存の卵管上皮を置換するように，大小不同，核形不整を示す異型核を有する腫瘍細胞が増殖している．フロント形成が認められる（➡）．
c, d：p53免疫染色．a, bとほぼ同じ部位．腫瘍細胞はp53にびまん性強陽性を示す（c：弱拡大，d：強拡大）．

> **診断のポイント**
> - STICは90％以上が卵管采や漏斗部など遠位卵管に認められるため，卵巣，腹膜の高異型度漿液性癌症例では卵管采まで含めた全割標本にて検索することが望ましい．
> - 高異型度漿液性癌の主たる局在が卵巣であっても，卵管の検索によってSTICが認められ，かつ卵巣の病変が卵管からの直接浸潤あるいは転移であることを示す所見がある場合には卵管原発とする．
> - 炎症などによる反応性異型との鑑別にはp53による免疫染色が有用で，STICの場合にはびまん性強陽性あるいは全く染色されない（null）パターンをとる．

■ 免疫組織化学
- p53 がびまん性に強陽性を示す .
- Ki-67 陽性細胞は 15〜50% 程度である.

鑑別診断

▶ 卵管炎に伴う卵管上皮過形成

- 急性および慢性卵管炎に伴って卵管上皮が過形成性に増殖することがある．核腫大や複雑な分岐などを示し，時に腫瘍との鑑別が難しい〔偽癌性過形成（pseudocarcinomatous hyperplasia）〕.
- 偽癌性過形成において，核分裂像の複数出現や p53 がびまん性に陽性になることはない.

予後

- 予防的付属器切除検体に STIC がみられた症例のうち，浸潤性の漿液性癌として再発するのは 10% 程度とされる.

漿液性癌（serous carcinoma）
同義：漿液性腺癌（serous adenocarcinoma）

臨床所見

- 好発年齢は 40〜60 代で，2/3 は閉経後に発生する.
- 臨床症状は，不正出血あるいは異常帯下（40%），腹痛（20〜39%），腹部腫瘤（24%）である.
- 卵巣癌に比して早期に症状が出現することが多い．子宮との連続性があるため比較的早期から不正出血や異常帯下が出現したり，卵管の物理的伸展による腹痛が出やすいことによる.
- 子宮頸部あるいは内膜細胞診での癌細胞の出現が発見の契機となることがある.

病理所見

■ 肉眼所見
- 卵管内腔での腫瘍の発育によるソーセージ様腫脹 が特徴的である.
- 早期に卵管壁を破壊するか，あるいは卵管采付近で発生する場合には壁外に腫瘍形成を示す 図2b .

■ 組織学的所見，免疫組織化学
- 卵巣に発生する漿液性癌と同様である .
- 卵巣と同様，高異型度漿液性癌と低異型度漿液性癌に分けられる.

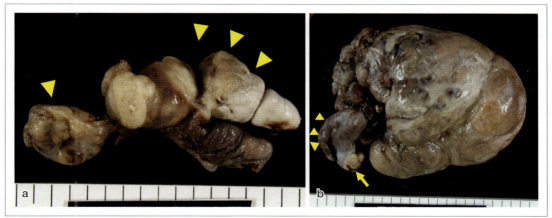

図2 卵管漿液性癌の肉眼像
a：全体にソーセージ様の腫脹をきたしている．術中迅速診断のために既割されており，その部分から腫瘍が膨隆，脱出している（▷）．
b：卵管采付近に発生した症例．同部に手拳大腫瘤を形成している．卵管近位部（▷），卵巣（⇨）は保たれている．

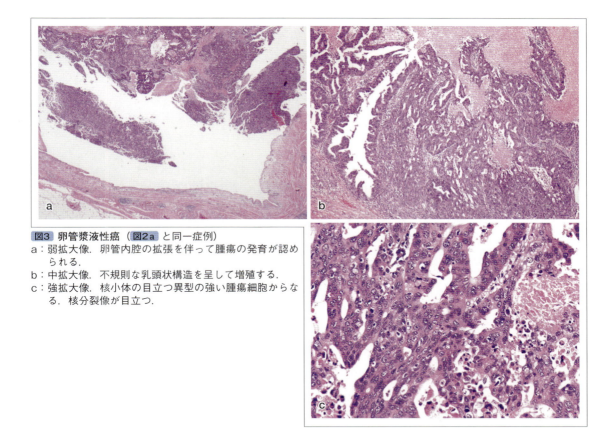

図3 卵管漿液性癌（図2a と同一症例）
a：弱拡大像．卵管内腔の拡張を伴って腫瘍の発育が認められる．
b：中拡大像．不規則な乳頭状構造を呈して増殖する．
c：強拡大像．核小体の目立つ異型の強い腫瘍細胞からなる．核分裂像が目立つ．

予後

- 卵巣に発生する漿液性癌とほぼ同様である．

類内膜癌（endometrioid carcinoma），同義：類内膜腺癌

- 組織像や免疫組織学的特徴は卵巣に発生するものと同様である．

境界悪性漿液性腫瘍および良性腫瘍

- まれな疾患である．
- 境界悪性の基準は，卵巣の同名腫瘍と同じである．
- 乳頭腫や漿液性腺線維腫の良性腫瘍で悪性と鑑別を要するものはない．

広間膜腫瘍

疾患の概要

- 広間膜にはMüller管型の上皮性腫瘍が発生しえ，Wolff管（中腎管）由来と考えられる腫瘍なども発生する 表2 ．
- 最も高頻度にみられる腫瘍は平滑筋腫である．
- 子宮や卵巣，卵管からの直接浸潤や転移のほか，中皮由来腫瘍や消化管など性器外臓器からの転移性腫瘍の可能性も考慮する必要がある．

漿液性癌（serous carcinoma），同義：漿液性腺癌

- 広間膜原発の漿液性癌はきわめてまれであるが，組織学的特徴などは卵巣および卵管とほぼ同様である．

表2 広間膜の主な腫瘍

1. Müller管型上皮性腫瘍（epithelial tumors of Müllerian type）
    a. 漿液性癌（serous carcinoma）
        低異型度漿液性癌（low-grade serous carcinoma）
        高異型度漿液性癌（high-grade serous carcinoma）
    b. 境界悪性漿液性腫瘍（serous borderline tumor/atypical proliferative serous tumor）
    c. 漿液性腺腫（serous adenoma）
2. ウォルフ管腫瘍（Wolffian tumor）
3. 間葉性腫瘍
    平滑筋腫（leiomyoma）
4. 続発性腫瘍（secondary tumors）

ウォルフ管腫瘍（Wolffian tumor）

臨床所見

- 10代半ば〜80歳を超える報告があるが，おおむね50歳前後が多い．
- 半数は偶発的に発見される．

病理所見

■ 肉眼所見　図4

- 1〜25cmの充実性あるいは充実嚢胞性で，しばしば分葉状となる．
- 割面は充実性あるいはスポンジ状で，大きいものでは出血や壊死を伴うことがある．

■ 組織学的所見　図5

- 上皮様〜紡錘形の細胞が増殖し，管状（tubular），嚢胞状（cystic），充実性（diffuse/solid），分葉状（lobulated），篩状（sieve-like）/網状（retiform）などの多彩なパターンを呈する．
- 核異型は軽度で，多くの症例で核分裂像はほとんど認められない．
- セルトリ細胞腫（Sertoli cell tumor）や顆粒膜細胞腫（granulosa cell tumor）などの性索間質性腫瘍に類似している．

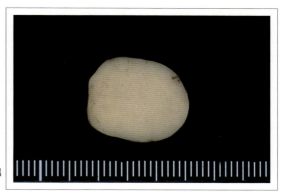

図4　ウォルフ管腫瘍の肉眼像
充実性一様な割面を示し，壊死や出血はみられない．

- ウォルフ管腫瘍は上皮様〜紡錘形の細胞が増殖し，管状（tubular），嚢胞状（cystic），充実性（diffuse/solid），分葉状（lobulated），篩状（sieve-like）/網状（retiform）などの多彩なパターンを呈する．
- 核異型は軽度で，多くの症例で核分裂像はほとんど認められない．
- セルトリ・ライディッヒ細胞腫とは組織形態，免疫組織学的特徴がオーバーラップする．管腔の間に好酸性細胞集団（Leydig細胞）が確認されれば，セルトリ・ライディッヒ細胞腫を考える．

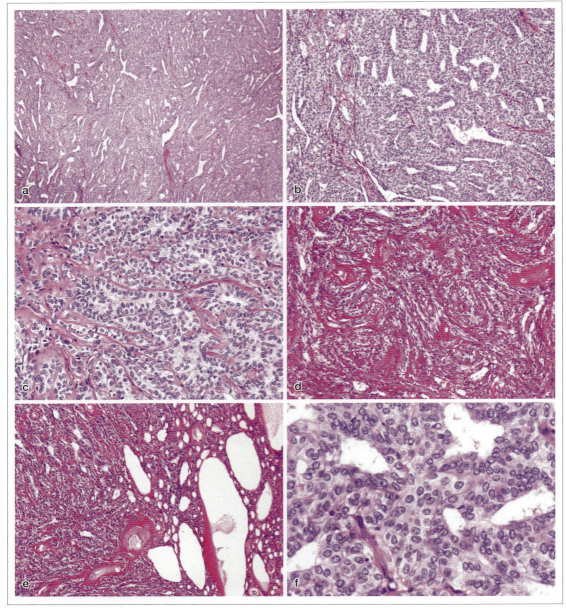

図5 ウォルフ管腫瘍
a：弱拡大像．充実性増殖の中にスリット状の空隙が散在して認められる．
b：中拡大像．スリット状の腺腔形成の間に充実性シート状の増殖がみられる．
c：管状パターン（open あるいは solid）を示す領域
d：間質の硝子化が目立つ．索状パターンの目立つ領域
e：管状パターンを示す領域と，小嚢胞状パターンを示す領域
f：強拡大像．N/C 比は低く，核異型は軽度である．核分裂像もほとんど認められない．

■ 免疫組織化学

- pancytokeratin, vimentin, calretinin 陽性．
- EMA, α-inhibin, ER（estrogen receptor），PgR（progesteron receptor），AR（androgen receptor），CD10, cytokeratin（CK）7, CK19, KIT, SMA は症例によってさまざまである．

- monoclonal CEA は陰性.

鑑別診断

▶セルトリ・ライディッヒ細胞腫（Sertoli-Leydig cell tumor）

- 組織形態，免疫組織学的特徴がオーバーラップするため鑑別は時に容易でない．
- 管状構造の間の好酸性細胞集団（Leydig 細胞）はセルトリ・ライディッヒ細胞腫を示唆する．

▶顆粒膜細胞腫（granulosa cell tumor）

- 組織形態，免疫組織学的特徴がオーバーラップする．
- Call-Exner 小体や大小の濾胞構造，核溝などは顆粒膜細胞腫を示唆する．

▶漿液性癌（serous carcinoma）

- ウォルフ管腫瘍と鑑別が難しいような組織構築を示す漿液性癌は，核異型が強く，核分裂像が多数認められる．

▶類内膜癌（endometrioid carcinoma）

- 時にウォルフ管腫瘍様の組織形態を示すことがある．
- 絨毛状構造，扁平上皮への分化，内膜症の存在などは類内膜癌を示唆する．

▶悪性中皮腫（malignant mesothelioma）

- 広間膜領域に腫瘍形成を示す悪性中皮腫がみられることがある 図6．
- 中皮腫では D2-40，WT1 が陽性となる．calretinin は双方で陽性となる．

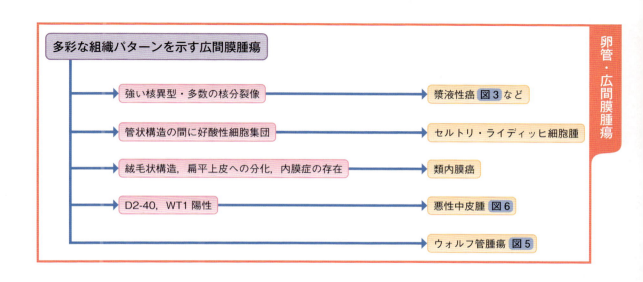

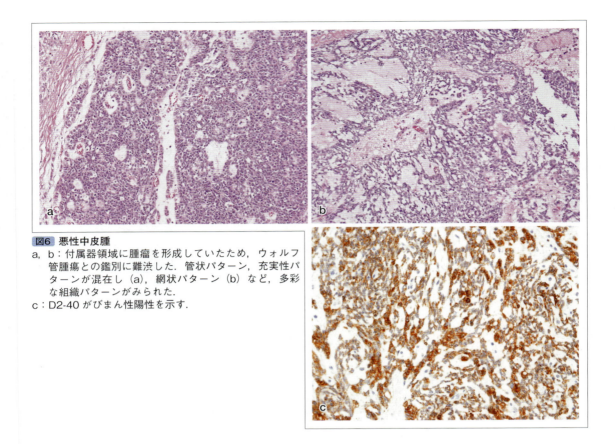

図6 悪性中皮腫
a, b：付属器領域に腫瘤を形成していたため，ウォルフ管腫瘍との鑑別に難渋した．管状パターン，充実性パターンが混在し（a），網状パターン（b）など，多彩な組織パターンがみられた．
c：D2-40がびまん性陽性を示す．

> 予後

- 多くの症例は予後良好であるが，10％程度の症例は進行性の経過を示し，再発や死亡例も報告されている．そのため，低悪性度腫瘍と位置づけられている．

平滑筋腫瘍（smooth muscle tumor）

- ほとんど平滑筋腫で，かつ大部分は子宮でみる通常型である．
- まれに奇怪な形の核を伴うものもある．

（笹島ゆう子）

6章 腟・外陰腫瘍の概要と鑑別診断

vaginal / vulvar tumors
腟・外陰腫瘍

腟腫瘍

疾患の概要

- 腟癌はまれで，女性生殖器悪性腫瘍の1％程度にすぎない．大部分は子宮頸部に発生するものと組織学的には変わらない 表1 ．
- 腟悪性腫瘍の大部分がHPV関連扁平上皮癌で，腟上部1/3に好発する．腺癌はきわめてまれなので，常に転移を考慮する必要がある．
- 腟腫瘍の注意点としては，腟と子宮頸部の両方を巻き込む癌は子宮頸癌，腟と外陰にまたがる癌は外陰癌として扱われること，扁平上皮癌の場合は子宮頸癌や外陰癌の既往が10年以内にある場合は転移・再発とみなすことである．

上皮内病変（intraepithelial lesion）

- LSIL は vaginal intraepithelial neoplasia（VAIN）1，HSIL は VAIN2・3に相当する．自施設の臨床医が用語に対して十分認識するまでは併記することが望ましい．
- HPV関連で発生する．発生部位は上部1/3に多い．

表1 主な腟腫瘍

上皮系病変
上皮内病変
軽度扁平上皮内病変（low-grade squamous intraepithelial lesion：LSIL）
高度扁平上皮内病変（high-grade squamous intraepithelial lesion：HSIL）
浸潤癌
扁平上皮癌（squamous cell carcinoma）
腺癌（adenocarcinoma）
間葉系腫瘍
横紋筋肉腫（rhabdomyosarcoma）
平滑筋肉腫（leiomyosarcoma）
血管筋線維芽細胞腫（angiomyofibroblastoma）*
侵襲性血管粘液腫（aggressive angiomyxoma）*
悪性黒色腫（malignant melanoma）
転移性腫瘍（secondary tumor）

*外陰でまとめて述べる．

- 組織像，判定基準は子宮頸部のSILと同様である．ただし，腟のHSILが浸潤癌に進展するリスクは子宮頸部より低いとされている．他部位からの上皮内進展の場合を除いて，腟の上皮内腺癌はきわめてまれである．

扁平上皮癌（squamous cell carcinoma）

- 子宮頸癌，外陰癌との鑑別やステージングのためにMRIによる画像診断が重要である．
- 肉眼像や組織像に腟独特の特徴はない．子宮頸部と同様に非角化型扁平上皮癌が発生するが，それ以外の組織亜型も発生する．頻度は子宮頸部の扁平上皮癌よりはるかに少ない．
- 存在部位に関して前述のような除外規定があるため，腟に扁平上皮癌を見てもすぐさま腟扁平上皮癌としてはいけない．
- 予後はStageによる．それ以外には4cm以上の腫瘍径，高齢，HPV陰性などが予後悪化因子とされている．

腺癌（adenocarcinoma）

- 腟には固有腺がない．腟子宮内膜症，Wolff管の遺残やdiethylstilbestrol（DES）関連の腺症（adenosis）などが癌の発生母地として挙げられる．ただし，日本ではDES関連腺癌はないものと考えられる．
- 子宮頸部腺癌と同様な組織型のものが発生しうるが，腟に腺癌が発生することはまれである．
- 腟子宮内膜症が発生母地となる場合は，内膜症に関係する組織型（類内膜癌，明細胞癌など）が発生する．類内膜癌は子宮切除との関連も指摘されている．組織像として臓器特異的なものはない．
- 尿道由来の明細胞癌が腟を巻き込むことがある．腺癌を見た場合，尿道，子宮，直腸など，他臓器からの進展を常に考慮する必要がある 図1a ．

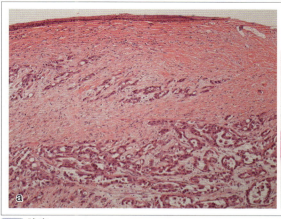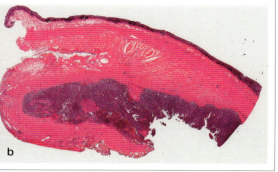

図1 腺癌
a：尿道憩室由来腺癌の腟壁浸潤．腺癌は腟より尿道憩室に発生するもののほうが多い．位置的に近いので容易に腟壁に浸潤する．
b：腟直腸中隔原発の腺癌．子宮内膜症を由来として腺癌が発生する．上方が直腸粘膜，下方は腟粘膜

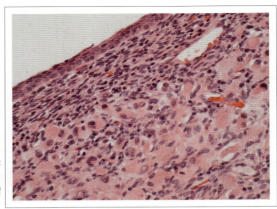

図2 胎児性横紋筋肉腫/ブドウ状肉腫
扁平上皮下に cambium layer と好酸性の細胞質をもつ横紋筋肉腫としての特徴が明瞭な腫瘍細胞が増生している.

- 頻度は低いが腟直腸中隔に由来する癌も,腟に関係する腫瘍としては重要である.大半は子宮内膜症に関連して発生する 図1b .
- DES 関連腺癌に関する腟明細胞癌は比較的予後がよいとされているが,非関連明細胞癌は予後が悪い.

横紋筋肉腫（rhabdomyosarcoma）

- 横紋筋肉腫は胎児性横紋筋肉腫/ブドウ状肉腫（embryonal rhabdomyosarcoma/sarcoma botryoides）が大部分を占める 図2 .成人では子宮頸部の頻度が高いが,小児では腟のほうが高い.大部分が5歳未満に生じ,10代以降はまれである.
- 成人であれば,癌肉腫・腺肉腫・類上皮肉腫の進展などを除外しなければならない.しばしばブドウにたとえられるポリープ病変を形成する.
- 組織学的には,好酸性の細胞質をもつ細胞の増生とその扁平上皮下での層をなしたやや密な増生,いわゆる"cambium layer"が特徴的である.しかし,好酸性の細胞質は目立たないことがあり,横紋もみられないこともあるので myoD1 などの免疫染色の所見を参考にする必要がある.子宮ではしばしば軟骨形成がみられるが,腟ではみられないことが多い.
- 進行していても,集学的治療により治癒率が高いとされている.

平滑筋肉腫（leiomyosarcoma）

- 成人においては腟で最も多い肉腫であるが,腟悪性腫瘍の2%にすぎない.
- 診断基準として「径3cm以上,分裂数≧5/10HPF」が挙げられているが,30年以上前の基準であるうえ,根拠となる症例数も少ないのでどれだけ信頼性があ

- 腟原発腫瘍は少ない.腟癌の除外規定に注意することと,腟外からの転移・進展を考慮することが必要である.
- 悪性黒色腫は腟原発腫瘍のうち2番目に頻度が高い.診断に困ったときには必ず鑑別に挙げる.

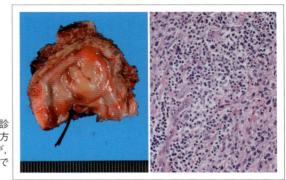

図3 無色素性悪性黒色腫
当初, NK-T細胞性リンパ腫と診断されていた例. 左上方・右下方では黒色腫細胞がやや優位だが, 中心部ではリンパ球浸潤が高度である.

るかは不明である.
- 腟悪性腫瘍自体がまれなので, 平滑筋肉腫を見たときには他部位からの進展を疑う必要がある.
- 一般に予後は悪い.

悪性黒色腫（malignant melanoma）

- 発生数は婦人科臓器の悪性黒色腫のなかでは外陰が一番多く, 腟がそれに次ぐ. 腟の悪性腫瘍のなかでは頻度が高く, 扁平上皮癌に次ぎ, 二番目である.
- 組織学的には皮膚のものと特に変わりはない. 無色素性悪性黒色腫（amelanocytic melanoma）は特に多いわけではないが, 色素沈着のない症例でも, 腟外陰で組織分類の難しい症例にあたったときには常に選択肢に挙げておく 図3 .
- 転移しやすく, 予後が悪い.

転移性腫瘍

- 腟の原発癌は珍しい. 子宮・外陰の癌の進展や再発を区別する必要がある.
- 腟前方は尿道にも近い. 特に生検で採取された材料が腺癌や移行上皮癌であれば他部位からの進展や再発であることが多い. 直腸からの進展もありうる.

外陰腫瘍

疾患の概要

- 外陰に原発する悪性腫瘍はまれで, 腟よりは多いが婦人科悪性腫瘍の1～2％にすぎない 表2 .
- 婦人科臓器に特徴的な組織亜型は頻度が低くなり, 皮膚と共通な腫瘍, 外陰の臓器的特性に関連した腫瘍（パジェット病, 外陰腺癌など）が発生する.
- 腟同様, 周囲の臓器, 尿路（尿道）や消化管（肛門, 直腸）からの進展の可能性を除外する必要がある.

表2 主な外陰腫瘍

上皮系病変
扁平上皮系
上皮内病変
軽度扁平上皮内病変（low-grade squamous intraepithelial lesion：LSIL）
高度扁平上皮内病変（high-grade squamous intraepithelial lesion：HSIL）
分化型腟上皮内腫瘍（differentiated type vulvar intraepithelial neoplasia）
ボーエン様丘疹症（Bowenoid papulosis）
浸潤癌
扁平上皮癌（squamous cell carcinoma）
基底細胞癌（basal cell carcinoma）
腺系
パジェット病（Paget disease）
浸潤癌（Bartolin 腺由来の癌・乳腺型・汗腺型・その他）
間葉系腫瘍
線維上皮性間質ポリープ（fibroepithelial stromal polyp）
侵襲性血管粘液腫（aggressive angiomyxoma）
表在性血管粘液腫（superficial angiomyxoma）
表在性筋線維芽細胞腫（superficial myofibroblastoma）
富細胞性血管線維腫（cellular angiofibroma）
血管筋線維芽細胞腫（angiomyofibroblastoma）
類上皮肉腫（epithelioid sarcoma）
悪性黒色腫（malignant melanoma）

上皮内病変（intraepithelial lesion）

- LSIL，HSIL は子宮頸部のものと同様である．
- 分化型腟上皮内腫瘍（DVIL）は HPV との関連性がみられない．HPV 非関連性扁平上皮癌の前駆病変とされる．子宮頸部 HSIL に特徴的な未熟異型細胞の増生やコイロサイトーシスをみないこと，免疫染色で p16 陰性，p53 陽性であることなどが特徴である 図4．
- HPV 感染：非感染の比は，上皮内異型病変で約 4：1 であるのに対し，浸潤癌では約 3：2 である．DVIL のほうが HSIL より浸潤癌に進展しやすいとされている．
- ボーエン様丘疹症は小丘疹が多発する肉眼像によって診断される．組織学的にはLSIL，HSIL と同じなので診断上は意識する必要がない．
- 硬化性苔癬（lichen sclerosis）は扁平上皮下の強いリンパ球浸潤を特徴とする外陰の慢性炎症で，前癌病変ではないが扁平上皮癌のリスクファクターとされている．

・組織型によって好発部位が異なる．臨床情報が鑑別に重要である（各項を参照のこと）．

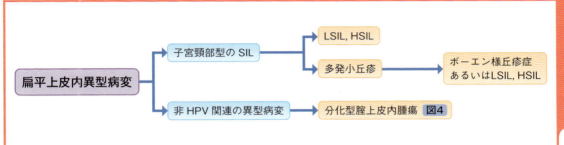

外陰の上皮内病変

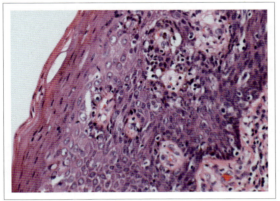

図4 分化型腟上皮内腫瘍
HPV関連上皮内腫瘍とは異なり，異型扁平上皮が分化勾配を示しながら増生し上皮を置換している．

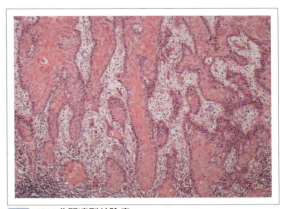

図5 HPV非関連型外陰癌
高分化である．ただしHE所見だけで確実にHPV感染を判断できるわけではない．

尖圭コンジローマ（condyloma accuminatum）

- コイロサイトーシスを伴う過形成を示す扁平上皮が血管を有する間質を芯として外方突出する．
- 以前は異型の有無でLSILとの分類が要求されたが，現在ではLSILに含まれている．HSILとすべき細胞異型はみられない．

扁平上皮癌（squamous cell carcinoma）

- 外陰の悪性腫瘍のうち，扁平上皮癌が最も多く，そのうち約4割がHPVに関連して発生する．大陰唇に発生することが多い．
- 約4割を占めるHPV関連癌は子宮頸部同様の非角化型の像を呈することが多い．HPV非関連型では角化を示す分化型扁平上皮癌が多い 図5 ．通常の扁平上皮癌は十分な腫瘍量が採取された場合には診断に困ることはほとんどない．
- HPV非関連型は硬化性苔癬に伴って発生することが知られており，少量生検の場合は炎症性変化との鑑別が難しい．
- 疣状癌（verrucous carcinoma）は外陰・腟の扁平上皮癌の1%未満であるが，特徴的な組織構築，良好な予後と鑑別の難しさのために注目度が高い．高分化で整った外方発育を示すものが典型的である 図6 ．診断基準は曖昧であるが，浸

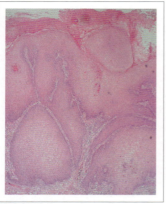
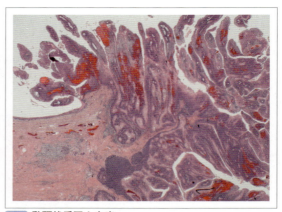

図6 疣状癌
細胞異型が低い扁平上皮が厚い層をなして外方に疣状に増生する．写真右側の小範囲で明瞭な浸潤像がみられる．

図7 乳頭状扁平上皮癌
疣状癌に比べて細胞異型が高度で，扁平上皮の層が薄い．しばしば構成する上皮は子宮頸部のものと同様非角化型である．

潤が強く悪性度が高いものを含むコンジローマ様癌（warty carcinoma）や乳頭状扁平上皮癌（papillary squamous cell carcinoma）図7 とは明瞭に区別する必要がある．高悪性度の細胞や壊死，強い浸潤性がある場合は高分化で疣贅状の部分があっても疣状癌とはしない．
- 予後は Stage による．リンパ管が豊富なので浸潤が早期でもリンパ節転移をきたすことがまれではない．

基底細胞癌（basal cell carcinoma）

- 皮膚と同様の基底細胞癌が発生する．
- 他の臓器と同様，予後はよい．
- 最も重要な鑑別は扁平上皮癌，特に予後不良とされる類基底細胞型扁平上皮癌（basaloid squamous cell carcinoma）である．後者は面皰壊死を伴う胞巣状増生や腺様構造など特徴的な像で診断される．

パジェット病（Paget disease）

- 乳腺外パジェット病では外陰が最も頻度が高い．女性特有のものではなく男性のほうが高頻度である．
- 多くの場合，広範囲に広がった状態で診断される．紅斑や紅白まだらな湿疹状の病変を形成する 図8a ．
- 組織像は上皮内に留まる結合性の低い腺系異型細胞（Paget 細胞）の増生であるが 図8b ，浸潤の有無を問わずパジェット病と呼ぶ立場と，浸潤のないものをパジェット病，浸潤を伴う状態をパジェット癌（Pagetoid carcinoma）と区別する立場がある．パジェット癌ではしばしば結節や潰瘍を形成する．
- 外陰のパジェット病は Bartholin 腺その他の外陰腺に由来することが多いが，尿道尿路上皮癌（pagetoid urothelial intraepithelial neoplasia：PUIN）や肛門腺由来，子宮頸部由来，もしくは皮膚ボーエン病（Bowen disease）の pagetoid

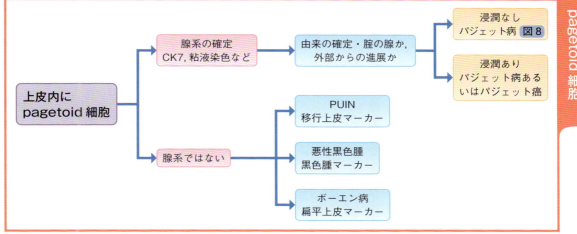

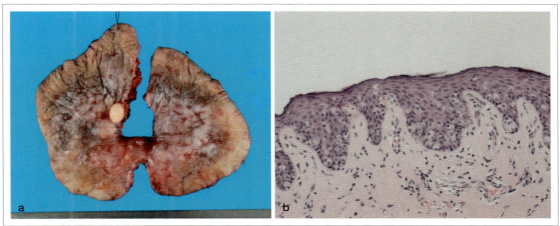

図8 パジェット病
a：肉眼像．紅白まだらで境界不明瞭な湿疹状の病変を大陰唇〜周囲皮膚に形成している．
b：組織像．表皮内に Paget 細胞が散在している．この症例では浸潤はない．

　　spread などさまざまな腫瘍由来の異型上皮がパジェット病様病変を外陰に形成する．いずれも臨床情報や特異的マーカーで鑑別を行う必要がある．
- Paget 細胞は胞体内に周囲のメラノサイト由来のメラニン色素を取り込むことがあり，その場合悪性黒色腫との鑑別が必要になる．
- 予後は，浸潤部の有無・その性状により左右される．

腺癌（adenocarcinoma）

- 外陰の悪性腫瘍の5%未満である．Bartholin 腺に由来するものがいちばん多い．他に乳腺型，Skene 腺由来，汗腺由来などがある．
- 発生部位に特徴があり，Bartholin 腺由来癌は腟口付近，Skene 腺由来癌は腟前壁から尿道口に存在する女性前立腺，乳腺型癌は陰唇間溝，汗腺由来癌は主に大陰唇に発生する．小陰唇・腟前庭は腺が少ないので腺癌は発生しにくい．
- Bartholin 腺は腟口両側に開口する導管を有する粘液腺である．Bartholin 腺か

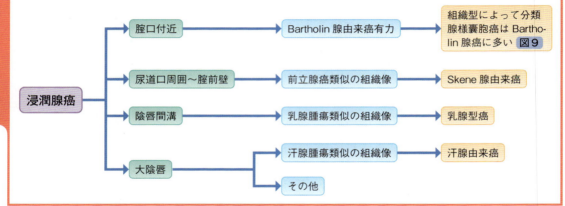

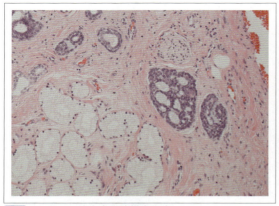

図9 Bartholin 腺由来の腺様嚢胞癌
右側に腺様嚢胞癌，左側に Bartholin 腺の腺房を見る．

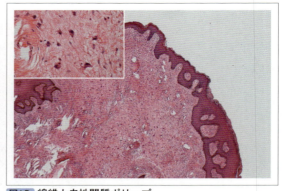

図10 線維上皮性間質ポリープ
核クロマチンが増量した大型異型間質細胞の出現（挿入図）を伴う線維血管性の間質を芯とし，表層を過形成気味の扁平上皮で覆われたポリープ病変である．

らはさまざまな組織型（腺癌，扁平上皮癌，腺様嚢胞癌，腺扁平上皮癌，移行上皮癌）が発生する．なかでも腺様嚢胞癌 図9 の頻度は婦人科系の他臓器に比べて高く 20% 弱を占める．

- Skene 腺由来の癌は前立腺癌と同様の組織像をとるとされるが，非常にまれである．
- 乳腺型癌，汗腺由来癌はそれぞれ乳腺や皮膚の汗腺に発生するのと同様の組織像を示す．
- Bartholin 腺や汗腺と無関係な粘液腺癌が，大陰唇に発生することもある．
- 予後は進行度と切除断端に影響を受ける．
- 良性腫瘍も発生する．

線維上皮性間質ポリープ（fibroepithelial stromal polyp）

- 表層を異型のない扁平上皮で覆われ，線維血管性の間質を芯とするポリープ病変である 図10．
- 間質にかなりの核腫大とクロマチン増量を伴う異型細胞が出現することがあるが，それを悪性と判断しないことが重要である．

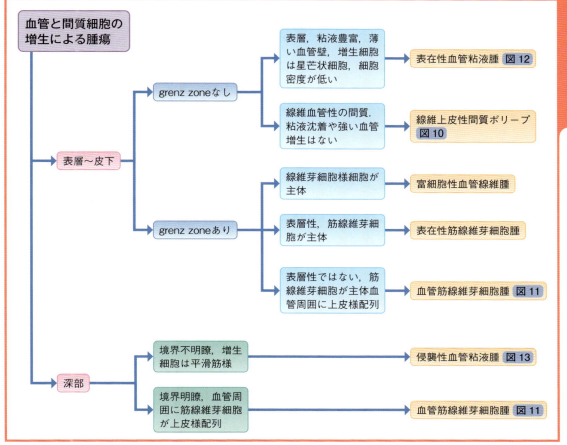

表在性血管粘液腫（superficial angiomyxoma），表在性筋線維芽細胞腫（superficial myofibroblastoma），富細胞性血管線維腫（cellular angiofibroma），侵襲性血管粘液腫（aggressive angiomyxoma），血管筋線維芽細胞腫（angiomyofibroblastoma）

- これらは外陰・腟周囲に発生する軟部腫瘍である．名称が類似しているので混乱をきたしやすい．
- 表在性筋線維芽細胞腫，富細胞性血管線維腫，血管筋線維芽細胞腫 図11 の3つは血管とその周囲の間葉系細胞の増生よりなる類似した組織像をもつ腫瘍である．起源が同じで，構成細胞成分の比率が異なるのみであるとの主張もある．
- 表在性血管粘液腫，表在性筋線維芽細胞腫，富細胞性血管線維腫は病変が浅く，しばしば外方増生する有茎性病変を形成する．
- 表在性血管粘液腫は全体が粘液様の間質と星芒状細胞の出現する細胞密度が低い病変 図12 であるので，細胞密度が表在性筋線維芽細胞腫，富細胞性血管線維腫とは異なる．
- 表在性血管粘液腫は表皮直下から病変が始まるのに対し，表在性筋線維芽細胞腫，富細胞性血管線維腫は表皮との間に境界帯（grenz zone）が介在する．
- 侵襲性血管粘液腫は，腫瘍を構成する細胞は平滑筋様細胞である 図13 ．侵襲性血管粘液腫と血管筋線維芽細胞腫は前者が境界不明瞭であるのに対し，後者は

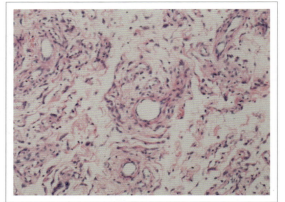

図11 血管筋線維芽細胞腫
血管と筋線維芽細胞様細胞が増生する．血管周囲で不明瞭な筋線維芽細胞様細胞上皮様配列の特徴を示す．細胞密度には粗密がある．境界明瞭な腫瘍を形成する．

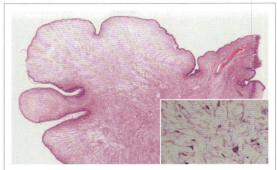

図12 表在性血管粘液腫
外陰に有茎性のポリープ病変を形成している．細胞密度は粗で，星芒状・紡錘形，一部は多核の細胞が出現している．血管壁は薄い．

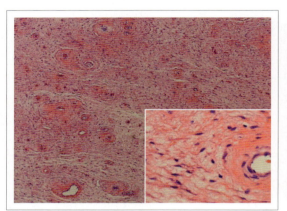

図13 侵襲性血管粘液腫
平滑筋様細胞（挿入図）が中小の血管周囲にびまん性に増生し，境界不明瞭な腫瘤を形成する．

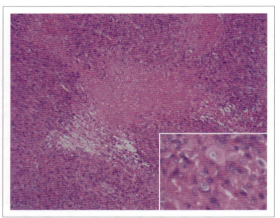

図14 類上皮肉腫（近位型）
壊死を中心に上皮様の腫瘍細胞が増生している．弱拡大では結核を模倣するような像をとる．細胞は弱好酸性から好酸性の胞体をもつ強い異型上皮が主体である．強拡大にすると類上皮肉芽腫との鑑別は困難ではない（挿入図）．

境界が明瞭で特徴的な血管周囲に上皮様配列を示す間質細胞を特徴とする点で異なる．
- 表在性血管粘液腫と侵襲性血管粘液腫とは発生部位が異なる同一腫瘍ではなく，増生細胞も粘液量も異なるので鑑別に困ることはない．
- 上述の腫瘍のうち，侵襲性血管粘液腫のみ再発しやすいが，その他は単純切除で再発しない．

類上皮肉腫（epithelioid sarcoma）

- 外陰で発生する類上皮肉腫は，近位型である 図14．四肢に発生する遠位型より悪性度が高く，転移・再発が高頻度である．予後はきわめて悪い．
- 鑑別は類上皮肉芽腫（epithelioid granuloma）を形成する病変（結核など）と

低分化扁平上皮癌である．類上皮肉芽腫とは強い好酸性の細胞質や封入体，強い核異型と上皮系マーカーで鑑別する．
- 類上皮肉腫は低分子 cytokeratin（CK）や EMA などの上皮マーカーは陽性であるが，p40 や高分子 CK は陰性で，CD34 や desmin が陽性となることで低分化な扁平上皮癌と鑑別できる．
- 腎外性悪性ラブドイド腫瘍（extrarenal malignant rhabdoid tumor）とは組織型・表現型，遺伝子変異など共通点が多いので，臨床上無理に鑑別する必要はない．

〔寺本典弘〕

7章 病理検体の取り扱い

子宮検体

> **病理検体取り扱いの基本**

　正確な病理診断が行われるためには，生検ないし手術検体を適切に取り扱うことが必須である．病理側に提出するまでの検体の扱いは臨床医（術者）の，その検体に適した部位から適切な標本をサンプリングするのは病理医の仕事である．"適切な取り扱い"は検体によって多少異なるが，いかなる場合にも共通するのは以下の点である（ただし，施設によっては，病理医が固定などの処理を行うこともある）．特殊な場合や扱いに迷う場合には，病理医に相談するとよい．

■ **検体の帰属の明記**
- 検体容器に患者番号や氏名を記入するか，氏名の記入された木札やラベルを付ける．

■ **採取部位の明記**
- 同じ患者の検体でも，異なる部位から採取されたものは（その部位がわかるよう）番号や名称を記入した別々の容器に入れる．

■ **固定**
- 固定とは，蛋白を凝集させることによって細胞の変性・腐敗の進行を停止させる方法である．生体から取り出した検体は，未固定材料として扱う特殊な場合を除いて，速やかに固定液に浸ける．固定液の量は検体容積の5～10倍で，検体が十分漬かる必要がある．
- 固定により臓器は硬さを増すので，切り出し時に取り出しやすいよう，十分に口広の容器に入れることも重要である．
- 固定液の浸透は，厚さ5mmの検体で少なくとも数時間を要するため，大きな検体や腫瘍には入割して固定を行う．未入割の状態では，長時間固定液に浸漬しても腫瘍の中心部は固定されず，変性・壊死に陥り，病理診断に支障をきたす．
- 生理食塩水への浸漬，冷蔵庫保存，通常の冷凍庫での凍結は組織傷害が顕著となるため厳禁である．検査の目的に応じて，未固定の検体を冷凍保存する場合は，術中迅速診断の場合と同様に液体窒素などを用いて急速凍結して保存する．
- 組織の固定液として，10％ないし20％中性緩衝ホルマリン液が推奨されている．このほか糖質保存を目的とする場合にはカルノア（Carnoy）液（酢酸，クロロホルム，純アルコール）での固定法がある．アルコールを用いた固定は組織の収縮が強い．男性不妊で行われる精巣生検検体は，ブアン（Bouin）液（ピクリン酸飽和水溶液）で固定する．

■ **病理検体申込書の記入と注意点**
- 各施設の様式に従って記入するが，以下の情報は診断に不可欠であるため必ず記入する．

- 患者氏名，年齢，ID 番号
- 提出臓器（左右の別，個数）と施行術式（試験切除，部分切除，摘出など）
- 臨床診断
- 既往歴，月経歴（最終月経．閉経後であれば閉経時の年齢）
- 臨床経過，臨床所見
- 既往の病理診断とその病理番号，術中所見，画像所見，異常検査データとその推移，治療の種類（放射線療法，化学療法，ホルモン療法など）
- 感染症の有無：ありの場合は，具体的にかつ判読しやすいように記載する．
- 位置関係（小さな生検検体以外）：特に頭側・尾側，左右，腹側・背側，断端側などを簡単に図示する．
- 検査の目的

■ 切り出しの基本

- 十分に固定された検体は切り出しやすく，血液による周囲の汚染も最小限に食い止めることができる．
- 病変部が含まれるように標本を作製する．
- 大きな検体では病変部および検索目的に応じて非病変部を含め，壊死に陥っていない部分を選んで標本とする．
- 摘出子宮は（卵巣腫瘍が合併切除された場合は卵巣腫瘍も），大きさ，重量を測定し，記載する．
- 割面を含む肉眼所見を十分観察し，記載する．固定前または固定後に写真を撮影しておくことが望ましい．
- 悪性腫瘍では，切除断端に墨汁を塗るなどマーキングしてから切り出す．墨汁は，標本作製過程で溶けることはなく，完成された標本上で確認することができる．
- どの部位から切り出された標本であるのかがわかるように記録する．切り出し前に検体（割面を含む）の略図を描くか写真を撮影し，標本番号と対応するよう切り出し部位に番号を記入する．組織標本の検鏡時に，追加切り出しが必要と判断された場合は，この切り出し図に照らし合わせて追加切り出し部位を決定する．
- 残った検体は，追加切り出しができる状態にして一定期間保存する．

子宮検体の取り扱い

　摘出子宮には，単純子宮全摘，準広汎子宮全摘，広汎子宮全摘検体がある．主な子宮頸部検体には，パンチ生検，頸管掻爬，円錐切除〔従来の cold knife conization，ループ式電気外科円錐切除法（loop erectrosurgical excision procedure：LEEP）〕，体部検体には，内膜掻爬（ひと掻き，4 方向，全面，妊娠子宮からの子宮内容），針生検，経頸管的切除術（transcervical resection：TCR），筋腫ないし腺筋症切除検体がある．円錐切除検体，悪性腫瘍の診断の下に摘出された子宮の切り出しは，原則として『子宮頸癌取扱い規約（第 3 版）』ないし『子宮体癌取扱い規約（第 3 版）』に沿って行う．以下に主な検体の検体処理と切り出しについて述べる．

子宮頸部パンチ生検検体

- 採取後速やかに，ホルマリン液の入った検体ビンで固定する（固定の項参照）．
- 扁平-円柱上皮接合部（squamocolumnar junction：SCJ）に垂直に入割し切り出し，すべて標本にする．肉眼的に，扁平上皮領域は白色調で光沢があるのに対し，円柱上皮領域は光沢を欠く淡紅色を呈する．

非妊娠性の内膜・頸管掻爬検体，針生検検体

- 採取後速やかに，ホルマリン液の入った検体ビンで固定する（固定の項参照）．
- 検体はすべて標本にする．

子宮内容物（臨床的に妊娠と診断されている）

- 採取後速やかに，ホルマリン液の入った検体ビンで固定する（固定の項参照）．
- 肉眼的に絨毛が確認でき，水腫様腫大がなく臨床的にも胞状奇胎が疑われていない場合には，無作為に絨毛を中心に1個ないし2個切り出し，標本を作製する．
- 絨毛に水腫様腫大がある場合は，腫大した成分を含めて標本とする．肉眼的に絨毛に異常を認めなくても，臨床的に胞状奇胎を疑っている場合には，通常より多くの絨毛組織を標本にする．
- 絨毛が肉眼的に確認されない場合には，検体をすべて標本にする．

円錐切除検体

- 12時の位置で頸管の長軸に沿って切開し，粘膜面を十分伸展させた状態で，ホルマンボードないしコルク板に不鏽針などで貼り付けた後，固定液に浸漬する．
- 体部側の断端が問題となることが多いので，切り出し前に体部側断端に墨汁などを塗る習慣をつけるとよい．
- 切り出しは，粘膜に垂直に放射状に12分割し，時計方向に番号をつける 図1 ．ただし，頸管が小さいなど12分割が困難な場合は，6分割，4分割など病変部位を時計の時刻として表現しやすい数に分割するとよい．
- LEEPなどで分割切除された検体は，術者が可能な限り元の位置にならべてホルマンボードないしコルク板に貼り付け，12時方向を明示する 図2 ．12分割に即して切り出すのが望ましいが，検体の状態により随時対応する．分割された検体でもパンチ生検検体と同様にSCJに垂直に入割するよう心がける．

子宮頸癌で摘出された子宮

- Y字切開後，頸部粘膜面および内膜を十分展開させ，ホルマンボードないしコルク板に貼り付けてから固定液に浸漬する．
- 切り出し前に腟断端と深部断端に墨汁などを塗る．
- 広汎子宮全摘術検体では，左右の傍子宮組織も標本作製するが，肉眼的に，腫瘍が傍結合組織に浸潤している可能性が低いと思われる場合は，子宮壁近くで切り離し，子宮に接していた部分を含めて標本を作製する．
- 肉眼的に病変が明らかな場合，腫瘍最大縦径の部に縦割を入れ，筋層浸潤が最も

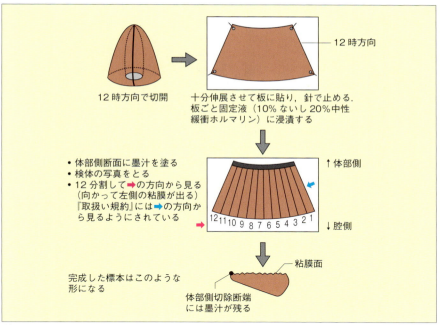

図1 円錐切除検体

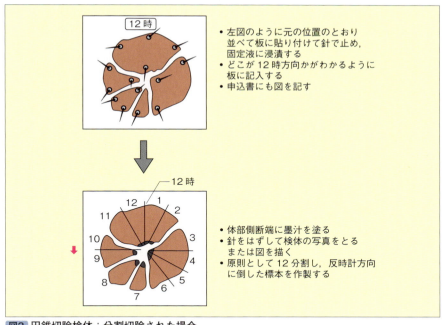

図2 円錐切除検体：分割切除された場合

深い部位から標本を作製すること **図3**，腟断端の精査も行うことは『子宮頸癌取扱い規約（第3版）』に示されているとおりである．この際，内子宮口付近で切り離した頸部の12分割に加えて，体部下部を子宮の長軸に垂直に，残りの体部は内膜を含めて長軸に平行に切り出すと病変の広がりがわかりやすい．また，筆者は腟壁が付着した状態の頸部を子宮の長軸方向に切り出しているが，初めに

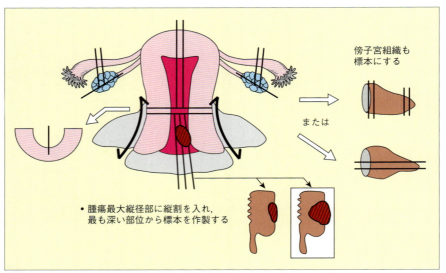

図3 子宮頸癌の摘出子宮：病変が明らかな場合

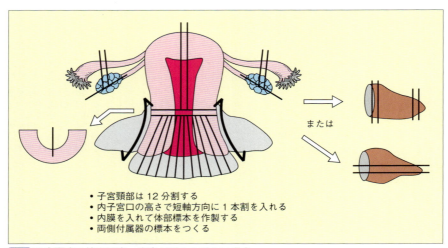

図4 子宮頸癌の摘出子宮：病変が明らかでない場合

腟壁を断端から3～4mmの幅で切り離してつくる方法もある．
- 肉眼的に病変の広がりが明らかでない場合，『子宮頸癌取扱い規約（第3版）』では，頸部を全周性に放射状に原則として12分割するとしている **図4**．筆者は，頸部を内子宮口付近で切り離し12分割，体部下部は子宮の長軸に垂直に，残りの体部は内膜を含めて長軸に沿って切り出している．円錐切除後の摘出子宮についても同様である．
- 子宮体部，卵巣，卵管からも組織標本を作製するのは『取扱い規約』にもあるとおりである．

子宮体癌で摘出された子宮

- 子宮前壁正中に長軸に沿って切開し，底部から左右の角部に向かう切開を加える

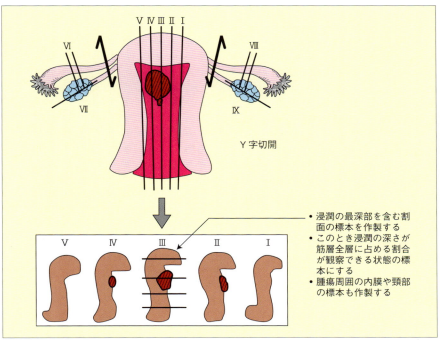

図5 子宮体癌の摘出子宮：病変が明らかで限局している場合

(Y字切開法) 図5 ．ただし，病変が体部前壁に存在する場合は後壁をY時切開し，病理診断申込書にその旨を記載する．左右側壁を切り開き，底部で切り離す二弁切開法もある．入割後，頸部粘膜面および内膜を十分展開させ，ホルマンボードないしコルク板に不鏽針で貼り付けてから固定液に浸漬する．

- 子宮頸部，卵巣，卵管からも代表的標本を作製する．
- 準広汎子宮全摘例や広汎子宮全摘例での傍子宮組織，腟壁断端については上述の頸癌に準ずる．
- リンパ節（生検ないし郭清）は，それぞれの最大割面を標本に作製する．
- 肉眼的に病変が明らかな場合の切り出しについて，『子宮体癌取扱い規約（第3版)』では，「頸部，体部が含まれるように正中あるいは病変を通る割を入れ，原則としてその1面すべてを標本にする．病変の局在に応じて，前述の面に平行または垂直に割を入れ，肉眼が異なる面，筋層に最も深く浸潤している面を標本にする」としている 図6 ．筆者は，病変が限局していてかつ子宮の変形が著明でない場合は，子宮の長軸に1cm幅の平行な割を入れて観察している．浸潤の最深部は，子宮壁全層が観察できる標本（筋層が厚い場合は2つに分割しても可 図7 ）を，さらに病変が頸部に最も接近している部位の標本を作製することが肝要である．頸部，非病変部内膜についても標本を作製する．
- 肉眼的に病変が明らかでない場合の切り出しについて，『子宮体癌取扱い規約（第3版)』では，「子宮の正中に頸部，体部が含まれる割を入れその割面をすべて，さらに残りの内膜もすべて標本にする」としている 図8 ．しかし，筆者は，体部を内子宮口よりやや高い位置まで子宮の短軸に平行に5〜10mm幅の割を入れ，内膜をすべて作製している．このほうが再度肉眼所見と照らしあわせる

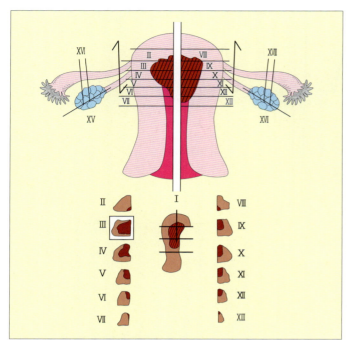

図7 子宮体癌：切り出し時の注意点

肉眼で癌が最も深く浸潤している部位で，筋層の厚みのために1枚の標本に全層が収まらない場合，＊も標本にする
→筋層全層の観察

図6 子宮体癌の摘出子宮：病変が広範な場合

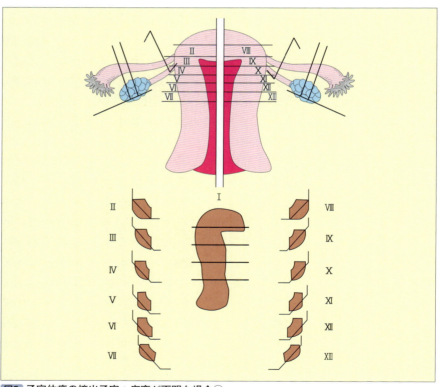

図8 子宮体癌の摘出子宮：病変が不明な場合①

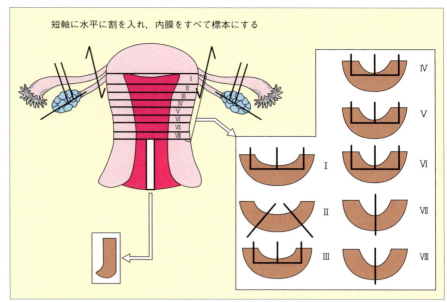

図9 子宮体癌の摘出子宮：病変が不明な場合②

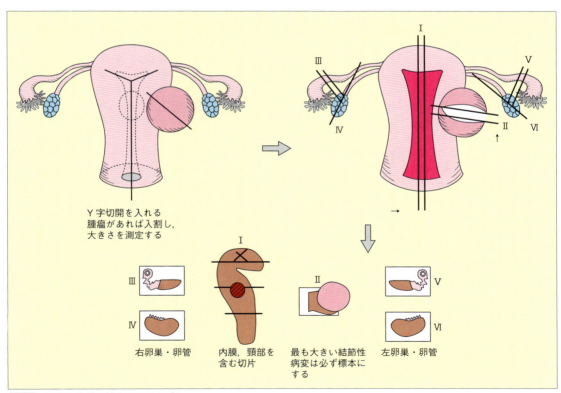

図10 良性の診断で摘出された子宮

とき，より正確に行いやすいからである．その際，少くとも1割面は漿膜側まですべて含まれた標本を作製する 図9Ⅱ, Ⅶ, Ⅷ．さらに，体下部から頸部が入る子宮長軸に平行な標本も作製している．

良性の診断で摘出された子宮 図10

- Y字切開または二弁切開し，筋層に腫瘤形成があれば入割する．Y字切開後，頸部粘膜面および内膜を十分展開させ，ホルマンボードないしコルク板に不錆針で貼り付けて固定液に浸漬する．
- 筋層の腫瘤形成性病変はすべて割面を観察したうえ，径が最大のもの，肉眼所見が異なるものの標本を作製する．腫瘤周囲の筋層組織も同時に切り出すことが望ましい．
- 原則として，子宮の長軸に平行に入割し，子宮内膜，子宮頸部，病変のない筋層の標本は必ず作製する．腫大していない付属器が同時に摘出されている場合は，これらの標本も作製する．

（清川貴子）

卵巣・卵管，外陰，腟検体

　外陰・腟の病変は，切除検体の場合には生検などで診断が確定していることが多いため，切り出しの主眼は病変の広がりの把握，すなわち進行期の確定と断端評価に置かれる．一方，卵巣・卵管腫瘍の場合には組織型は術前に確定していないことが少なくない．したがって，正確な診断のためには肉眼所見に基づいて適切な部位から，最適な量のサンプリングを行う必要がある．臨床所見，画像所見から，組織型がある程度推定されることが多いため，代表的な腫瘍の肉眼所見に精通していることが望ましい．

卵巣検体の取り扱い

術中迅速診断検体

- 卵巣腫瘍を正確に診断するためには病変の肉眼観察が重要である．腫瘍の場合には腫瘍の最大径，表面の性状，被膜破綻の有無を確認するとともに，嚢胞性か充実性か，両者が混在している場合にはその割合，充実部の色調，内容液の性状を観察して記録する．
- 悪性ないし境界悪性腫瘍の場合には充実部分，嚢胞内の乳頭状隆起などを中心にサンプリングする 図1 ．
- 卵巣粘液性腫瘍は腫瘍内で悪性度が異なる成分（良性嚢胞腺腫，境界悪性腫瘍および腺癌）が混在していることが多いため，サンプリングの際には特に注意を要する．これに対して漿液性腫瘍は，異型度の異なる成分が混在することは比較的少ない．

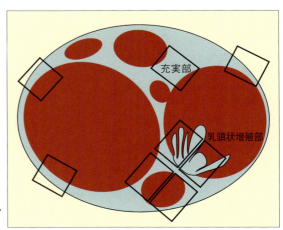

図1　卵巣腫瘍の切り出し（嚢胞性腫瘍）

- 大型かつ片側性の多房性嚢胞性腫瘍で内容液が粘稠である場合には，粘液性境界悪性腫瘍ないし粘液性癌である可能性があるが，同様の割面であっても小型（直径 10cm 以下）で両側性である場合には転移性腺癌の可能性を考慮する必要がある．

卵巣切除検体

- 卵巣腫瘍は最大割面で 2 分割し，固定液が十分に浸透するようにさらに適宜分割する．被膜破綻部を確認してマーキングし，必ずサンプリングする．
- 原則として充実性腫瘍の場合には直径 1cm につき 1 個，嚢胞性腫瘍の場合には 2〜3cm につき 1 個を目安としてサンプリングを行う（例：直径 15cm の充実性腫瘍の場合には 15 個） 図1 ．ただし，個々の症例において柔軟に対処する必要がある．明らかな腺癌の場合にはこの原則にこだわる必要はない．これに対して，上皮性境界悪性腫瘍の場合には上皮内癌，微小浸潤癌の有無を確認する必要があるため，腫瘍径が 10cm を超える場合には 1cm につき 2 個のサンプリングを行ってもよい．
- 腫瘍内多彩性が顕著な場合，割面の性状（色調，壊死の有無など）を考慮して切り出し部位を決定する．
- 対側卵巣は肉眼的に異常がみられない場合でも原則として最大割面より少なくとも標本 1 枚は作製する．
- 卵管が含まれる切片も必ず作製する．特に高異型度漿液性癌は卵巣原発，腹膜原発にかかわらず，卵管を全割することによって上皮内癌が認められることがある（後述）．
- 大網は播種結節がみられる場合には適宜標本とする．肉眼的に播種病巣がないものの，腹水細胞診が陽性である場合は無作為に 5 か所程度からサンプリングする．腹水細胞診陰性の場合には 1〜3 か所程度サンプリングする．

■ 組織型別の留意点

粘液性腫瘍

- 境界悪性成分と悪性（腺癌）成分とがしばしば混在するため，特に注意を要する．境界悪性腫瘍であると考えられても組織学的検索によって上皮内腺癌や浸潤癌が確認される例が少なくない．
- 微小浸潤の程度を超える侵入性浸潤（infiltrating invasion）は転移・再発のリスク要因であるため，小型の嚢胞の集簇，嚢胞壁の肥厚部を中心にサンプリングする 図1 ．

漿液性腫瘍

- 内腔面が平滑である場合は漿液性嚢胞腺腫であることが多いので，多数切片を作製する必要はない．
- 嚢胞内腔側に顆粒状，乳頭状隆起がみられる場合には境界悪性ないし腺癌の可能性がある．
- 漿液性癌の場合は腫瘍径が大きく，70% 近くの例では卵巣外に進展し，被膜破綻を伴っていることが多い．明らかな腺癌の場合も多数切片の作製は不要である．

奇形腫
- 主として囊胞性で毛髪を容れている場合には成熟囊胞性奇形腫であることが多い．
- 充実性成分が主体で，かつ白色ないし灰白色調の光沢がある場合には神経上皮成分を伴う未熟奇形腫である可能性を念頭に置いて多数切片を作製する．他の胚細胞腫瘍が併存している可能性も考慮する．

悪性胚細胞腫瘍
- ディスジャーミノーマは灰白色調で均一な充実性成分よりなるが，出血・壊死を伴うことがある．
- 出血・壊死を含めて色調が異なる成分は，混合型胚細胞腫瘍である可能性を念頭に置いて可及的にサンプリングする．

内膜症関連腫瘍
- 内膜症性囊胞と併存する充実性結節は必ず標本として検討する必要がある．
- 内膜症に関連する腫瘍としては明細胞癌，類内膜癌，漿液粘液性境界悪性腫瘍が知られている．

線維腫，莢膜細胞腫
- 1，2個の組織のサンプリングで十分であるが，割面の色調，性状が異なる場合には適宜サンプリングを行う．

卵管検体の取り扱い

卵管切除検体

- 腫瘍のほか，病変が肉眼的に明らかでなくても，卵巣，子宮とともに切除されることが多い．
- 肉眼的に病変が明らかでない場合には，近位，遠位，両者の中間の3か所から長軸方向に垂直の横断面を標本とする．腫瘍が存在している場合には最大割面を標本とする．
- 卵巣高異型度漿液性癌の例では卵管采などに上皮内癌（serous tubal carcinoma in situ：STIC）が存在していることがあるため，卵管をすべて標本としてもよい．卵管を全割する場合は卵管采側1cmの範囲を長軸方向で分割し，残りの峡部，膨大部などを長軸方向に垂直の方向で3～5mmおきに分割する（sectioning and extensive examination of fimbria：SEE-FIM） 図2 ．

外陰検体の取り扱い

パンチ生検検体

- 皮膚生検検体と同様に取り扱う．
- 検体の最大径が3mm以下の場合はそのまま包埋し，皮膚表面と垂直の方向で最大割面が観察できるように薄切をする．4～6mmの場合は2分割，7mm以上の

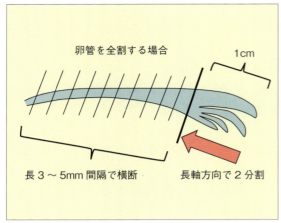

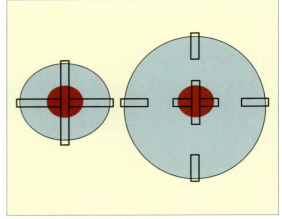

図2 卵管の切り出し

図3 円形の外陰部切除検体の切り出し

場合は3分割するなどして，1スライスの厚さが2mm程度となるようにする．

切除生検検体

- 円形の検体の場合は十字方向でサンプリングを行う 図3 ．
- 楕円形（船形）の検体の場合は短軸方向で分割する．最も端の組織を長軸方向で分割すると4方向の断端を検索することができる 図4 ．

外陰部切除検体

- 対象となる疾患としては扁平上皮癌，ボーエン病（上皮内扁平上皮癌）を含む外陰部上皮内腫瘍（vulvar intraepithelial neoplasia：VIN），悪性黒色腫，パジェット病などがある．
- 切除検体はゴム板などの上で展開し，虫ピンなどで止めホルマリンで固定する．

■ 外陰部上皮内腫瘍

- 病変の性状を確認し，浸潤癌の有無を確認する．
- 肉眼的には平坦ないし白色，紅色，灰白色，褐色ないし黒色調の丘疹を形成する．
- 病変部の広がりが把握しにくい場合があるため，マッピング生検（複数箇所の生検）などの結果を参考にする．
- 併存する硬化性苔癬が白色調の斑状隆起として認められることがある．

■ 扁平上皮癌

- 大陰唇，小陰唇に発生することが多く，術式は外陰全摘術（total vulvectomy）が選択されることが多い．この場合，腟入口部周囲の外陰部がともに切除される．
- 腫瘍は表面不整で外向性発育を示すことが多い．脂肪織内に浸潤し，潰瘍を形成することが少なくない．
- 解剖学的に複雑な検体であるため，オリエンテーション，病変の広がり，疑わしい断端などについて主治医に確認しておくとよい．

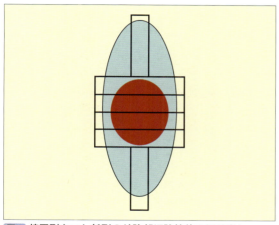

図4 楕円形ないし船形の外陰部切除検体の切り出し

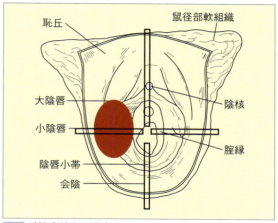

図5 外陰全摘術の場合の切り出し

- 腫瘍の割面を観察し，最も浸潤が深い割面を標本とする．扁平上皮癌は肉眼的に把握されている範囲を越えて進展していることは少ないため，十字方向（4方向）でサンプリングすれば十分であることが多い 図5 ．紡錘形に切除された検体では腫瘍の中心部で連続切片を作製する．円形ないし楕円形に切除された検体の場合は病変の中心部で切片を作製し，それと直交する方向で切片を切り出す．
- 深部（皮下脂肪織），側方（腹側，下腹部，足側ないし鼠径部側，会陰部側，肛門側），腟および尿道の断端からサンプリングを行う．
- 断端に接近している部分は断端部に垂直の方向でサンプリングする．

■ 悪性黒色腫

- 境界が不整かつ不明瞭な黒褐色調の腫瘤，丘疹，斑状の病変として認められる．

■ パジェット病

- 鱗屑を伴う紅斑あるいは湿疹様の病変だが，肉眼的に病変範囲を把握することが困難なことが少なくない．したがって，病変範囲を評価するためにマッピング生検が施行されていない場合，断端評価のためのサンプリングに注意を要する．
- 生検により病変が断端部から明らかに離れていると判断される場合には，少なくとも8方向の断端を標本として検討する．
- 断端に近いが露出がないとみられる場合は，断端の方向に対して平行にサンプリングを行う 図6 ．この場合，真の断端側の面が観察できるように標本を作製すると，薄切によって偽陽性（実際には断端陰性であるにもかかわらず，切片上腫瘍細胞が存在する状態）となりうるため，真の断端の反対の面を標本として観察し，腫瘍細胞が認められた場合にのみパラフィンを融解させ，垂直方向で分割して再包埋し，標本を作製すると効率的である．
- 断端が陽性である場合，あるいは陽性が疑われる場合は断端の方向に対して垂直方向で連続平行切片を作製して検討する 図7 ．
- 表皮下の間質内に浸潤していることがあるため，可能な限り多数の部分を標本とすることが望ましい．腫瘤，潰瘍がみられる場合は特に注意する．

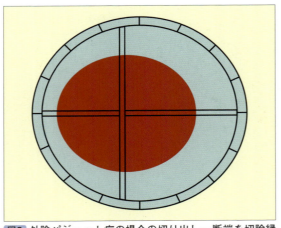 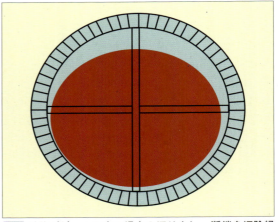

図6 外陰パジェット病の場合の切り出し—断端を切除縁に平行にサンプリングする場合

図7 外陰パジェット病の場合の切り出し—断端を切除縁と垂直の方向でサンプリングする場合

> 腟検体の取り扱い

生検検体

- 外陰部，頸部の生検検体と同様に取り扱う．

手術検体

- 子宮全摘術が施行された場合に子宮とともに切除されることがある．
- 12時方向で切開し伸展して固定する．
- 上皮内腫瘍の場合，原則，病変部は連続平行切片を作製してすべて標本として検討する．
- 断端を評価するために断端と垂直方向でサンプリングを行う．

（三上芳喜）

8章
症例の実際

症例 1 子宮頸部に主座を置く類上皮性トロホブラスト腫瘍
40代，1回経妊・1回経産

■ **現病歴**

以前より尿失禁，便秘，下腹痛があったが，健診にて骨盤内腫瘤を指摘された．画像所見では，子宮背側に臍下に達する充実成分を含む囊胞性腫瘤を認めた．子宮内膜症性囊胞を伴う卵巣癌の疑いで子宮全摘術，両側付属器切除術，骨盤・傍大動脈リンパ節郭清術，大網切除術が施行された．

病理所見

肉眼的に囊胞性腫瘤は腹膜下血腫であり，出血源は子宮頸部体部側に主座を置く壁貫通性の腫瘍であった．非出血部の腫瘍は白色調を呈していた 図1 ．組織学的には，地図状壊死巣が散在し 図2a ，壊死巣辺縁部にしばしば石灰沈着がみられた 図2b ．壊死巣は，凝固壊死に陥った腫瘍細胞からなっており，その周辺部には上皮様細胞が重層してみられた 図2c ．地図状壊死巣から離れたところでは，腫瘍細胞は，淡明あるいは弱好酸性の胞体を有する多辺形細胞としてシート状あるいは小胞巣状，索状の増殖を示していた 図2d, e ．腫瘍細胞は類円形の核を有し，多核細胞はほとんど認められなかった．また，腫瘍細胞の小胞巣あるいは索状増殖巣の周囲には好酸性の硝子様間質がみられた 図2e ．

免疫組織化学では，CAM5.2抗体で検出される低分子量cytokeratin（CK）のCK8を強発現していたが 図3b ，高分子量CKのCK5/6は陰性であった．3β-hydroxysteroid dehydrogenase（3β-HSD）とCD10はほとんどの腫瘍細胞で明瞭な陽性所見を示した 図3c, d ．human placental lactogen（hPL）やhuman

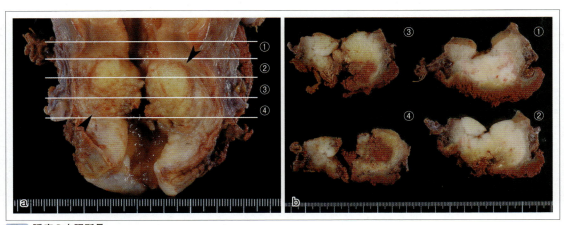

図1 腫瘍の肉眼所見
a：摘出子宮下部．下節部～頸部にわたる腫瘍を認める（▶）．
b：腫瘍割面．筋層を置換するように浸潤する白色の腫瘍がみられ，出血巣を伴っている．

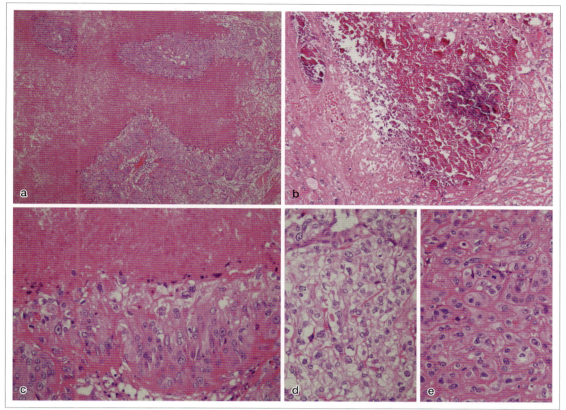

図2 HE 所見
a：地図状壊死巣が散在する．
b：地図状壊死巣周辺には石灰沈着が目立つ．
c：壊死巣に近接する腫瘍細胞．重層構造をとっているが，細胞間橋はみられず，角化もない．
d：腫瘍は円形〜類円形核を有する淡明な多辺形細胞からなる．多核細胞はみられない．
e：弱好酸性の多辺形細胞が，小胞巣あるいは索状に増殖している．胞巣周囲を好酸性の硝子様間質が取り巻く．

chorionic gonadotropin（hCG），α-inhibin は一部の細胞で陽性になるものがあった．また，p53 ファミリーの転写因子の1つである p63 が多くの腫瘍細胞で核に陽性所見を示した 図3e ．

以上の所見より，類上皮性トロホブラスト腫瘍（epithelioid trophoblastic tumor：ETT）の診断に至った．

鑑別診断

類上皮性トロホブラスト腫瘍は，子宮体部ばかりでなく子宮頸部を巻き込むことも少なくない．その場合，子宮頸癌との鑑別が問題となる．特に上皮様の細胞形態からは扁平上皮癌 図4 ，広範な壊死巣の存在からは神経内分泌細胞癌 図5 や未分化癌が鑑別の対象となる．さらに同じく中間型トロホブラスト腫瘍である胎盤部トロホブラスト腫瘍（placental site trophoblastic tumor：PSTT）や絨毛癌といった絨毛性腫瘍との区別も必要となる．上皮様形態と子宮という臓器からは，類上皮平滑筋肉腫や上皮様形態を示す子宮内膜間質肉腫も鑑別診断として挙げられる

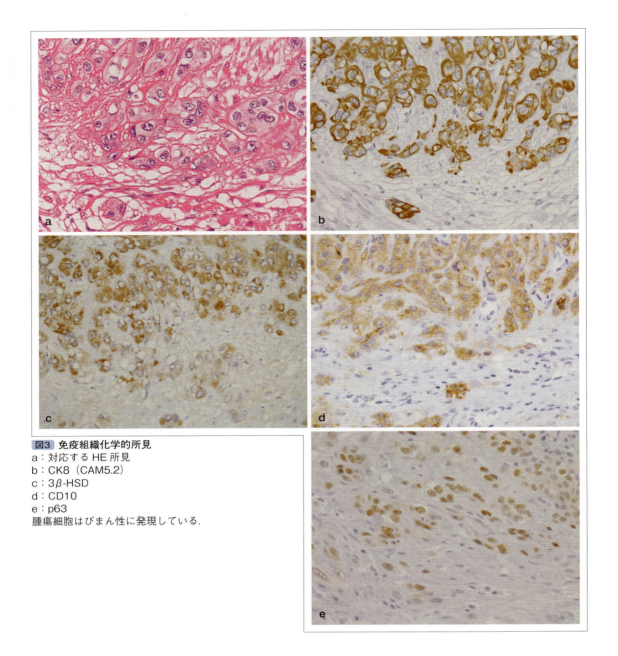

図3 免疫組織化学的所見
a：対応する HE 所見
b：CK8（CAM5.2）
c：3β-HSD
d：CD10
e：p63
腫瘍細胞はびまん性に発現している．

図6．
　まず，類上皮性トロホブラスト腫瘍を疑うべき HE 染色上の所見としては，腫瘍細胞が上皮様形態を示すこと，地図状壊死と石灰沈着である．加えて，肉眼所見が子宮下節部〜頸部に主座を置く腫瘍であれば，肉眼所見と HE 所見だけで類上皮性トロホブラスト腫瘍の可能性が高くなる．扁平上皮癌や神経内分泌細胞癌，未分化癌で石灰沈着が著しいということは通常はない．
　腫瘍細胞がトロホブラストであることの確認には，CAM5.2 抗 CK 抗体と抗 3β-HSD 抗体の免疫染色を併用する．トロホブラストは種類を問わずいずれも明瞭な陽性所見を示すので，類上皮性トロホブラスト腫瘍ならば，ほとんどの腫瘍細

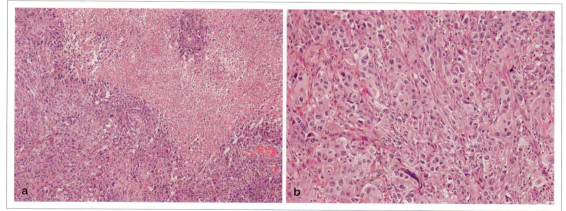

図4 扁平上皮癌
a：広範な壊死がみられる．
b：浸潤先進部では，時に胞体が大型化・弱好酸性化し，類上皮性トロホブラスト腫瘍に類似することもあるが，核異型は扁平上皮癌のほうが顕著である．

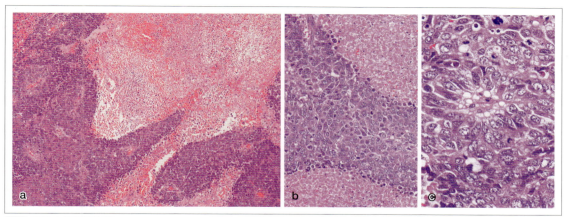

図5 神経内分泌細胞癌
a：広範な壊死がみられる．
b：N/C比の大きい細胞が増殖している．
c：偽ロゼット構造も散見される．

胞がびまん性に明瞭な陽性像を示す．AE1/AE3カクテル抗体でもCK8を認識するので陽性となるが，通常，染色強度はCAM5.2ほどではない．CD10もトロホブラストは発現しているので，抗3β-HSD抗体がないときには代用することができる．ただし，これら個々ではトロホブラストに対して特異性が高いわけではないので，問題とする細胞のほとんどすべてがともに明瞭な陽性所見を示すことでトロホブラストと認定できる．類上皮性トロホブラスト腫瘍との鑑別に有用な所見は以下のとおりである．

頸部扁平上皮癌では，CK8は陽性となってもわずかな細胞に限られ，3β-HSD陽性細胞はない．一方で，CK5/6陽性細胞が多く，p16はびまん性の陽性パターンをとるものが多い．

神経内分泌細胞癌では，通常神経内分泌細胞癌単独ということは少なく，腺癌を伴うことが多い．CK8がびまん性に強陽性ということはなく，3β-HSDは陰性で

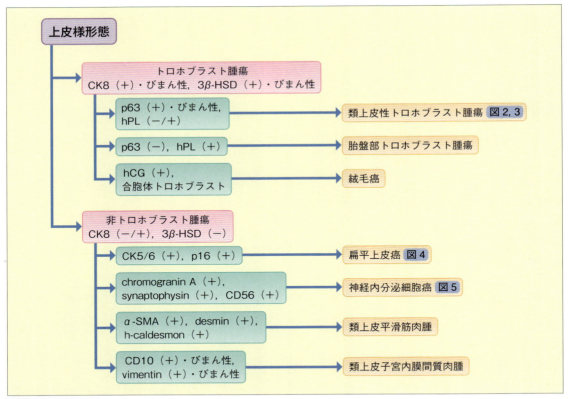

図6 鑑別診断のフローチャート

ある．chromogranin A，synaptophysin，CD56 などの神経内分泌マーカーの発現がある．

未分化癌では，CK8 の発現は種々であり，びまん性陽性ということがあっても，3β-HSD が陽性となることはない．

PSTT では hPL 陽性細胞が多くみられるが，p63 は発現しない．絨毛癌では，合胞体細胞や hCG 陽性細胞を多数含む．類上皮性トロホブラスト腫瘍では，ほとんどの細胞が p63 を発現し，hPL 陽性細胞や hCG 陽性細胞はあっても少数で，合胞体細胞もまれである．

類上皮平滑筋肉腫では，多くの場合，通常型でみられる紡錘形細胞の増殖領域を伴っている．α-SMA，h-caldesmon や desmin などの筋系マーカーや vimentin を発現し，3β-HSD の発現はない．CK8 は発現を示すことがあっても少数で，かつ弱い．

類上皮形態を示す子宮内膜間質肉腫では，CD10 とともに vimentin がびまん性に陽性となる．CK8 は陽性となることがあっても，びまん性ということはなく，3β-HSD は陰性である．

疾患の位置づけ

中間型トロホブラスト（intermediate trophoblast：IT）が腫瘍化した絨毛性疾

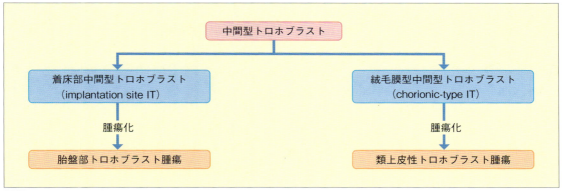

図7 中間型トロホブラスト腫瘍の発生仮説

患に属するが，絨毛膜無毛部の中間型トロホブラストに由来し，着床部の中間型トロホブラストに由来する胎盤部トロホブラスト腫瘍（placental site trophoblastic tumor：PSTT）とは区別される 図7．ただし，両者の臨床病理学的相違点については，まだ十分にはわかっていない．

（刑部光正）

症例2 ホルモン活性を示した子宮内膜小細胞型神経内分泌癌
50代後半，2回経妊・2回経産

■ 現病歴
2か月前より全身倦怠感，顔面および両下肢の浮腫がみられるようになり近医受診．胸部X線で両側肺に多結節性陰影を認め，当院に紹介受診となる．

血圧167/95mmHgと高血圧を認め，Cushing症候群に特徴的な満月様顔貌，野牛肩，中心性肥満が確認された．

■ 既往歴
20歳で右卵巣摘出術を受けているが詳細不明．

内分泌学的検査

血漿ACTH 234 pg/mL（基準値7.4〜55.7），血清コルチゾール54.0 μg/dL（4.0〜18.3），血清DHEAS 2,730 ng/mL（0.3〜5.4）と高値を認めた．また，尿中遊離コルチゾール1,940μg/日（11.2〜80.3），尿中17-OHCS 46.1 mg/日（2.2〜7.3），尿中17-KS 35.0 mg/日（2.4〜11.0）も高値を示した．

血漿レニン活性や血中TSH，T4値および尿中メタネフリン，ノルメタネフリン，VMA，5-HIAAは正常範囲内であった．

血漿ACTHおよび血清コルチゾールの日内変動は消失していた．デキサメタゾン抑制試験は1mg，8mgともに抑制されず，異所性ACTH産生腫瘍が示唆された．

画像所見

MRIにて下垂体に腫瘍性病変は確認されなかった．胸部CTでは，両肺に転移巣と考えられる多発結節陰影が確認された 図1．腹部MRIでは子宮体部に腫瘍性病変が確認され，子宮体癌の肺転移が示唆された．子宮と両側付属器の切除術とともに肺病変の診断目的に胸腔鏡下手術（video-assisted thoracic surgery：VATS）が施行された．

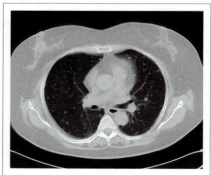

図1 CT所見
両肺野には多数の小結節性病変がみられ，転移巣が考えられた．

病理所見

子宮体部の腫瘍は，内膜面から筋層深部に向かって内向性に発育していた 図2 ．腫瘍は腺管構造を示す少量の類内膜癌成分 図3a と大部分を占める小細胞癌成分よりなり，一部で移行像をみる 図3b ．小細胞癌の成分は肺小細胞癌に類似した，核小体の目立たない濃縮した核と乏しい細胞質を有する N/C 比の高い類円形細胞の結合性のやや乏しい集塊よりなる 図4a ．腫瘍細胞は，小細胞癌および類内膜癌の成分ともに cytokeratin（CK）図4b および vimentin が陽性となるが，TTF-1 は陰性である．小細胞癌の成分は CD56 が広範囲に陽性となる 図4c ．chromogranin A，synaptophysin はごく一部の腫瘍細胞が陽性となるのみである 図4d, e ．ACTH は小細胞癌の一部で陽性となる 図4f ．

肺腫瘍は，子宮体部と同様の組織像で，子宮内膜癌の転移と判断した 図5 ．

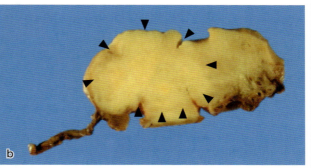

図2 肉眼所見
a：子宮および両側付属器切除材料　　b：割面
内膜面より内向性に発育する腫瘍（▶）が確認される．

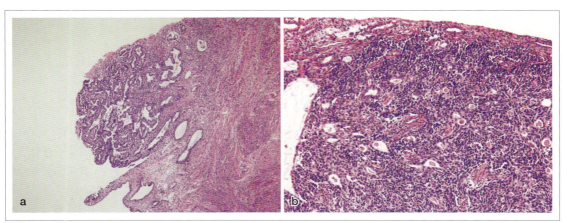

図3 HE 所見
a：類内膜癌成分　　b：類内膜癌と小細胞型神経内分泌癌の混在部
腫瘍は子宮内膜から連続性に浸潤し，一部では類内膜癌と小細胞型神経内分泌癌との混在を示す．

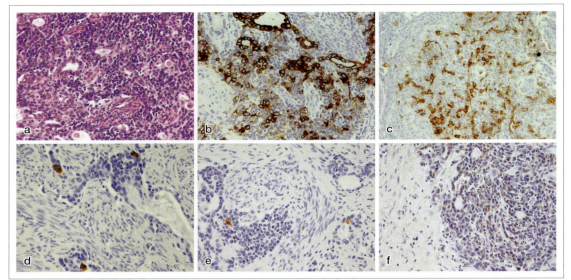

図4 子宮体部腫瘍の病理所見
a：HE 強拡大像　　b：CK7 免疫染色　　c：CD56 免疫染色
d：chromogranin A 免疫染色　　e：synaptophysin 免疫染色　　f：ACTH 免疫染色
腫瘍細胞は腺管形成を伴う腺癌成分とクロマチンの濃縮を伴う小型細胞よりなる成分からなる．
腫瘍細胞は CK7 が広範囲に陽性，ACTH は一部の腫瘍細胞に陽性を示す．CD56 は小型細胞に高頻度に陽性を示すが，chromogranin A および synaptophysin はごく一部の腫瘍細胞が陽性となるのみである．

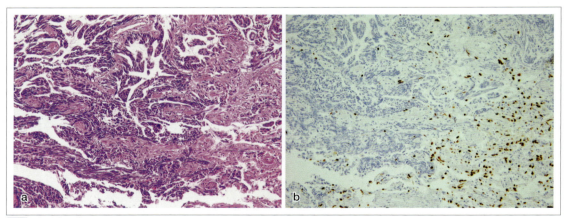

図5 肺腫瘍の病理所見
a：肺転移巣．腺癌成分と挫滅を伴う小細胞癌成分が確認される．
b：TTF-1 免疫染色．背景の肺胞上皮細胞に陽性を示すが，腫瘍細胞は陰性である．

鑑別診断

　子宮体部の小細胞型神経内分泌癌は，WHO 分類 2014 では高悪性度の神経内分泌腫瘍のなかに位置し，形態学的に神経内分泌腫瘍の特徴を示す．閉経後の女性に好発し，約半数は G1 あるいは G2 相当の類内膜癌が併存している．
　組織像は肺小細胞癌に類似し，本症例のように，腫瘍が子宮体部と肺に存在する場合は，肺原発の小細胞癌との鑑別が重要となる．
　本症例では子宮の腫瘍は量が多く，単発であり，肺では小結節状に多発している

表1 異所性 ACTH 産生を示す子宮内膜小細胞型神経内分泌癌の診断

内分泌学的検査	血中 CRH, ACTH, コルチゾール, アルドステロン値 尿中コルチゾール値 デキサメタゾン抑制試験
画像検査	腫瘍の局在（下垂体には病変が存在しないことも確認）
病理学的検査	腫瘍の組織型 　low grade neuroendocrine tumor（carcinoid tumor） 　high grade neuroendocrine tumor 　　small cell neuroendocrine carcinoma 　　large cell neuroendocrine carcinoma 併存腫瘍（扁平上皮癌や腺癌の併存の有無） 肺に転移巣が存在する場合は，肺原発小細胞癌との鑑別が必要 　肺の小細胞癌の多くは TTF-1 陽性 　子宮原発の小細胞癌は通常 TTF-1 陰性
免疫組織化学	CD56, chromogranin A, synaptophysin（神経内分泌腫瘍の確認） 　CD56 のみ陽性の場合は，CD56 陽性となる他の腫瘍も鑑別する必要がある ACTH（多数の切片で確認する） ＊腫瘍の一部を凍結組織として保管し，必要に応じて腫瘍内の ACTH の測定を行う

点から肺病変が転移巣である可能性が高いこと，また免疫組織化学において腺癌，小細胞癌成分ともに TTF-1 が陰性であり，vimentin が陽性であることから，子宮内膜原発の腫瘍と判断した．

　肺や膵などの小細胞癌のほかに，子宮頸部，子宮体部の小細胞癌あるいはカルチノイドが異所性に ACTH や ADH を産生し，Cushing 症候群や ADH 不適切分泌症候群をきたすことがある．一般的に小細胞型神経内分泌癌では，免疫染色において CD56 が比較的高頻度に陽性を示すことが多いが，神経内分泌腫瘍以外にも発現することがあり，注意が必要である．chromogranin A や synaptophysin は神経内分泌腫瘍に特異的なマーカーと考えられるが，小細胞癌のような高悪性度の神経内分泌腫瘍ではその発現が低下することが多く，腫瘍のごく一部のみにしか発現が確認されないこともある．このような症例ではホルモン産生があっても，免疫染色ではホルモンを含有する細胞が少数のみにしか確認できないこともあり，多数の切片を作製し免疫染色を施行する必要がある．また，必要に応じ腫瘍組織の一部を凍結保存し，組織中のホルモン活性の測定を行うことも診断に有用である 表1．

（梶原　博，佐藤温洋，平澤　猛）

症例 3 非浸潤性インプラントを繰り返す卵巣漿液性境界悪性腫瘍
60代，2回経妊・2回経産

■ 現病歴

　27年前に両側卵巣の漿液性境界悪性腫瘍にて，単純子宮全摘・両側付属器切除術が施された．その14年後に左鼠径部，翌15年後に右鼠径部，23年後に左鼠径部，24年後に臍部，26年後に右鼠径部と，いずれも囊胞性腫瘍（最大5×1.5cm）が触知され摘出された．それら5回の囊胞性腫瘍は組織学的にはすべて卵巣の漿液性境界悪性腫瘍からの非浸潤性インプラント（implant）と診断された．現在，画像検査にて膀胱右側に4.3×2.5cmの囊胞性病変が認められるが，卵巣腫瘍からの6回目の非浸潤性インプラントと考えて経過観察中である．

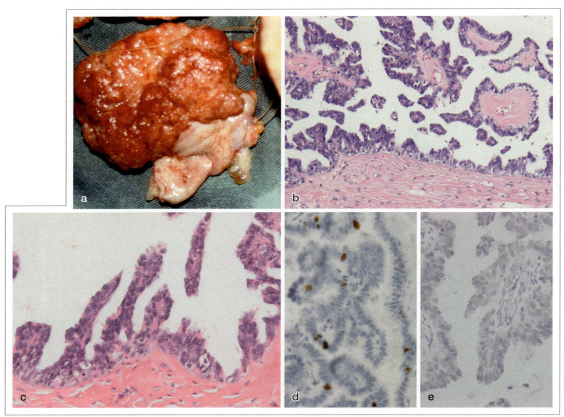

図1　27年前の右卵巣腫瘍
a：肉眼所見．10×8cmの囊胞性腫瘍で，表面に乳頭状の隆起がみられる．
b：囊胞の表面に中等度の異型を有する漿液性腫瘍細胞が乳頭状に増生している．浸潤像はみられない．
c：囊胞の内面に微小乳頭状パターンを呈して増生している．
d：Ki-67免疫染色陽性率は5%以下と低い．
e：p53免疫染色は陰性である．

病理所見

■ 卵巣腫瘍 図1

27年前の卵巣腫瘍は肉眼的に右10×8cm，左3.8×0.7cmの両側性の囊胞性腫瘍で，表面に乳頭状の隆起がみられる．顕微鏡的には，漿液性上皮が囊胞内面を裏打ちし，乳頭状に増生している．細胞異型は中等度で核分裂は目立たない．囊胞表面にも異型細胞が乳頭状に増生し，乳頭状突起の高さが横径の5倍以上ある微小乳頭状パターンもみられた．浸潤像はみられない．病理診断は漿液性境界悪性腫瘍（serous borderline tumor：SBT）の亜型である微小乳頭状変異型（micropapillary variant）であった．

■ 5回の非浸潤性インプラント

初回のインプラントは卵巣腫瘍術後14年目に，左鼠径部の腹膜と接する5×1.5cmの囊胞性腫瘍としてみられた．顕微鏡的には異型を有する漿液性上皮が囊胞内面を裏打ちし，ところにより内腔に乳頭状に突出する漿液性境界悪性囊胞性腫瘍である．腫瘍に近接する腹膜表面には中皮細胞と連続性に立方状の異型細胞がみられた 図2．

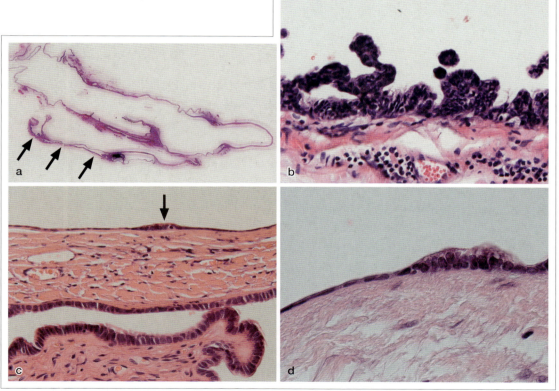

図2 左鼠径部への非浸潤性インプラント（卵巣腫瘍術後14年目）
a：腹膜（➡）に接して囊胞性腫瘍がみられる．
b：囊胞内面に異型を有する腫瘍細胞が乳頭状に増生している．
c：囊胞状腫瘍（下方）に近接する中皮の一部に異型細胞がみられる（➡）．
d：扁平な中皮と連続性に円柱状の異型細胞がみられる．卵巣の腫瘍細胞のインプラントと考えられる．

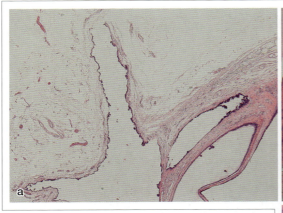
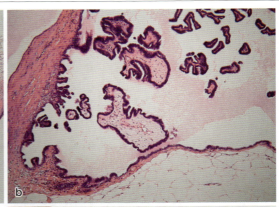
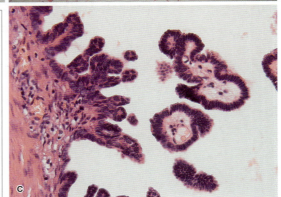

図3 右鼠径部への非浸潤性インプラント（同15年目）
a：腹壁脂肪組織内に囊胞性腫瘍がみられる．線維性隔壁に沿った進展を示している．
b：囊胞内腔に腫瘍細胞が乳頭状に増生している．
c：腫瘍細胞の細胞異型は中等度である．

　2回目のインプラント（卵巣腫瘍術後15年目）は右鼠径部腹膜に接する3×2cmの漿液性境界悪性囊胞性腫瘍 図3 ．3回目のインプラント（同23年目）は左鼠径部腹膜に接する1.4×1.4cmの囊胞性腫瘍で，同様に漿液性境界悪性腫瘍であった．

　4回目のインプラント（同24年目）は臍の皮膚から膨隆するやや硬い弾性のある腫瘍で，シスター・ジョゼフの小結節（Sister Joseph's nodule）を呈している．割面像では3×2.2cmと1.5×1.5cmの囊胞性腫瘍で腫瘍の深部は腹膜脂肪組織に存在し，腹直筋の白線を貫き，表皮を下方から圧排している．顕微鏡的には漿液性の腺上皮が囊胞内面を裏打ちしている．細胞の多層化と乳頭状の増生をみるが，浸潤像はみられない．中等度の細胞異型を示し，核分裂は乏しい 図4 ．

　5回目のインプラント（同26年目）は右鼠径部の2.9×1.9cmの多房性の囊胞性腫瘍で皮下から腹腔側にかけてみられた．周囲との境界はやや不規則であったが，浸潤像はみられない．これまでと同様の漿液性境界悪性囊胞性腫瘍であった 図5 ．

■ 卵巣腫瘍と5回の非浸潤性インプラントの比較

　卵巣漿液性境界悪性腫瘍と5回の非浸潤性インプラントの組織像を比較すると，細胞異型はともに中等度で，インプラントを繰り返しても細胞の異型は増してはいない．核分裂像は乏しい．MIB-1（Ki-67）の陽性率はともに低く，5%以下である 図1d, 4e ．p53免疫染色は陰性であった 図1e, 4f ．このことは腫瘍の悪性度

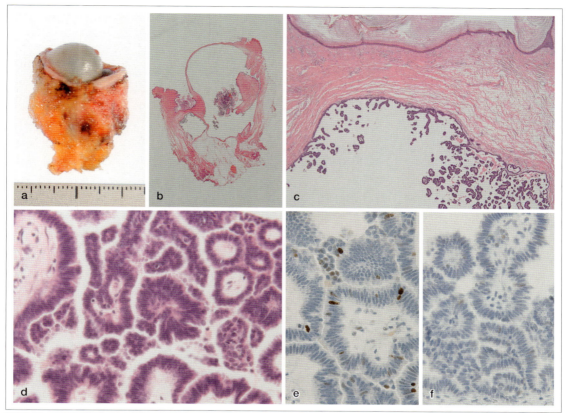

図4 臍への非浸潤性インプラント（同24年目）
a：肉眼的に臍から隆起する腫瘍である．
b：腫瘍の割面では，嚢胞状の腫瘍で内面に乳頭状の増生巣がみられる．上部は臍の表皮，下面は腹膜である．
c：臍の表皮を下から押し上げる嚢胞性腫瘍で，嚢胞内面には乳頭状の突出がみられる．浸潤像はみられない．
d：腫瘍細胞は嚢胞内面で乳頭状に増生しているが，浸潤像はみられない．細胞異型は中等度である．
e：Ki-67免疫染色陽性率は5％以下と低い．
f：p53免疫染色は陰性である．

が26年間に変化しておらず，境界悪性腫瘍のままであることを示している．いずれの腫瘍でも腫瘍細胞のリンパ管，血管浸潤は認められない．

鑑別診断

卵巣の漿液性境界悪性腫瘍でしばしば起こる腹膜や大網への播種はインプラントと呼ばれる．インプラントは漿液性境界悪性腫瘍のなかでも特に本症例のように，表在性乳頭状腫瘍や微小乳頭状パターンを有する例に多くみられる．おそらく卵巣腫瘍から腹膜表面などに散布された腫瘍細胞が長期間に次々と発育していくものと考えられる 図6．

インプラントは非浸潤性と浸潤性とに分けられるが，双方の鑑別がきわめて重要である．浸潤性インプラント（すなわち低異型度漿液性癌）とは播種された腫瘍細胞が腹膜下組織や大網の脂肪組織に浸潤しているものをいう．一方，非浸潤性インプラントでは腫瘍細胞が腹膜や大網の表面に散布されたように存在する．脂肪組織

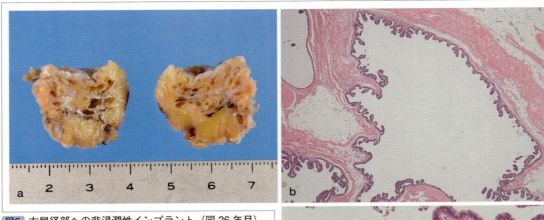

図5 右鼠径部への非浸潤性インプラント（同26年目）
a：鼠径部の皮下から腹腔側に多房性の囊胞性腫瘍がみられる．上面は表皮，下面は腹膜である．
b：腹壁脂肪織の線維性隔壁に沿って囊胞をみるが，浸潤像はみられない．
c：乳頭状に増生しているが浸潤像はみられない．細胞異型は中等度である．

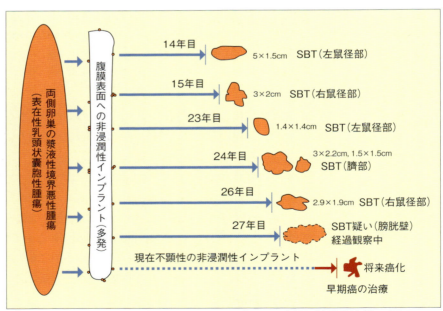

図6 非浸潤性インプラントの発生から浸潤性インプラント（低異型度漿液性癌）に至るフローチャート
腹腔内に不顕性の非浸潤性インプラントが存在していると考えられる．非浸潤性インプラントが低異型度漿液性癌へと進行する可能性があり，注意深い経過観察が必要である．

小葉間の線維性隔壁に進展するものも含める．本症例は脂肪組織小葉間で発育した囊胞状の非浸潤性インプラントが腹壁の薄い鼠径部や臍部から膨隆し触知されたものである．重要なのは，腹壁脂肪織内や大網などに腫瘍を認めても，非浸潤性のインプラントであれば，本症例のように予後が良好なことである．過度の治療は控える必要がある．

　現在画像検査でみられる膀胱右側の囊胞状病変は非浸潤性インプラントと考えられ経過観察中である．不顕性のインプラントが今後新たに顕在化する可能性も大きい．それらが上皮内腺癌や微小浸潤を伴う境界悪性腫瘍を経て浸潤性インプラント（低異型度漿液性癌）に移行する時期が来る危険性を考慮する必要がある 図6 ．

（手島伸一，岸　宏久）

症例 4 平滑筋腫瘍との鑑別を要した子宮の血管周囲性類上皮細胞腫
30代後半，3回経妊・3回経産

■ 現病歴

初め子宮底部から有茎性に発育する超手拳大の漿膜下腫瘍がみつかり，子宮筋腫の術前診断で腹腔鏡補助下腟式子宮全摘術が施行された 図1．その6年後に骨盤腔に20cm大の再発腫瘍が認められ，摘出術を計7回施行された．再発時，腸管表面には多数の播種性病巣が認められた．

■ 既往歴

特記すべき既往歴はなく，結節性硬化症を示唆する所見もない．

病理所見

腫瘍は初回も再発時もほぼ同様の組織像を示し，弱好酸性あるいは淡明な細胞質と類円形核を有する類上皮細胞が血管周囲性に増殖している 図2．核は中型で核小体を有し，核分裂像は強拡大10視野当たり原発腫瘍で0～2個，再発腫瘍で3～5個程度である．

メラニン細胞マーカーのHMB45やMelan-Aがびまん性に陽性で，筋原性マーカーのα-SMAやdesminも一部の細胞に陽性である．上皮性マーカーのAE1/AE3，CAM5.2は陰性である．mTOR下流分子のTFE3，cathepsin Kが陽性で 図3，TSC2（tuberin）の消失はみられない．Ki-67陽性率は原発腫瘍で3%未満，再発腫瘍で5%程度である．

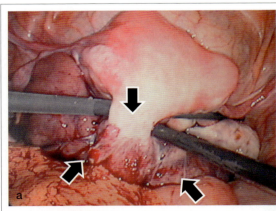
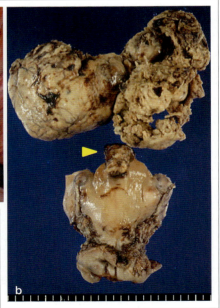

図1 初回手術の肉眼所見
a：腹腔鏡写真．子宮底部から有茎性腫瘍がDouglas窩に発育している（➡）．
b：子宮腫瘍の固定後肉眼像．腫瘍塊は子宮底部（▷）から分断されている．

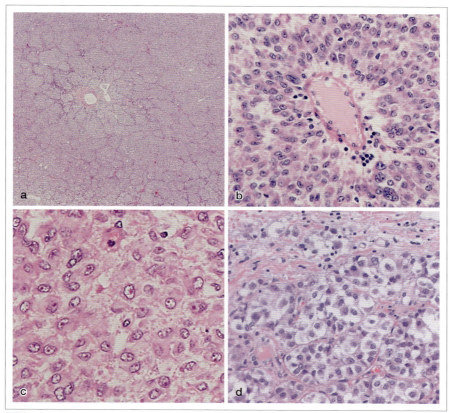

図2 HE所見
a：類洞様血管を伴う充実性の腫瘍胞巣
b：血管周囲性の放射状細胞配列を示す．
c：腫瘍の大部分を構成する類上皮細胞
d：胞巣状軟部肉腫を模倣する像もみられる．

*SFPQ-TFE3*の融合遺伝子検索を行うも陽性所見は得られず，fluorescence in situ hybridization（FISH）においても*TFE3*の再構成は認められない 図4．

以上の所見を総合して血管周囲性類上皮細胞腫（perivascular epithelioid cell tumor：PEComa）と診断した．

鑑別診断

子宮原発のPEComaはWHO分類2014では「その他の間葉系腫瘍（miscellaneous mesenchymal tumours）」に位置づけられる．結節性硬化症に合併しやすい血管筋脂肪腫やリンパ脈管筋腫症も含まれるが，消化管，子宮，膀胱における多数解析例のほとんどは散発性である．免疫染色では大半のPEComa細胞に筋原性マーカー陽性細胞が認められ，また類上皮平滑筋腫瘍においてもメラニン細胞マーカー陽性細胞の存在が報告されている．このため組織学的に両者の鑑別が問題になる．

近年，PEComaとその関連腫瘍における研究で興味深い知見が発表されてきた．microphthamia（MiT）/TFEファミリーの1つである*TFE3*に再構成を伴う

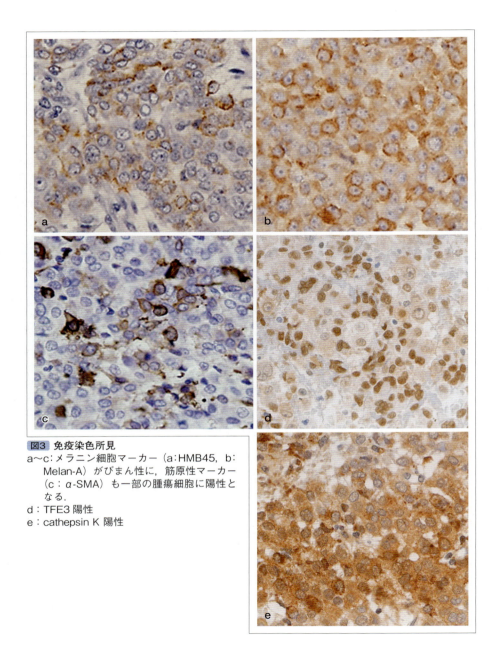

図3 免疫染色所見
a〜c：メラニン細胞マーカー（a：HMB45, b：Melan-A）がびまん性に, 筋原性マーカー（c：α-SMA）も一部の腫瘍細胞に陽性となる.
d：TFE3 陽性
e：cathepsin K 陽性

PEComa があること, 融合遺伝子がみつからなくとも免疫染色で TFE3 陽性例があり, 下流の cathepsin K が陽性になることもわかってきた. 本症例を含め, 子宮原発の PEComa においては *TFE3* 再構成がなくても免疫染色で TFE3 陽性になりうるため, これらの所見が類上皮平滑筋腫瘍との鑑別に役立つかどうか, 今後 HMB45 陽性の類上皮平滑筋腫瘍との比較検討が待たれる.

　将来的に本腫瘍の位置づけが変わる可能性もあるが, 現時点での鑑別フローチャートを示す 図5 . 婦人科臓器の PEComa にも少数例ながら *TFE3* 再構成例が報告されている. *TFE3* 再構成を示す PEComa は発生臓器にかかわらず若年層主体で, 胞巣状軟部肉腫や Xp11.2 転座型腎細胞癌に類似する像を示し, HMB45

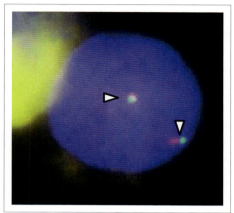

図4 FISH 所見
X 染色体上の *TFE3* 再構成は認められない (▷).

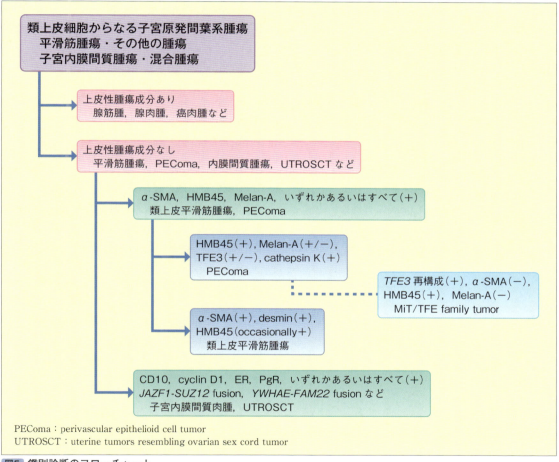

PEComa：perivascular epithelioid cell tumor
UTROSCT：uterine tumors resembling ovarian sex cord tumor

図5 鑑別診断のフローチャート

のみが陽性で筋原性マーカーや Melan-A は陰性である．PEComa が *TFE3* 再構成の有無で細分化されるのか，Xp11.2 転座型腎細胞癌や悪性黒色腫，胞巣状軟部肉腫などとの関連の解明がさらに進むと思われる．

表1 PEComaの悪性度分類

① 良 性	腫瘍径が5cm未満，浸潤なし，高度核異型や高細胞密度部分なし，壊死なし，脈管侵襲なし，核分裂が強拡大50視野当たり1個以下，のすべてを満たす
② uncertain malignant potential	核異型のみ，または腫瘍径が5cmより大のみ
③ 悪 性	腫瘍径が5cmより大，浸潤あり，高度核異型や高細胞密度部分あり，核分裂が強拡大50視野当たり1個より多い，壊死あり，脈管侵襲ありのいずれか2項目以上

PEComaの悪性度分類

PEComaの悪性度分類をFolpeらは 表1 のように提唱した．その後，Schoolmeesterらは婦人科臓器のPEComaについてこれを改変し，腫瘍径，高度核異型，壊死，脈管侵襲，核分裂の4要素が 表1 ③を満たすものを悪性とした場合に転移と相関することを示した．

治療

最近，わが国ではmTOR阻害剤のラパマイシンがリンパ脈管筋腫症に対する薬事承認を受けた．興味深いことに結節性硬化症の責任遺伝子の1つである*TSC2*に変異や欠失を伴うPEComaでmTOR阻害剤奏効例が報告され，一方で*TFE3*再構成をもつPEComaには*TSC2*の変異や欠失が認められないとの報告もある．PEComaに有効な治療法を確立するため，さらなる臨床病理学的研究が求められている．

〈古屋充子，加藤生真，新野　史〉

症例 5 多彩な上皮の増殖からなる卵巣の混合性上皮性腫瘍

50代，4回経妊・3回経産

■ 現病歴

下血にて受診．注腸造影でS状結腸領域に外壁からの圧排所見があり，MRI，PET/CT で右悪性卵巣腫瘍を疑われた．腫瘍マーカーは CA19-9，CA125，SCC が高値であった．準広汎子宮全摘術，両側付属器切除，骨盤内および傍大動脈リンパ節郭清，大網切除，直腸低位前方切除術が施行された（pT2cN0M0）．

病理所見

肉眼的には内腔に乳頭状隆起性増殖部分を伴う7cm大の囊胞性腫瘍である．割面では隆起部は透明感を欠く灰白色で，内膜症性変化が示唆される茶褐色調部分が混在していた．合併切除された直腸とは線維性に癒着していたが，腫瘍の直接浸潤は認めなかった．

組織学的には，線維性に肥厚した囊胞壁内に，大型乳頭状～充実性を呈する隆起性増殖部分が認められた 図1．壁を被覆する主な構造は高円柱上皮の融合腺管状および鋸歯状増生と，好酸性～淡明な胞体を有する肥厚性重層扁平上皮の乳頭状増生からなっていた 図2．強拡大像では上皮細胞の形態はきわめて多彩で，比較的極性が保たれた頸管腺型粘液性円柱上皮 図3，顕著な好中球浸潤を伴う重層扁平上皮 図4，またいずれの細胞とも異なる好酸性細胞（indifferent cell）図5 により構成されていた．頸管腺型粘液性上皮と重層扁平上皮にはしばしば移行像がみられた 図6．砂粒体形成を伴う乳頭状増殖部分も認められた 図7．個々の細胞の核異型性は軽度～中等度で，核分裂像は目立たず，壊死はみられなかった．背景の線維性囊胞壁にはヘモジデリン沈着の顕著な内膜症像が認められた 図8．奇形腫の成分はみられなかった．

以上の所見から，mixed-epithelial papillary cystadenoma of borderline malig-

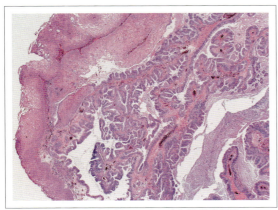

図1 大型乳頭状～充実性を呈する隆起性増殖部分

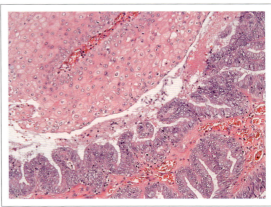

図2 高円柱上皮の融合腺管状・鋸歯状増生と肥厚性重層扁平上皮の乳頭状増生

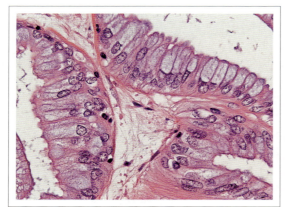

図3　頸管腺型粘液性円柱上皮細胞

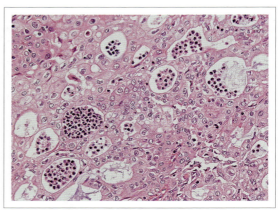

図4　顕著な好中球浸潤を伴う重層扁平上皮胞巣

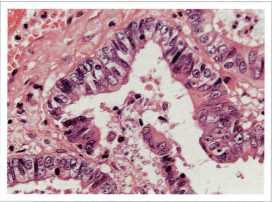

図5　好酸性細胞（indifferent cell）

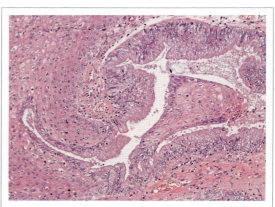

図6　頸管腺型粘液性上皮と重層扁平上皮の移行像

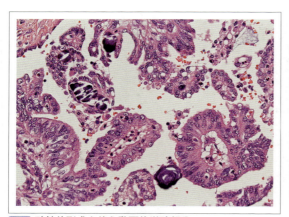

図7　砂粒体形成を伴う乳頭状増殖部分

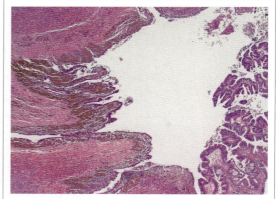

図8　背景の内膜症像

nancy of Müllerian type with squamous overgrowth（MEBMMSO）と診断した．

鑑別診断と疾患の位置づけ

　その上皮構造の多彩性から，鑑別診断には境界〜悪性粘液性腫瘍，漿液性腫瘍，

表1 MEBMMSO と MEBMM の比較

	MEBMMSO	MEBMM
平均年齢	57	40
Stage 1 の頻度（%）	75	100
平均腫瘍径（cm）	9.5	10
好中球浸潤	高度	高度
内膜症の合併（%）	100	100

(Nagai Y, et al. Squamous predominance in mixed-epithelial papillary cystadenomas of borderline malignancy of müllerian type arising in endometriotic cysts：a study of four cases. Am J Surg Pathol 2003：27：242-7 を基に筆者作成)

類内膜腫瘍，扁平上皮癌，増殖性ブレンナー腫瘍および悪性成分を伴う奇形腫などが挙げられる．

卵巣粘液性境界悪性腫瘍は，組織学的および臨床病理学的な特徴の違いから腸型（intestinal type）と内頸部様（endocervical-like）に分けられており，内頸部様境界悪性腫瘍は endocervical-like mucinous borderline tumor, müllerian mucinous borderline tumor, atypical proliferative Müllerian tumor などの名称で呼ばれ，これらは腸型境界悪性腫瘍とは異なり，両側性が多くしばしば乳頭状に増殖し，高い頻度での内膜症の合併や好中球を主体とする炎症細胞浸潤が特徴的である．

このような，漿液性腫瘍に類似する乳頭状構造をとり2種類以上のミュラー管型上皮からなる境界悪性腫瘍は，ミュラー管混合型乳頭状嚢胞性境界悪性腫瘍（mixed-epithelial papillary cystadenoma of borderline malignancy of Müllerian type：MEBMM）として報告された．その後，MEBMM のうち扁平上皮分化の著しい症例群に対し MEBMM with squamous overgrowth（MEBMMSO）の名称が与えられ，MEBMMSO は MEBMM と比して発生年齢と病期が高い傾向を有するとされる 表1．WHO 分類 2014 に当てはめると，これらは漿液粘液性境界悪性腫瘍（seromucinous borderline tumor）の亜型に位置づけられる．

免疫組織化学的に腫瘍性上皮の多くは CK7，ER，PgR に陽性，CK20，CDX2，WT1 に陰性である．近年，本腫瘍型における *ARID1A* 遺伝子変異が指摘され，類内膜腫瘍および明細胞性腫瘍との関連が示唆されている．

MEBMMSO の HE 診断上のポイントは，① 頸管腺型粘液上皮の乳頭状増殖像，② 組織構築，細胞形態と異型性の程度の多彩性，③ "eosinophilic indifferent cell" の存在，④ 顕著な好中球浸潤，⑤ 内膜症の合併に着目することである．

治療

境界悪性腫瘍に準じて腫瘍切除が行われるが，周辺臓器への浸潤が疑われる場合は子宮全摘，両側付属器切除，大網切除，骨盤内および傍大動脈リンパ節郭清が考慮される．文献的に再発例の報告はみられるが，死亡例はまれである．

（浦野　誠，北川　諭，黒田　誠）

参考文献

1章　病理診断の流れとポイント
婦人科腫瘍の診断
- Karen H Lu 編．青木大輔監訳．遺伝性婦人科癌―リスク・予防・マネジメント．東京：医学書院；2011．
- 新井正美編．癌の遺伝医療．東京：南江堂；2015．
- 縄田修吾ほか．子宮頸癌の検診・診断．腫瘍マーカー，バイオマーカー．日本臨牀 2012；70：S167-70．
- 馬場　長ほか．子宮体癌の検診・診断．腫瘍マーカー，バイオマーカー．日本臨牀 2012；70：S372-6．
- 片岡史夫，青木大輔．卵巣癌の検診・診断．腫瘍マーカー，バイオマーカー．日本臨牀 2012；70：S543-8．
- 本山悌一．ベセスダシステムの精神と細胞診・組織診の精度管理．日臨細胞誌 2012；51：39-41．
- 本山悌一．子宮頸部生検において正確な病理診断を得るために．日婦病理会誌 2012；3；39-46．

2章　診断のための基本知識
画像診断
- Andreano A, et al. MR diffusion imaging for preoperative staging of myometrial invasion in patients with endometrial cancer：a systematic review and meta-analysis. Eur Radiol 2014；24：1327-38.
- Chang MC, et al. 18F-FDG PET or PET/CT for detection of metastatic lymph nodes in patients with endometrial cancer：a systematic review and meta-analysis. Eur J Radiol 2012；81：3511-7.
- Kobayashi H, et al. Risk of developing ovarian cancer among women with ovarian endometrioma：a cohort study in Shizuoka, Japan. Int J Gynecol Cancer 2007；17：37-43.
- Kurman RJ, Shih IeM. The origin and pathogenesis of epithelial ovarian cancer：a proposed unifying theory. Am J Surg Pathol 2010；34：433-43.
- Perez-Medina T, et al. Prospective evaluation of 18-fluoro-2-deoxy-D-glucose positron emission tomography for the discrimination of paraaortic nodal spread in patients with locally advanced cervical carcinoma. Int J Gynecol Cancer 2013；23：170-5.
- Yoshizako T, et al. MR imaging of uterine adenosarcoma：case report and literature review. Magn Reson Med Sci 2011；10：251-4.
- 今岡いずみ，田中優美子．婦人科 MRI アトラス．東京：学研メディカル秀潤社；2004．
- 田中優美子．産婦人科の画像診断．東京：金原出版；2014．

細胞診断
- 平成 20 年度 厚生労働省がん研究助成金「がん検診の適切な方法とその評価法の確立に関する研究」班，平成 21 年度 厚生労働省がん研究助成金「がん検診の評価とあり方に関する研究」班（主任研究者：濱島ちさと）．有効性評価に基づく子宮頸がん検診ガイドライン．2009．
  http://canscreen.ncc.go.jp/pdf/guideline/shikyukei-full 0912.pdf
- Solomon D, Nayar R 編．平井康夫監訳．ベセスダシステム 2001 アトラス．東京：シュプリンガー・ジャパン；2007．
- 日本産科婦人科学会ほか編．子宮頸癌取扱い規約．第 3 版．東京：金原出版；2012．p.13-4．
- 日本産婦人科医会．ベセスダシステム 2001 準拠子宮頸部細胞診報告様式の理解のために．2008．
- 日本産科婦人科学会，日本産婦人科医会編．産婦人科診療ガイドライン―婦人科外来編

2014. 2014.
- Saslow D, et al. American cancer society, American society for colposcopy and cervical pathology, and American society for clinical pathology screening guidelines for the prevention and early detection of cervical cancer. CA Cancer J Clin 2012；62：147-72/Am J Clin Pathol 2012；137：516-42.
- Kino M, et al. Endometrial lesion cytodiagnosis comparing the Masubuchi method and Honest Super Brush. 日臨細胞誌 2012；51：105-9.
- Hasumi K, et al. Small endometrial carcinoma 10 mm or less in diameter：clinicopathologic and histogenetic study of 131 cases for early detection and treatment. Cancer Med 2013；2：872-80.
- 日本産科婦人科学会ほか編．子宮体癌取扱い規約．第3版．東京：金原出版；2012. p.15.
- 杉山裕子ほか．細胞診と組織診からみた子宮体癌の診断．日臨細胞誌 2008；47：324-9.
- Yanoh K, et al. New diagnostic reporting format for endometrial cytology based on cytoarchitectural criteria. Cytopathology 2009；20：388-94.
- Pecorelli S. Revised FIGO staging for carcinoma of the vulva, cervix, and endometrium. Int J Gynaecol Obstet 2009；105：103-4.
- 日本婦人科腫瘍学会編．子宮体がん治療ガイドライン2013年版．東京：金原出版；2013.
- 日本婦人科腫瘍学会編．子宮頸癌治療ガイドライン2011年版．東京：金原出版；2011.
- 日本臨床細胞学会編．細胞診ガイドライン1 婦人科・泌尿器 2015年版．東京：金原出版；2015.
- 日本産科婦人科学会，日本病理学会編．卵巣腫瘍・卵管癌・腹膜癌取扱い規約 臨床編．第1版．東京：金原出版；2015.

免疫組織化学的マーカー

- Yasuda M, et al. Endometrial intraepithelial carcinoma in association with polyp：review of eight cases. Diagn Pathol 2013；8：25.
- Zheng W, et al. A proposed model for endometrial serous carcinogenesis. Am J Surg Pathol 2011；35：E1-14.
- Yemelyanova A, et al. Endocervical adenocarcinomas with prominent endometrial or endomyometrial involvement simulating primary endometrial carcinomas：utility of HPV DNA detection and immunohistochemical expression of p16 and hormone receptors to confirm the cervical origin of the corpus tumor. Am J Surg Pathol 2009；33：914-24.
- Chivukula M, et al. Carcinomas of Distal Fallopian Tube and Their Association with Tubal Intraepithelial Carcinoma：Do They Share a Common "Precursor" Lesion？Loss of Heterozygosity and Immunohistochemical Analysis Using PAX 2, WT-1, and P53 Markers. ISRN Obstet Gynecol 2011；2011：858647.
- Jones S, et al. Frequent mutations of chromatin remodeling gene ARID1A in ovarian clear cell carcinoma. Science 2010；8：228-31.
- Wiegand KC, et al. ARID1A mutations in endometriosis-associated ovarian carcinomas. N Engl J Med 2010；14：1532-43.
- Cao D, et al. SALL4 is a novel sensitive and specific marker of ovarian primitive germ cell tumors and is particularly useful in distinguishing yolk sac tumor from clear cell carcinoma. Am J Surg Pathol 2009；33：894-904.
- Maeda D, et al. Glypican-3 expression in clear cell adenocarcinoma of the ovary. Mod Pathol 2009；22：824-32.
- Cheng L, et al. OCT4：biological functions and clinical applications as a marker of germ cell neoplasia. J Pathol 2007；211：1-9.
- Katoh T, et al. Estrogen-producing endometrioid adenocarcinoma resembling sex cord-stromal tumor of the ovary：a review of four postmenopausal cases. Diagn Pathol 2012；7：164.
- Miettinen M, et al. SALL4 expression in germ cell and non-germ cell tumors：a systematic immunohistochemical study of 3215 cases. Am J Surg Pathol 2014；38：410-20.

子宮頸癌の病理診断と治療

- 日本産科婦人科学会ほか編．子宮頸癌取扱い規約．第3版．東京：金原出版；2012．
- 日本婦人科腫瘍学会編．子宮頸癌治療ガイドライン2011年版．東京：金原出版；2011．
- Sevin BU, et al. Microinvasive carcinoma of the cervix. Cancer 1992；70：2121-8.
- van Meurs H, et al. Frequency of pelvic lymph node metastases and parametrial involvement in stage IA2 cervical cancer：a population-based study and literature review. Int J Gynecol Cancer 2009；19：21-6.
- Elliott P, et al. Early invasive（FIGO stage IA）carcinoma of the cervix：a clinico-pathologic study of 476 cases. Int J Gynecol Cancer 2000；10：42-52.
- 日本産科婦人科学会婦人科腫瘍委員会報告．2012年度患者年報．2014年3月．http://plaza.umin.ac.jp/~jsog-go/kanja_2012.pdf
- National Comprehensive Cancer Network. NCCN Guidelines®. http://www.nccn.org/professionals/physician_gls/f_guidelines.asp
- Fuller AF Jr, et al. Determinants of increased risk for recurrence in patients undergoing radical hysterectomy for stage IB and ⅡA carcinoma of the cervix. Gynecol Oncol 1989；33：34-9.
- Micha JP, et al. Surgery alone or surgery with a combination radiation or chemoradiation for management of patients with bulky-stage IB2 cervical carcinoma. Int J Gynecol Cancer 2006；16：1147-51.
- Niikura H, et al. Sentinel lymph node detection in early cervical cancer with combination 99mTc phytate and patent blue. Gynecol Oncol 2004；94：528-32.
- Kim SM, et al. Overall 5-year survival rate and prognostic factors in patients with stage IB and ⅡA cervical cancer treated by radical hysterectomy and pelvic lymph node dissection. Int J Gynecol Cancer 2000；10：305-12.
- Olawaiye A, et al. Abdominal radical trachelectomy：Success and pitfalls in a general gynecologic oncology practice. Gynecol Oncol 2009；112：506-10.
- Diaz JP, et al. Oncologic outcome of fertility-sparing radical trachelectomy versus radical hysterectomy for stage IB1 cervical carcinoma. Gynecol Oncol 2008；111：255-60.

子宮体癌の病理診断と治療

- Matsuda T, et al. The Japan Cancer Surveillance Research Group. Cancer incidence and incidence rates in Japan in 2002：based on data from 11 population-based cancer registries．Jpn J Clin Oncol 2008；38：641-8.
- 片渕秀隆，田代浩徳．内膜癌の分子生物学．石倉　浩ほか編．子宮腫瘍病理アトラス．東京：文光堂；2007. p.62-9.
- Gunter MJ, et al. A prospective evaluation of insulin and insulin-like growth factor-I as risk factors for endometrial cancer. Cancer Epidemiol Biomarkers Prev 2008；17：921-9.
- Levin VV, et al. Biological sigficance of prolactin in gynecologic cancers．Cancer Res 2009；69：5226-33.
- 日本産科婦人科学会ほか編．子宮体癌取扱い規約．第3版．東京：金原出版；2012．
- 日本婦人科腫瘍学会編．子宮体がん治療ガイドライン2013年版．東京：金原出版；2013．
- Johnson N, et al. Adjuvant chemotherapy for endometrial cancer after hysterectomy. Cochrane Database Syst Rev 2011；10：CD003175.
- Lewin SN, et al. Comparative performance of the 2009 international Federation of gynecology and obstetrics, staging system for uterine corpus cancer. Obstet Gynecol 2010；116：1141-9.
- Evans-Metcalf ER, et al. Profile of women 45 years of age and younger with endometrial cancer. Obstet Gynecol 1998；91：349-54.
- Thigpen JT, et al. Oral medroxyprogesterone acetate in the treatment of advanced or recurrent endometrial carcinoma：a dose-response study by the Gynecologic Oncology Group. J Clin Oncol 1999；17：1736-44.
- 齋藤文誉ほか．若年発症子宮内膜癌の病態におけるプロラクチンの臨床的意義．日婦腫瘍会

誌 2011；29：697-703.

卵巣癌の病理診断と治療

- WHO GLOBOCAN 2012 Population Fact Sheets.
  http://globocan.iarc.fr/Pages/fact_sheets_population.aspx
- 国立がん研究センターがん対策情報センター データベース
  http://gdb.ganjoho.jp/graph_db/index?lang=ja
- 日本産科婦人科学会，日本病理学会編．卵巣腫瘍取扱い規約 第1部 組織分類ならびにカラーアトラス．第2版．東京：金原出版；2009．p.42.
- Ferraro S, et al. Serum human epididymis protein 4 vs carbohydrate antigen 125 for ovarian cancer diagnosis：a systematic review. J Clin Pathol 2013；66：273-81.
- Prat J, FIGO Committee on Gynecologic Oncology. Staging classification for cancer of the ovary, fallopian tube, and peritoneum. Int J Gynaecol Obstet 2014；124：1-5.
- Kurman RJ, Shih IeM. Molecular pathogenesis and extraovarian origin of epithelial ovarian cancer—shifting the paradigm. Hum Pathol 2011；42：918-31.
- 日本婦人科腫瘍学会編．卵巣がん治療ガイドライン 2015 年版．東京：金原出版；2015.
- 日本産科婦人科学会編．卵巣腫瘍取扱い規約 第2部．第2版．東京：金原出版；1997．p.9-14.
- 日本産科婦人科学会婦人科腫瘍委員会．婦人科腫瘍委員会報告 2012 年度患者年報．日産婦誌 2014；66：995-1038.
- 日本産科婦人科学会，日本病理学会編．卵巣腫瘍・卵管癌・腹膜癌取扱い規約 臨床編．第1版．東京：金原出版；2015.

3章 子宮腫瘍の概要と鑑別診断

子宮頸部扁平上皮癌と関連病変

- Darragh TM, et al. The Lower Anogenital Squamous Terminology Standardization Project for HPV-Associated Lesions: background and consensus recommendations from the College of American Pathologists and the American Society for Colposcopy and Cervical Pathology. Arch Pathol Lab Med 2012；136：1266-97.
- Quinn MA, et al. Carcinoma of the cervix uteri. FIGO 26th Annual Report on the Results of Treatment in Gynecological Cancer. Int J Gynaecol Obstet 2006；95：S43-103.
- Koenig C, et al. Papillary squamotransitional cell carcinoma of the cervix：a report of 32 cases. Am J Surg Pathol 1997；21：915-21.
- Chao A, et al. Does Epstein-Barr virus play a role in lymphoepithelioma-like carcinoma of the uterine cervix? Int J Gynecol Pathol 2009；28：279-85.
- Moscicki AB, et al. Updating the natural history of human papillomavirus and anogenital cancers. Vaccine 2012；30：F24-33.

子宮頸部腺癌と関連病変

- Ioffe OB, et al. Proposal of a new scoring sheme for the diagnosis of noninvasive endocervical glandular lesions. Am J Surg Pathol 2003；27：452-60.
- Lee KR, Flynn CE. Early invasive adenocarcinoma of the cervix. A histopathologic analysis of 40 cases with observations concerning histogenesis. Cancer 2000；89：1048-55.
- Young RH, Clement PB. Endocervical adenocarcinoma and its variants：their morphology and differential diagnosis. Histopathology 2002；41：185-207.
- Mikami Y, McCluggage WG. Endocervical glandular lesions exhibiting gastric differentiation：an emerging spectrum of benign, premalignant, and malignant lesions. Adv Anat Pathol 2013；20：227-37.

子宮頸部腺扁平上皮癌，腺様基底細胞癌および腺様嚢胞癌

- Kurman RJ, et al. eds. WHO Classification of Tumours of Female Reproductive Organs.

4th ed. Lyon：IARC；2014.
- 日本産科婦人科学会ほか編．子宮頸癌取扱い規約．第3版．東京：金原出版；2012.
- 加藤哲子．腺扁平上皮癌．腫瘍病理鑑別診断アトラス　子宮頸癌．東京：文光堂；2009. p.100-6.
- 加藤哲子．腺扁平上皮癌．子宮腫瘍病理アトラス．東京：文光堂；2007. p.165-6.
- 九島巳樹，本山悌一．腺様嚢胞癌．子宮腫瘍病理アトラス．東京：文光堂；2007. p.167-9.
- 石倉　浩．腺様基底細胞癌．子宮腫瘍病理アトラス．東京：文光堂；2007. p.170-1.

子宮頸部神経内分泌腫瘍

- Kurman RJ, et al. eds. WHO Classification of Tumours of Female Reproductive Organs. 4th ed. Lyon：IARC；2014.
- 日本産科婦人科学会ほか編．子宮頸癌取扱い規約．第3版．東京：金原出版；2012.
- 本山悌一．神経内分泌腫瘍．腫瘍病理鑑別診断アトラス　子宮頸癌．東京：文光堂；2009. p.107-12.
- 清川貴子．神経内分泌腫瘍．子宮腫瘍アトラス．東京：文光堂；2007．p.172-5.
- 大場岳彦，石川雄一．肺神経内分泌腫瘍の分類と組織診断．病理と臨 28：151-5.
- 長村義之．神経内分泌腫瘍の分類とその問題．病理と臨 29：440-3.
- 元井紀子，石川雄一．肺に発生する神経内分泌腫瘍．病理と臨 29：444-50.
- 大池信之，諸星利男．膵・消化管に発生する神経内分泌腫瘍．病理と臨 29：451-9.

子宮内膜癌と関連病変

- Kurman RJ, et al. eds. WHO Classification of Tumours of Female Reproductive Organs. 4th ed. Lyon：IARC；2014.
- 日本産婦人科学会ほか編．子宮体癌取扱い規約．第3版．東京：金原出版；2012.
- 日本産婦人科学会ほか編．子宮頸癌取扱い規約．第3版．東京：金原出版；2012.
- Clement PB, Young RH. Endometrioid carcinoma of the uterine corpus：a review of its pathology with emphasis on recent advances and problematic aspects. Adv Anat Pathol 2002；9：145-84.
- Clement PB, Young RH. Non-endometrioid carcinomas of the uterine corpus：a review of their pathology with emphasis on recent advances and problematic aspects. Adv Anat Pathol 2004；11：117-42.
- Hamilton CA, et al. Uterine papillary serous and clear cell carcinomas predict for poorer survival compared to grade 3 endometrioid corpus cancers. Br J Cancer 2006；94：642-6.
- Silva EG, et al. Undifferentiated carcinoma of the endometrium：a review. Pathology 2007；39：134-8.
- Ip PP, et al. Papillary proliferation of the endometrium：a clinicopathologic study of 59 cases of simple and complex papillae without cytologic atypia. Am J Surg Pathol 2013；37：167-77.

子宮内膜間質肉腫と関連病変

- McCluggage WG, et al. Uterine endometrial stromal sarcoma with smooth muscle and glandular differentiation. J Clin Pathol 2001；54：481-3.
- Baker PM, et al. Unusual morphologic features of endometrial stromal tumors：a report of 2 cases. Am J Surg Pathol 2005；29：1394-8.
- Chiang S, Oliva E. Recent developments in uterine mesenchymal neoplasms. Histopathology 2013；62：124-37.
- Oliva E. Cellular mesenchymal tumors of the uterus：a review emphasizing recent observations. Int J Gynecol Pathol 2014；33：374-84.
- Sciallis AP, et al. High-grade endometrial stromal sarcomas：a clinicopathologic study of a group of tumors with heterogenous morphologic and genetic features. Am J Surg Pathol 2014；38：1161-72.

平滑筋肉腫と関連病変

- Bell SW, et al. Problematic uterine smooth muscle neoplasms. A clinicopathologic study of 213 cases. Am J Surg Pathol 1994；18：535-58.
- Ip PP, et al. Uterine smooth muscle tumors of uncertain malignant potential (STUMP)：A clinicopathologic analysis of 16 cases. Am J Surg Pathol 2009；33：992-1005.
- Chiang S, Oliva E. Recent developments in uterine mesenchymal neoplasms. Histopathology 2013；62：124-37.
- Crose S, et al. Uterine leiomyomas with bizarre nuclei. A clinicopathologic study of 59 cases. Am J Surg Pathol 2014；38：1330-9.
- 本山悌一．子宮体部平滑筋腫瘍．病理と臨 2008；26：374-9.
- 清川貴子．子宮平滑筋肉腫の病理像．日婦腫瘍会誌 2015；33：153-60.

悪性上皮性・間葉性混合腫瘍と関連病変

- Clement PB, Scully RE. Müllerian adenosarcoma of the uterus：a clinicopathologic analysis of 100 cases with a review of the literature. Hum Pathol 1990；21：363-81.
- Mourits MJ, et al. Tamoxifen treatment and gynecologic side effects: a review. Obstet Gynecol 2001；97：855-66.
- Wada H, et al. Molecular evidence that most but not all carcinosarcomas of the uterus are combination tumors. Cancer Res 1997；57：5379-85.
- 田中優美子．子宮体部の腫瘍とその前駆病変 非上皮性腫瘍と関連病変．産婦人科の画像診断．東京：金原出版；2014. p.207-39.
- Mazur MT. Atypical polypoid adenomyomas of the endometrium. Am J Surg Pathol 1981；5：473-82.
- Young RH, et al. Atypical polypoid adenomyoma of the uterus. A report of 27 cases. Am J Clin Pathol 1986；86：139-45.
- Kurman RJ, et al. Blaustein's Pathology of the Female Genital Tract. New York：Springer；2011. p.426-30, p.500-6.

絨毛性疾患

- Hui P, et al. Gestational trophoblastic disease. In：Kurman RJ, et al. eds. WHO Classification of Tumours of Female Reproductive Organs. 4th ed. Lyon：IARC；2014. p.155-68.
- 日本産科婦人科学会, 日本病理学会編．絨毛性疾患取扱い規約．第3版．東京：金原出版；2011.
- Szulman AE. Trophoblastic diseases：complete and partial moles. In：Lewis SH, Perrin E, eds. Pathology of the Placenta, 2nd ed. Churchill Livingstone；1999. p.259-81.
- Fukunaga M, et al. Incidence of hydatidiform mole in a Tokyo hospital：a 5-year (1989-1993) prospective, morphological, and flow cytometric study. Hum Pathol 1995；26：758-64.
- Fukunaga M. Immunohistochemical characterization of p57(KIP2) expression in early hydatidiform moles. Hum Pathol 2002；33：1188-92.
- Fukunaga M, et al. Interobserver and intraobserver variability in the diagnosis of hydatidiform mole. Am J Surg Pathol 2005；29：942-7.
- Baergen RN, et al. Placental site trophoblastic tumor：A study of 55 cases and review of the literature emphasizing factors of prognostic significance. Gynecol Oncol 2006；100：511-20.
- Shih IM, Kurman RJ. Epithelioid trophoblastic tumor：a neoplasm distinct from choriocarcinoma and placental site trophoblastic tumor simulating carcinoma. Am J Surg Pathol 1998；22：1393-403.
- Fukunaga M, Ushigome S. Metastasizing placental site trophoblastic tumor. An immunohistochemical and flow cytometric study of two cases. Am J Surg Pathol 1993；

17 : 1003-10.
- Young RH, et al. Placental site nodules and plaques. A clinicopathologic analysis of 20 cases. Am J Surg Pathol 1990 ; 14 : 1001-9.

4章　卵巣腫瘍の概要と鑑別診断

漿液性癌と関連病変

- Bell DA, et al. Serous borderline (low malignant potential, atypical proliferative) ovarian tumors : workshop perspectives. Hum Pathol 2004 ; 35 : 934-48.
- Longacre TA, et al. Ovarian serous tumors of low malignant potential (borderline tumors) : outcome-based study of 276 patients with long-term (> or =5-year) follow-up. Am J Surg Pathol 2005 ; 29 : 707-23.
- Seidman JD, et al. Pathology and Genetics of Tumours of the Breast and Female Genital Organs. Lyon : IARC ; 2014. p.17-24.
- Seidman JD, Kurman RJ. Ovarian serous borderline tumors : a critical review of the literature with emphasis on prognostic indicators. Hum Pathol 2000 ; 31 : 539-57.
- Prat J, De Nictolis M. Serous borderline tumors of the ovary : a long-term follow-up study of 137 cases, including 18 with a micropapillary pattern and 20 with microinvasion. Am J Surg Pathol 2002 ; 26 : 1111-28.
- Bell DA, et al. Peritoneal implants of ovarian serous borderline tumors. Histologic features and prognosis. Cancer 1988 ; 62 : 2212-22.
- Burks RT, et al. Micropapillary serous carcinoma of the ovary. A distinctive low-grade carcinoma related to serous borderline tumors. Am J Surg Pathol 1996 ; 20 : 1319-30.
- Eichhorn JH, et al. Ovarian serous borderline tumors with micropapillary and cribriform patterns : a study of 40 cases and comparison with 44 cases without these patterns. Am J Surg Pathol 1999 ; 23 : 397-409.
- Singer G, et al. Patterns of p53 mutations separate ovarian serous borderline tumors and low- and high-grade carcinomas and provide support for a new model of ovarian carcinogenesis : a mutational analysis with immunohistochemical correlation. Am J Surg Pathol 2005 ; 29 : 218-24.
- Kindelberger DW, et al. Intraepithelial carcinoma of the fimbria and pelvic serous carcinoma : Evidence for a causal relationship. Am J Surg Pathol 2007 ; 31 : 161-9.

粘液性癌と関連病変

- Riopel MA, et al. Evaluation of diagnostic criteria and behavior of ovarian intestinal-type mucinous tumors : atypical proliferative (borderline) tumors and intraepithelial, microinvasive, invasive, and metastatic carcinomas. Am J Surg Pathol 1999 ; 23 : 617-35.
- Rodríguez IM, Prat J. Mucinous tumors of the ovary : a clinicopathologic analysis of 75 borderline tumors (of intestinal type) and carcinomas. Am J Surg Pathol 2002 ; 26 : 139-52.
- Shappell HW, et al. Diagnostic criteria and behavior of ovarian seromucinous (endocervical-type mucinous and mixed cell-type) tumors : atypical proliferative (borderline) tumors, intraepithelial, microinvasive, and invasive carcinomas. Am J Surg Pathol 2002 ; 26 : 1529-41.

明細胞癌と関連病変

- Roth LM, et al. Ovarian clear cell adenofibromatous tumors. Cancer 1984 ; 53 : 1156-63.
- Bell DA, Scully RE. Benign and borderline clear cell adenofibromas of the ovary. Cancer 1985 ; 56 : 2922-31.
- Clear cell tumors. In : Scully RE, et al, eds. Tumors of the Ovary, Maldeveloped Gonads, Fallopian Tube, and Broad Ligament. Atlas of Tumor Pathology. Washington D.C. : AFIP ; 1998. p.141-51.

- Sugiyama T, et al. Clinical characteristics of clear cell carcinoma of the ovary. A distinct histologic type with poor prognosis and resistence to platinum-based chemotherapy. Cancer 2000；88：2584-9.
- Jones S, et al. Frequent mutations of chromatin remodeling gene ARID1A in ovarian clear cell carcinoma. Science 2010；330：228-31.
- Kurman RJ, Shih IM. Molecular pathogenesis and extraovarian origin of epithelial ovarian cancer. Shifting the paradigm. Hum Pathol 2011；42：918-31.
- Seidman JD, et al. Surface epithelial tumors of the ovary. In：Kurman RJ, et al. eds. Blaustein's Pathology of the Female Genital Tract. 6th ed. New York, Dodrecht, Heidelberg, London：Springer；2011. p.679-784.
- Gilks CB, et al. Clear cell tumours. In：Kurman RJ, et al. eds. WHO Classification of Tumours of Female Reproductive Organs. Lyon：IARC；2014. p.33-5.
- Tsuchiya A, et al. Expression profiling in ovarian clear cell carcinoma. Identification of hepatocyte nuclear factor-1β as a molecular marker and a possible molecular target for therapy of ovarian clear cell carcinoma. Am J Pathol 2003；163：2503-12.
- Kandalaft PL, et al. The lung-restricted marker napsin A is highly expressed in clear cell carcinomas of the ovary. Am J Clin Pahol 2014；142：830-6.
- Ramalingam P, et al. The use of cytokeratin 7 and EMA in differentiating ovarian yolk sac tumors from endometrioid and clear cell carcinomas. Am J Surg Pathol 2004；28：1499-505.
- Cao D, et al. SALL4 is a novel sensitive and specific marker for metastatic germ cell tumors, with particular utility in detection of metastatic yolk sac tumors. Cancer 2009；115：2640-51.

悪性ブレンナー腫瘍と関連病変

- 日本産科婦人科学会，日本病理学会編．卵巣腫瘍取扱い規約 第1部 組織分類ならびにカラーアトラス．第2版．東京：金原出版；2009.
- Tavassoli FA, Daviles P, eds. WHO Classification of tumours. Pathology and Genetics. Tumours of the Breast and Female Genital Organs, 3rd ed. Lyon：IARC；2003.
- Kurman RJ, et al. eds. WHO Classification of Tumours of Female Reproductive Organs, 4th ed. Lyon：IRAC；2014.
- Takeuchi T, et al. Ovarian transitional cell carcinoma represents a poorly differentiated form of high-grade serous or endometrioid adenocarcinoma. Am J Surg Pathol 2013；37：1091-9.
- Ali RH, et al. Transititnal cell carcinoma of the ovary is related to high-grade serous carcinoma and is distinct from malignant Brenner tumor. Int J Gynecol Pathol 2012；31：499-506.
- Gezginc K, et al. Malignant Brenner tumor of the ovary：Analysis of 13 cases. Int J Clin Oncol 2012；17：324-9.
- Amogiannaki N, et al. Proliferative Brenner tumor of the ovary. Clinicopathological study of two cases and review of literature. Eur J Gynaecol Oncol 2011；32：576-8.
- Kondi-Pafiti A, et al. Clinicopathological features and immunoprofile of 30 cases of Brenner ovarian tumors. Arch Gynecol Obstet 2012；285：1699-702.

胚細胞腫瘍

- Jacobsen GK, Talerman A. Atlas of germ cell tumours. Copenhagen：Munksgaard；1989.
- Cheng L, et al. KIT gene mutation and amplification in dysgerminoma of the ovary. Cancer 2011；117：2096-103.
- Ulbright TM, et al. Yolk sac differentiation in germ cell tumors. A morphologic study of 50 cases with emphasis on hepatic, enteric, and parietal yolk sac features. Am J Surg Pathol 1986；10：151-64.

- Cao D, et al. SALL4 is a novel sensitive and specific marker of ovarian primitive germ cell tumors and is particularly useful in distinguishing yolk sac tumor from clear cell carcinoma. Am J Surg Pathol 2009；33：894-904.
- Nogales FF, et al. Germ cell tumors of the ovary：an update. Arch Pathol Lab Med 2014；138：351-62.
- Merard R, et al. Growing Teratoma Syndrome：A Report of 2 Cases and Review of the Literature. Int J Gynecol Pathol 2015；34：465-72.
- Motoyama T, et al. Functioning ovarian carcinoids induce severe constipation. Cancer 1992；70：513-8.
- Sakuma M, et al. Malignant transformation arising from mature cystic teratoma of the ovary：a retrospective study of 20 cases. Int J Gynecol Cancer 2010；20：766-71.

性索間質性腫瘍

- Shah SP, et al. Mutation of FOXL2 in granulosa-cell tumors of the ovary. N Engl J Med 2009；360：2719-29.
- Al-Agha OM, et al. FOXL2 is a sensitive and specific marker for sex cord-stromal tumors of the ovary. Am J Surg Pathol 2011；35：484-94.
- Heravi-Moussavi A, et al. Recurrent somatic DICER1 mutations in nonepithelial ovarian cancers. N Engl J Med 2012；366：234-42.
- Cathro HP, Stoler MH. The utility of calretinin, inhibin, and WT1 immunohistochemical staining in the differential diagnosis of ovarian tumors. Hum Pathol 2005；36：195-201.
- Irving JA, Young RH. Microcystic stromal tumor of the ovary：report of 16 cases of a hitherto uncharacterized distinctive ovarian neoplasm. Am J Surg Pathol 2009；33：367-75.
- Burandt E, Young RH. Thecoma of the ovary：a report of 70 cases emphasizing aspects of its histopathology different from those often portrayed and its differential diagnosis. Am J Surg Pathol 2014；38：1023-32.
- Roth LM, et al. On the pathogenesis of sclerosing stromal tumor of the ovary：a neoplasm in transition. Int J Gynecol Pathol 2014；33：449-62.
- Rabban JT, Zaloudek CJ. A practical approach to immunohistochemical diagnosis of ovarian germ cell tumours and sex cord-stromal tumours. Histopathology 2013；62：71-88.
- 本山悌一，坂本穆彦編．腫瘍病理鑑別診断アトラス 卵巣腫瘍．東京：文光堂；2012.
- 石倉 浩，手島伸一編．卵巣腫瘍病理アトラス．東京：文光堂；2004.
- Kurman RJ, et al. ed. Blaustein's Pathology of the Female Genital Tract. 6th ed. New York：Springer；2011.
- Kurman RJ, et al. eds. WHO Classification of Tumours of Female Reproductive Organs. 4th ed. Lyon：IARC；2014.

その他の原発性卵巣腫瘍と転移性卵巣腫瘍

- Young RH, et al. Small cell carcinoma of the ovary, hypercalcemic type. A clinicopathological analysis of 150 cases. Am J Surg Pathol 1994；18：1102-16.
- Eichhorn JH, et al. Primary ovarian small cell carcinoma of pulmonary type. A clinicopathologic, immunohistologic, and flow cytometric analysis of 11 cases. Am J Surg Pathol 1992；16：926-38.
- Veras E, et al. Ovarian nonsmall cell neuroendocrine carcinoma：a clinicopathologic and immunohistochemical study of 11 cases. Am J Surg Pathol 2007；31：774-82.
- Clement PB, et al. Malignant mesotheliomas presenting as ovarian masses. A report of nine cases, including two primary ovarian mesotheliomas. Am J Surg Pathol 1996；20：1067-80.
- Young RH, et al. Ovarian and juxtaovarian adenomatoid tumors：a report of six cases. Int J Gynecol Pathol 1991；10：364-71.

- Axe SR, et al. Choriocarcinoma of the ovary. Obstet Gynecol 1985；66：111-4.
- Lash RH, Hart WR. Intestinal adenocarcinomas metastatic to the ovaries. A clinicopathologic evaluation of 22 cases. Am J Surg Pathol 1987；11：114-21.
- Young RH. From Krukenberg to today：the ever present problems posed by metastatic tumors in the ovary. Part II. Adv Anat Pathol 2007；14：149-77.
- Meriden Z, et al. Ovarian metastases of pancreaticobiliary tract adenocarcinomas：analysis of 35 cases, with emphasis on the ability of metastases to simulate primary ovarian mucinous tumors. Am J Surg Pathol 2011；35：276-88.
- Karanian-Philippe M, et al. SMARCA4 (BRG1) Loss of Expression Is a Useful Market for the Diagnosis of Ovarian Small Cell Carcinoma of the Hypercalcemic Type (Ovarian Rhabdoid Tumor)：A Comprehensive Analysis of 116 Rare Gynecologic Tumors, 9 Soft Tissue Tumors, and 9 Melanomas. Am J Surg Pathol 2015；39：1197-205.

5章　卵管・広間膜腫瘍の概要と鑑別診断
卵管・広間膜腫瘍
- Crum CP, et al. Tumour of the fallopian tube. In：Kurman RJ, et al. eds. WHO Classification of Tumours of Female Reproductive Organs. 4th ed. Lyon：IARC；2014. p.103-12.
- Lawrence WD, et al. Tumour of the broad ligament and other uterine ligaments. In：Kurman RJ, eds. WHO Classification of Tumours of Female Reproductive Organs. Lyon：IARC；2014. p.113-20.
- Vang R, Wheeler JE. Disease of the fallopian tube and paratubal region. In：Kurman RJ, eds. Blaustein's Pathology of the Female Genital Tract, 6th ed. New York：Springer；2011. p.529-78.
- Chang PS, Crum CP. The fallopian tube and broad ligament. In：Crum CP, eds. Diagnostic Gynecologic and Obstetric Pathology. Philadelphia：Elsevier Saunders；2006. p.675-712.
- Devouassoux-Shisheboran M, et al. Wolffian adnexal tumor, so-called female adnexal tumor of probable Wolffian origin (FATWO). Immunohistochemical evidence in support of a Wolffian origin. Hum Pathol 1999；30：856-63.
- Baker PM, et al. Malignant peritoneal mesothelioma in woman：a study of 75 cases with emphasis on their morphologic spectrum and differential diagnosis. Am J Clin Pathol 2005；123：724-37.

6章　腟・外陰腫瘍の概要と鑑別診断
腟・外陰腫瘍
- Kurman RJ, et al, eds. Blaustein's Pathology of the Female Genital Tract. 6th ed. New York：Springer；2011.
- Kurman RJ, et al. eds. WHO Classification of Tumours of Female Reproductive Organs. 4th ed. Lyon：IARC；2014.
- De Vuyst H, et al. Prevalence and type distribution of human papillomavirus in carcinoma and intraepithelial neoplasia of the vulva, vagina and anus：a meta-analysis. Int J Cancer 2009；124：1626-36.
- FIGO Committee on Gynecologic Oncology. Current FIGO staging for cancer of the vagina, fallopian tube, ovary, and gestational trophoblastic neoplasia. Int J Gynaecol Obstet 2009；105：3-4.
- Tavassoli FA, Norris HJ. Smooth muscle tumors of the vagina. Obstet Gynecol 1979；53：689-93.
- Magro G. Stromal tumors of the lower female genital tract：histogenetic, morphological and immunohistochemical similarities with the "benign spindle cell tumors of the mammary stroma". Pathol Res Pract 2007；203：827-9.
- Oda Y, Tsuneyoshi M. Extrarenal rhabdoid tumors of soft tissue：clinicopathological and

molecular genetic review and distinction from other soft-tissue sarcomas with rhabdoid features. Pathol Int 2006；56：287-95.

7章　病理検体の取り扱い
子宮検体
- 日本産科婦人科学会ほか編．子宮頸癌取扱い規約．第3版．東京：金原出版；2012．
- 日本産科婦人科学会ほか編．子宮体癌取扱い規約．第3版．東京：金原出版；2012．

卵巣・卵管，外陰，腟検体
- 日本皮膚悪性腫瘍学会編．皮膚悪性腫瘍取扱い規約．第2版．東京：金原出版；2010．
- Lester S C. Gynecologic and Perinatal pathology. In：Manual of surgical pathology 3rd ed. Philadelphia：Elsevier Saunders；2010. p.423-72.
- Rosai K, Appendix E. Guidelines for handling of most common and important surgical specimens. In：Rosai and Ackerman's Surgical Pathology. 10th ed. Elsevier Mosby：2011. p.2581-636.

8章　症例の実際
症例1　子宮頸部に主座を置く類上皮性トロホブラスト腫瘍
- Moutte A, et al. Placental site and epithelioid trophoblastic tumours：diagnostic pitfalls. Gynecol Oncol 2013；128：568-72.
- Shih IM, Kurman RJ. Epithelioid trophoblastic tumor：a neoplasm distinct from choriocarcinoma and placental site trophoblastic tumor simulating carcinoma. Am J Surg Pathol 1998；22：1393-403.
- Shih IM, Kurman RJ. The pathology of intermediate trophoblastic tumors and tumor-like lesions. Int J Gynecol Pathol 2001；20：31-47.
- Kalhor N, et al. Immunohistochemical studies of trophoblastic tumors. Am J Surg Pathol 2009；33：633-8.
- Fadare O, et al. Epithelioid trophoblastic tumor：clinicopathological features with an emphasis on uterine cervical involvement. Mod Pathol 2006；19：75-82.

症例2　ホルモン活性を示した子宮内膜小細胞型神経内分泌癌
- Huntsman DG, et al. Small-cell carcinoma of the endometrium. A Clinicopathological study of sixteen cases. Am J Surg Pathol 1994；18：364-75.
- Sato H, et al. Small-cell carcinoma of the endometrium presenting as Cushing's syndrome. Endocr J 2010；57：31-8.
- Lojek MA, et al. Cushing's syndrome with small cell carcinoma of the uterine cervix. 1980. Am J Med 1980；69：140-4.
- Kim do Y, et al. Small cell neuroendocrine carcinoma of the uterine cervix presenting with syndrome of inappropriate antidiuretic hormone secretion. Obstet Gynecol Sci 2013；56：420-5.

症例3　非浸潤性インプラントを繰り返す卵巣漿液性境界悪性腫瘍
- 日本産婦人科学会，日本病理学会編．漿液性腫瘍．卵巣腫瘍取扱い規約 第1部 組織分類ならびにカラーアトラス．第2版．東京：金原出版；2009. p.16-7.
- Kurman RJ, et al. eds. WHO Classification of Tumours of Female Reproductive Organs. 4th ed. Lyon：IARC；2014. p.17-24.
- 手島伸一，石倉　浩．境界悪性漿液性腫瘍．石倉　浩，手島伸一編．卵巣腫瘍病理アトラス．東京：文光堂；2004. p.106-10.
- 安田政実．漿液性腫瘍．本山悌一，坂本穆彦編．腫瘍病理鑑別診断アトラス 卵巣腫瘍．東京：文光堂；2012. p.12-32.
- Prat J, De Nictolis M. Serous borderline tumors of the ovary：a long-term follo-up study of

- 137 cases, including 18 with micropapillary pattern and 20 with microinvasion. Am J Surg Pathol 2002；26：1111-28.
- May T, et al. Low malignant potential tumors with micropapillary features are molecularly similar to low-grade serous carcinoma of ovary. Gynecol Oncol 2010；117：9-17.
- Seidman JD, et al. Surface epithelial tumors of the ovary. In：Kurman RJ, et al. eds. Blaustein's Pathology of the Female Genital Organs. 6th ed. New York：Springer Verlag；2011. p.679-784.
- Brustman L, Seltzer V. Sister Joseph's nodule：seven cases of umbilical metastases from gynecologic malignancies. Gynecol Oncol 1984；19：155-62.

症例4　平滑筋腫瘍との鑑別を要した子宮の血管周囲性類上皮細胞腫

- Argani P, et al. A distinctive subset of PEComas harbors TFE3 gene fusions. Am J Surg Pathol 2010；34：1395-406.
- Dickson MA, et al. Extrarenal perivascular epithelioid cell tumors（PEComas）respond to mTOR inhibition：clinical and molecular correlates. Int J Cancer 2013；132：1711-7.
- Doyle LA, et al. PEComa of the gastrointestinal tract：clinicopathologic study of 35 cases with evaluation of prognostic parameters. Am J Surg Pathol 2013；37：1769-82.
- Folpe AL, et al. Perivascular epithelioid cell neoplasms of soft tissue and gynecologic origin：a clinicopathologic study of 26 cases and review of the literature. Am J Surg Pathol 2005；29：1558-75.
- Lee SE, et al. Ovarian perivascular epithelioid cell tumor not otherwise specified with transcription factor E3 gene rearrangement：a case report and review of the literature. Hum Pathol 2012；43：1126-30.
- Malinowska I, et al. Perivascular epithelioid cell tumors（PEComas）harboring TFE3 gene rearrangements lack the TSC2 alterations characteristic of conventional PEComas：further evidence for a biological distinction. Am J Surg Pathol 2012；36：783-4.
- Rao Q, et al. Cathepsin K expression in a wide spectrum of perivascular epithelioid cell neoplasms（PEComas）：a clinicopathological study emphasizing extrarenal PEComas. Histopathology 2013；62：642-50.
- Russell CM, et al. Perivascular epithelioid cell tumor（PEComa）of the urinary bladder associated with Xp11 translocation. Ann Clin Lab Sci 2014；44：91-8.
- Schoolmeester JK, et al. Perivascular epithelioid cell neoplasm（PEComa）of the gynecologic tract：clinicopathologic and immunohistochemical characterization of 16 cases. Am J Surg Pathol 2014；38：176-88.
- Silva EG, et al. Uterine epithelioid leiomyosarcomas with clear cells：reactivity with HMB-45 and the concept of PEComa. Am J Surg Pathol 2004；28：244-9.

症例5　多彩な上皮の増殖からなる卵巣の混合性上皮性腫瘍

- Rutgers JL, Scully RE. Ovarian mixed-epithelial papillary cystadenomas of borderline malignancy of müllerian type. A clinicopathologic analysis. Cancer 1988；61：546-54.
- Shappell HW, et al. Diagnostic criteria and behavior of ovarian seromucinous（endocervical-type mucinous and mixed cell-type）tumors：atypical proliferative（borderline）tumors, intraepithelial, microinvasive, and invasive carcinomas. Am J Surg Pathol 2002；26：1529-41.
- Nagai Y, et al. Squamous predominance in mixed-epithelial papillary cystadenomas of borderline malignancy of müllerian type arising in endometriotic cysts.：a study of four cases. Am J Surg Pathol 2003；27：242-7.
- 浦野　誠ほか．卵巣 ovarian mixed-epithelial papillary cystadenoma of borderline malignancy of müllerian type with squamous overgrowth（MEBMMSO）と考えられた2症例．日婦病理会誌 2013；4：101-4.
- Köbel M, et al. Seromucinous tumours. In：Kurman RJ, et al. eds. WHO Classification of Tumours of Female Reproductive Organs. 4th ed. Lyon：IARC；2014. p.38-40.

索引

太字：病理写真

A
Arias-Stella 反応　**88**，99，**132**

F
FIGO 進行期分類　49
FIGO 分類　54

G
gynandroblastoma　265

L
LBC 法　19
lobular endocervical glandular hyperplasia（LEGH）　15

P
papillary proliferation　**124**

S
solid pseudopapillary neoplasm　288

T
TNM 分類　54

あ
悪性黒色腫　182
　　無色素性──　**321**
悪性混合性ミュラー管腫瘍　159
悪性ブレンナー腫瘍　**240**
悪性リンパ腫　**185**，300
アデノマトイド腫瘍　187，**188**，298

い
異型好酸性化生　88
異型腺細胞　23
異型増殖性粘液性腫瘍　213
異型増殖性明細胞腫瘍　236
異型増殖性類内膜腫瘍　227
異型扁平上皮細胞　22
異型ポリープ状腺筋腫　31，**124**，164，**165**

う
ウォルフ管腫瘍　225，313，**314**

お
横紋筋肉腫　320

か
化学療法　50
角化型扁平上皮癌　66，**67**

化生　127
過大着床部　**180**
顆粒膜細胞腫　59
　　若年型──　271，**272**
　　成人型──　266，**268**，269
カルチノイド　**114**，259，**260**
癌線維腫　159
癌肉腫　15，159，**160**

き
基底細胞癌　324
ギナンドロブラストーマ　265
境界悪性ブレンナー腫瘍　**241**
莢膜細胞腫　278，**280**
　　黄体化──　282

け
血管筋線維芽細胞腫　327
血管周囲性類上皮細胞腫　**151**，**186**，364
血管粘液腫　**328**

こ
高悪性度子宮内膜間質肉腫　139，**141**
高悪性度神経内分泌癌　114
高異型度扁平上皮内病変　**69**，78，**80**
硬化性間質性腫瘍　286，**287**
広汎子宮頸部摘出術　42
混合癌　134
混合性上皮性腫瘍　369
コンジローマ様扁平上皮癌　73

さ
最小偏倚腺癌　91，**93**

し
子宮頸癌　14，16
　　──画像診断　14
　　──進行期診断　15
　　──臨床進行期分類　37
子宮頸部円錐切除術　38
子宮頸部細胞診　20
子宮体癌　15，26
　　──Ⅰ型とⅡ型の特徴　44
　　──画像診断　15
　　──手術進行期分類　49
　　──術後再発リスク分類　48
　　──腹水（洗浄）細胞診　26

子宮摘出術　39
子宮内膜異型増殖症，複雑型　**122**
子宮内膜癌　15, 17
子宮内膜間質結節　**138**
子宮内膜間質肉腫　17
　低悪性度——　136, **137**
子宮内膜細胞診　25
子宮内膜小細胞型神経内分泌癌　354
子宮内膜症性嚢胞　13
子宮内膜（非異型）増殖症　**123**
子宮肉腫　17
子宮平滑筋肉腫　18
湿疣状扁平上皮癌　73
絨毛腺管状癌　96, **97**
腫瘍径　40
腫瘍マーカー　4
漿液性癌　12, **13**, 31, **46**, 57, **100**, 129, **235**, 310, **311**, 313
　高異型度——　**196**
　低異型度——　**200**
漿液性境界悪性腫瘍　**201**, 312, 358
　——の微小浸潤巣　**202**
　——の微小乳頭状パターン　**205**
漿液性子宮内膜上皮内癌　**129**
漿液性卵管上皮内癌　308, **310**
小細胞癌　115
　高カルシウム型——　292, **293**
　肺型——　294
漿液粘液性癌　215
漿液粘液性境界悪性腫瘍　216, **217**
上皮内癌　**211**
上皮内腺癌　82, **83**, 84
浸潤性腹膜インプラント　**203**

す
水腫状平滑筋腫　**155**
水腫様流産　173
ステロイド細胞腫瘍　283, **285**
すりガラス細胞癌　76, **107**

せ
性索間質性腫瘍　34, 58
　——の分類　265
性索腫瘍　277, **278**
成熟奇形腫　262
セルトリ細胞腫　225, 265, 273, **274**, **275**

セルトリ・ライディッヒ細胞腫　261, 265, 273, **274**, **275**
線維腫　278, **280**
線維肉腫　283
腺癌　88, 319, **319**, 325
　小細胞癌を伴った——　**103**
　神経内分泌癌を伴う——　104
腺筋腫　**163**
尖圭コンジローマ　70, 323
腺線維腫　161
センチネルリンパ節生検　42
腺肉腫　17, 157, **158**
腺扁平上皮癌　105, **106**
腺様基底細胞癌　72, 108, **109**
腺様嚢胞癌　**110**
　Bartholin 腺由来の——　326

た
胎芽性癌　254, **255**
大細胞神経内分泌癌　72, 116, 295, **296**
胎盤内絨毛癌　174
脱分化癌　133

ち
着床部結節　180
着床部斑　180
中腎性癌　100, **102**
中皮腫　297
　悪性——　316

つ
通常型平滑筋肉腫　145, **147**

て
低悪性度神経内分泌腫瘍　112
ディスジャーミノーマ　61, 234, 246, **247**
転移　35
　胃癌の卵巣——　**212**, 304
　頸部の——　188
　結腸・直腸癌の卵巣——　**212**, 226, 302
　子宮体癌の卵巣——　**226**
　——子宮腫瘍　191
　膵癌の卵巣——　**212**, 305
　体部の——　190
　乳癌の卵巣——　**211**

と
トロホブラスト腫瘍　167，**178**
　　胎盤部——　175，**176**
　　類上皮性——　176，**178**，349
トンネルクラスター　94

な
内頸部型腺癌　88，**89**
内頸部様粘液性境界悪性腫瘍　216
内頸部様粘液性腺癌　215
内胚葉洞腫瘍　249
内膜癌　31
内膜初期癌　30
内膜剥離　**127**
ナボット囊胞　15

に
乳腺小葉癌　**189**
妊娠性絨毛癌　173，**174**，298，**299**

ね
粘液性癌　13，14，58，128，207
　　——胃型　91，**92**，93
　　——印環細胞型　95
　　——腸型　94，95
粘液性境界悪性腫瘍　213，**214**
粘液性腺腫　**214**

は
胚細胞型腫瘍　183，**184**
胚細胞腫瘍　34，59
パジェット病　324，**325**

ひ
非角化型扁平上皮癌　67，**68**
微小浸潤腺癌　**85**
微小腺管過形成　**90**
微小囊胞状間質性腫瘍　287，**289**
非浸潤性腹膜インプラント　**203**
非妊娠性絨毛癌　254，**255**
表層型子宮内膜症　**86**
病理診断報告書記載事項　5

ふ
腹水（洗浄）細胞診　26
不調増殖期内膜　**127**
ブレンナー腫瘍　**243**
分化型腟上皮内腫瘍　**323**

へ
平滑筋腫　**149**
平滑筋肉腫　316
ベセスダシステム　21
扁平移行上皮型扁平上皮癌　**69**
扁平上皮癌　64，**66**，319，323
　　乳頭状——　68，**69**，324
扁平上皮内病変　21，77
　　低異型度——　77，**78**

ほ
放射線療法　39，50
胞状奇胎　168
　　侵入——　172，**173**
　　全——　168，**169**
　　部分——　170，**171**
ホブネイル細胞　**233**
ホルモン療法　51

ま
マーカーパネル　32

み
未熟奇形腫　61，256，**257**
　　——の分化度分類　258
未分化癌　133，**210**
未分化子宮肉腫　140，**142**，246
ミュラー管型混合型癌　215
ミュラー管型粘液性境界悪性腫瘍　216
ミュラー管腺肉腫　157

め
明細胞癌　13，14，34，**47**，57，**69**，98，130，**132**，230，**232**，248，**253**
明細胞境界悪性腫瘍　236，**237**

ゆ
疣状癌　**74**，324

ら
ライディッヒ細胞腫　283
卵黄囊腫瘍　**184**，249，**250**，**251**，**253**
卵管上皮化生　**86**
卵巣癌　12
　　——画像診断　12
　　——腫瘍マーカー　53
　　——進行期診断　13
　　——腹水（洗浄）細胞診　27

転移性—— 301
　　卵巣癌播種　14

り
　リンパ管新生　29
　リンパ上皮腫様癌　75
　リンパ節転移　12

る
　類基底細胞扁平上皮癌　**71**
　類上皮肉腫　328, **329**
　類上皮平滑筋肉腫　149, **150**
　類内膜癌　13, 31, 34, 45, 57, **97**, 119, **121**, 219, 312

　　——Grade 1　**45**, **121**, **221**
　　——Grade 3　**46**, **121**
　　——Grading　**221**
　好酸性細胞型——　**223**
　絨毛腺管型——　**221**
　性索間質類似型——　**223**
　粘液化生型——　**223**
　分泌型——　**235**
　扁平上皮分化を伴う——　**222**
　紡錘状細胞型——　**222**
類内膜境界悪性腫瘍　**227**
類内膜腺線維腫　**220**
類粘液平滑筋肉腫　152, **153**

中山書店の出版物に関する情報は，小社サポートページを御覧ください．
http://www.nakayamashoten.co.jp/bookss/define/support/support.html

---

癌診療指針のための病理診断プラクティス
婦人科腫瘍

2015年12月25日　初版第1刷発行Ⓒ　　〔検印省略〕

総編集 ──── 青笹克之
専門編集 ── 本山悌一
発行者 ──── 平田　直
発行所 ──── 株式会社 中山書店
　　　　　　〒112-0006 東京都文京区小日向 4-2-6
　　　　　　TEL 03-3813-1100（代表）　振替 00130-5-196565
　　　　　　http://www.nakayamashoten.co.jp/

印刷・製本 ── 三報社印刷株式会社

Published by Nakayama Shoten Co.,Ltd.　　Printed in Japan
ISBN 978-4-521-74268-7
落丁・乱丁の場合はお取り替え致します

本書の複製権・上映権・譲渡権・公衆送信権（送信可能化権を含む）は株式会社中山書店が保有します．

JCOPY ＜(社)出版者著作権管理機構 委託出版物＞
本書の無断複写は著作権法上での例外を除き禁じられています．複写される場合は，そのつど事前に，(社)出版者著作権管理機構（電話03-3513-6969，FAX 03-3513-6979，e-mail: info@jcopy.or.jp）の許諾を得てください．

本書をスキャン・デジタルデータ化するなどの複製を無許諾で行う行為は，著作権法上での限られた例外（「私的使用のための複製」など）を除き著作権法違反となります．なお，大学・病院・企業などにおいて，内部的に業務上使用する目的で上記の行為を行うことは，私的使用には該当せず違法です．また私的使用のためであっても，代行業者等の第三者に依頼して使用する本人以外の者が上記の行為を行うことは違法です．